JN023737

ユーキャンの食生活アドバイザー®検定2級

第4版

速習テキスト＆予想模試

U-CANが 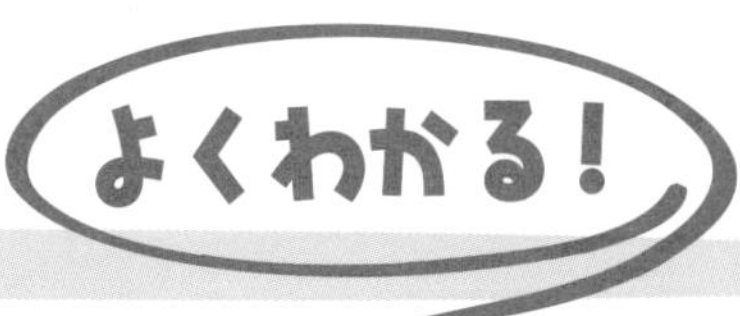

その理由

でるポイントを重点マスター!

■頻出度（A，B，Cの3段階）を表示

過去に実施された試験問題を徹底的に分析。そのデータをもとにした頻出度を表示しています。

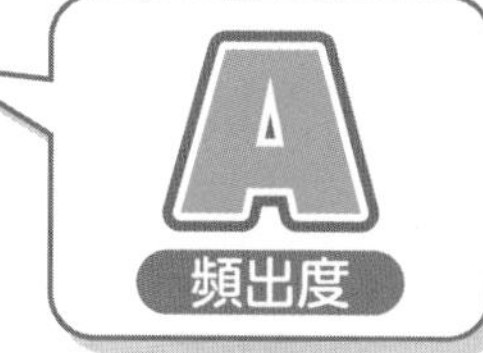

■キーポイントをピックアップ

学習の『ポイント』となる部分を，各項目の冒頭にピックアップしています。

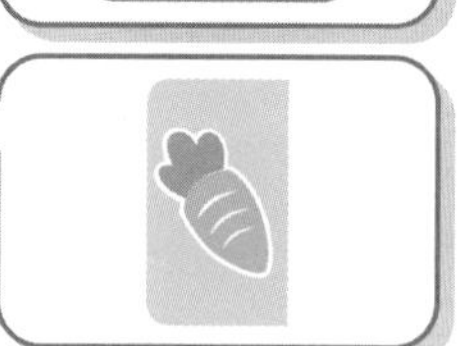

■赤シートを使ってチェック

赤字になっている重要語句を，付録の赤シートを使って隠しながら，穴埋め形式でチェックできます。

やさしい解説ですぐわかる

■やさしい表現と簡潔な文章

読んですぐに理解できるよう，やさしい表現と簡潔な文章で，学習内容を解説しています。

■豊富なイラスト&チャート図

学習内容をイメージで理解できるよう，イラストやチャート図，必要なデータなどを豊富に盛り込んでいます。

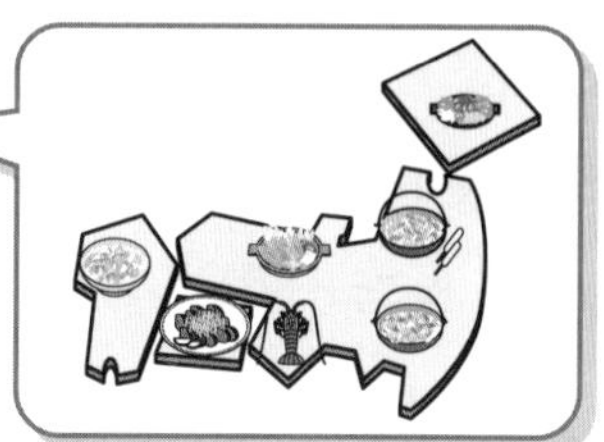

問題を解いて理解度アップ

■学習のまとめに《チェック&テストと予想模擬試験》

各レッスン末の○×問題で，理解度をすぐにチェック。知識をしっかり定着させることができます。さらに巻末の予想模擬試験（2回分）で，試験前の総仕上げ＆実力確認ができます。

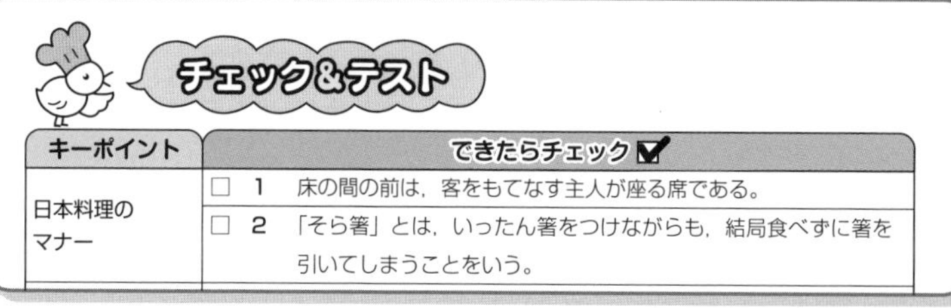

チェック&テスト

キーポイント	できたらチェック ☑
日本料理のマナー	□ 1　床の間の前は，客をもてなす主人が座る席である。
	□ 2　「そら箸」とは，いったん箸をつけながらも，結局食べずに箸を引いてしまうことをいう。

目次

A B C＝頻出度

本書の使い方 …………………………6

食生活アドバイザー®検定について …………………………8

1章　栄養と健康

A 1 栄養と栄養素 ……………18

A 2 栄養学と食生活学………23

A 3 栄養素の種類と役割……26

A 4 3大栄養素 ………………28

A 5 ビタミンとミネラル……34

B 6 代謝とダイエット………39

B 7 生活習慣病の予防………46

B 8 栄養・運動・休養………50

2章　食文化と食習慣

B 1 日本の行事食 ……………58

C 2 郷土料理と土産土法・地産地消……62

A 3 季節と食材 ………………66

A 4 味の感じ方 ………………68

A 5 調理の基本 ………………71

A 6 世界の料理と日本料理 ……………………………78

A 7 食事のマナー ……………84

3章　食品学

C 1 食品の分類と役割………92

B 2 食品加工の目的と方法 ……96

B 3 加工食品の種類 ……… 101

A 4 生鮮食品の表示 ……… 105

A 5 加工食品の表示 ……… 113

B 6 さまざまな食品表示…… 121

4章　衛生管理

A 1 食中毒とは …………… 130

A 2 食中毒の予防 ………… 138

B 3 食品の変質と衛生管理の手法 ……… 143

B 4 食の安全 ……………… 149

別冊　**一問一答＆お役立ち情報**

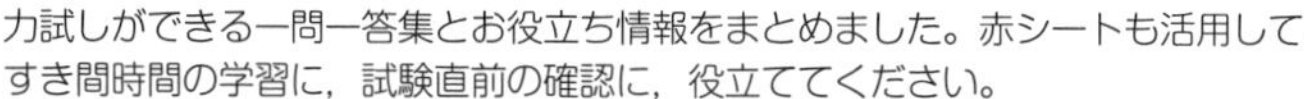
力試しができる一問一答集とお役立ち情報をまとめました。赤シートも活用して，すき間時間の学習に，試験直前の確認に，役立ててください。

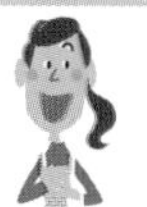

5章　食マーケット

A 1　食生活の変化とミールソリューション…156
B 2　小売業界……162
B 3　日本の商慣行……170
A 4　流通の機能と役割……173
A 5　経営戦略と物流……177
B 6　飲食業の経営管理……182

6章　社会生活

B 1　暮らしと経済……190
A 2　世界と日本の食料事情（食料自給率）……199
A 3　貿易……202
B 4　食に関連する法規など……207
A 5　消費生活と環境……212
C 6　消費生活の保護……219

記述問題演習

栄養と健康……228
食文化と食習慣……230
食品学……232
衛生管理……234
食マーケット……236
社会生活……238

予想模擬試験

〈第１回〉……242
〈第２回〉……264
〈第１回〉解答用紙……287
〈第２回〉解答用紙……289
〈第１回〉解答一覧……292
〈第１回〉解答・解説……293
〈第２回〉解答一覧……305
〈第２回〉解答・解説……306
索引……319

本書の使い方

●頻出度&学習のポイントを確認

頻出度（A，B，Cの3段階）を確認しましょう。

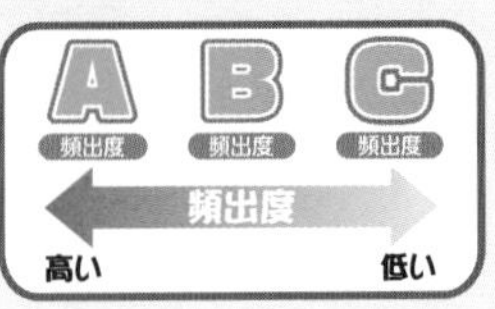

※頻出度は過去問題の分析がもとになっています。

●本文を学習

欄外の記述やアドバイス，イラスト&チャート図を活用して，本文の学習を進めていきましょう。

●赤シートを使ってチェック

重要部分が赤字になっているので，赤シートを使って穴埋め形式でチェックすることも可能です。

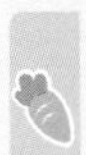

各項目の冒頭にある学習の『ポイント』もチェックしましょう。

一緒に学習しよう

松原先生：合格めざしてがんばりましょう。

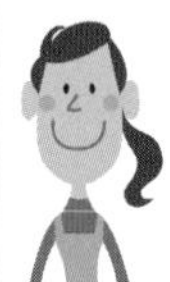

ちえさん：皆さんと一緒に学習していきます。よろしくね。

Lesson 1　暮らしと経済

B 頻出度

食生活アドバイザー®は，広い視野に立って食生活をトータルにとらえなければなりません。ここでは物価とインフレ・デフレ，税金などを学習し，「食」を取り巻く消費生活について理解を深めましょう。

1　経済主体としての家計

個人所得の総額から税金や社会保険料を差し引いた残りの金額を，可処分所得という。

社会的分業の発達した現代では，主に企業が商品の生産活動を担います。家計は消費活動を中心に行い，商品の代金を企業に支払います。また，収入を得るために企業などに労働を提供し，賃金を受け取ります。

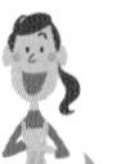

政府（国と地方公共団体）は公共サービスを提供し，企業と家計は政府に税金を払います。

イラスト&チャート図でイメージを膨らまそう

学習内容をイメージで理解できるよう，イラスト&チャート図を豊富に盛り込んでいます。

■3つの経済主体の関係

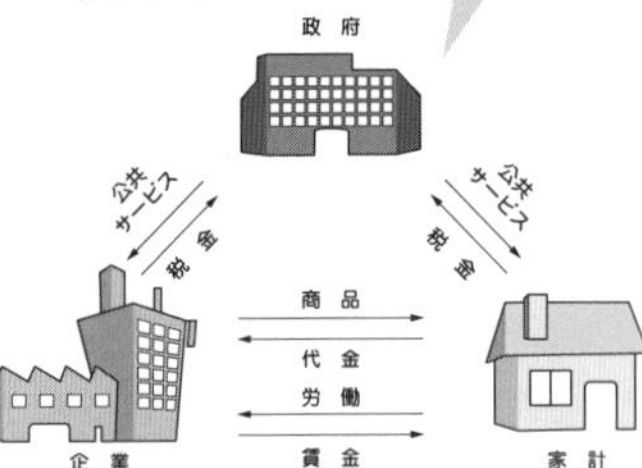

190

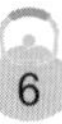

●問題にチャレンジ チェック&テスト

学習した内容を復習し，成果を確認するために，○×式の「チェック&テスト」に挑戦しましょう。

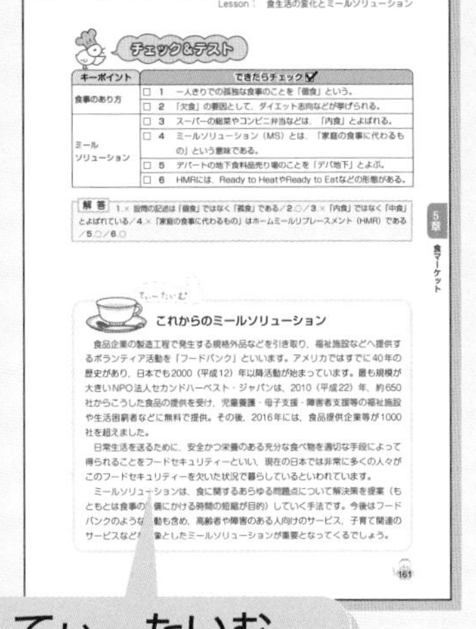

Lesson 1　食生活の変化とミールソリューション

チェック&テスト

キーポイント	できたらチェック✔
食事のあり方	□ 1　一人きりでの孤独な食事のことを「個食」という。
	□ 2　「欠食」の要因として，ダイエット志向などが挙げられる。
ミールソリューション	□ 3　スーパーの総菜やコンビニ弁当などは，「内食」とよばれる。
	□ 4　ミールソリューション（MS）とは，「家庭の食事に代わるもの」という意味である。
	□ 5　デパートの地下食料品売り場のことを「デパ地下」とよぶ。
	□ 6　HMRには，Ready to HeatやReady to Eatなどの形態がある。

解答　1.× 設問の記述は「個食」ではなく「孤食」である／2.○／3.× 「内食」ではなく「中食」とよばれている／4.× 「家庭の食事に代わるもの」はホームミールリプレースメント（HMR）である／5.○／6.○

5章　食マーケット

てぃーたいむ

これからのミールソリューション

食品企業の製造工程で発生する規格外品などを引き取り，福祉施設などへ提供するボランティア活動を「フードバンク」といいます。アメリカではすでに40年の歴史があり，日本でも2000（平成12）年以降活動が始まっています。最も規模が大きいNPO法人セカンドハーベスト・ジャパンは，2010（平成22）年，約650社からこうした食品の提供を受け，児童養護・母子支援・障害者支援等の福祉施設や生活困窮者などに無料で提供。その後，2016年には，食品提供企業が1000社を超えました。

日常生活を送るために，安全かつ栄養のある充分な食べ物を適切な手段によって得られることをフードセキュリティーといい，現在の日本では非常に多くの人々がこのフードセキュリティーを欠いた状況で暮らしているといわれています。

ミールソリューションは，食に関するあらゆる問題点について解決策を提案（もともとは食事の準備にかける時間の短縮が目的）していく手法です。今後はフードバンクのような活動も含め，高齢者や障害のある人向けのサービス，子育て関連のサービスなどを対象としたミールソリューションが重要となってくるでしょう。

161

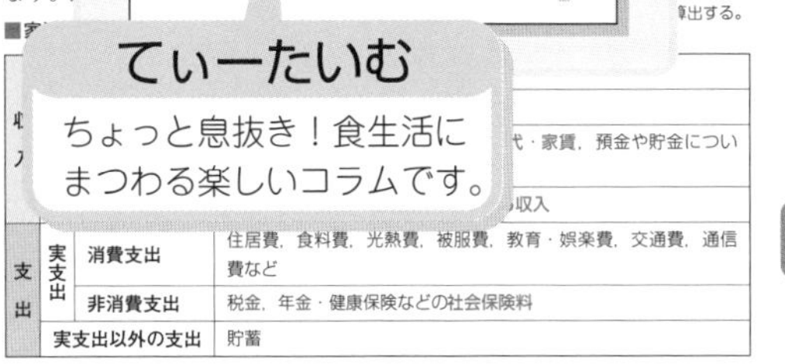

しと経済

(2) 収

収入

また，

この所

(3) 家

生産

ます。

語

法人の収入

費や税法上

を差し引い

税額を判定

算出する。

収入		式・家賃，預金や貯金につい
		る収入
支出	実支出　消費支出	住居費，食料費，光熱費，被服費，教育・娯楽費，交通費，通信費など
	実支出　非消費支出	税金，年金・健康保険などの社会保険料
	実支出以外の支出	貯蓄

6章　社会生活

個人所得の総額から税金や社会保険料を差し引いた残りの金額を可処分所得といいます。いわば自ら自由に使える金額であり，このうち消費支出に回される額の割合を消費性向といい，貯蓄に回される額の割合を貯蓄性向といいます。

消費性向が高くなるほど，家計の消費意欲が高いといえます。

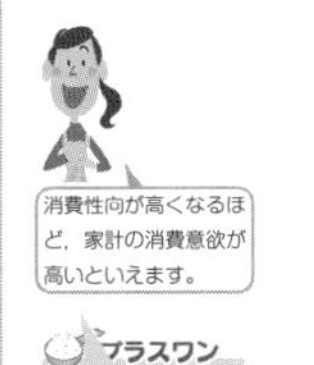

2　物価とインフレ・デフレ

デフレーションとは物価が下落し続ける現象をいう。不景気になり，倒産や失業者が増える。

市場に出回っているモノの価格を総合的，平均的に見たものを物価といいます。

(1) 消費者物価

消費者物価は，暮らしの状態を測る経済指

プラスワン

物価の

●記述問題にチャレンジ！

本試験スタイルの記述問題に挑戦しましょう。

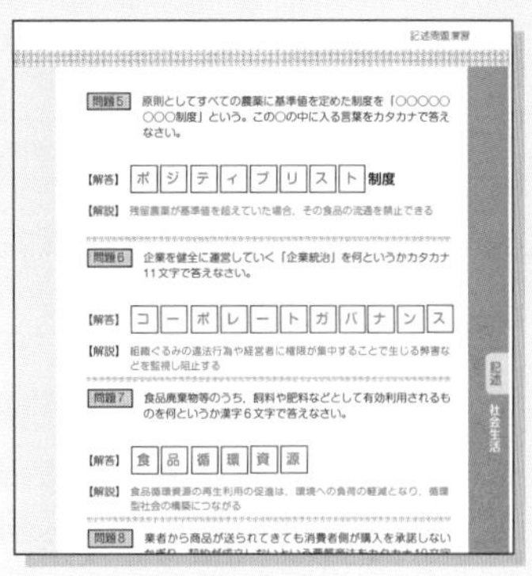

記述問題演習

問題5　原則としてすべての農薬に基準値を定めた制度を「○○○○○○○○制度」という。この○の中に入る言葉をカタカナで答えなさい。

【解答】ポジティブリスト制度

【解説】残留農薬が基準値を超えていた場合，その食品の流通を禁止できる

問題6　企業を健全に運営していく「企業統治」を何というかカタカナ11文字で答えなさい。

【解答】コーポレートガバナンス

【解説】組織ぐるみの違法行為や経営者に権限が集中することで生じる弊害などを監視し阻止する

問題7　食品廃棄物等のうち，飼料や肥料などとして有効利用されるものを何というか漢字6文字で答えなさい。

【解答】食品循環資源

【解説】食品循環資源の再生利用の促進は，環境への負荷の軽減となり，循環型社会の構築につながる

問題8　業者から商品が送られてきても消費者側が購入を承諾しない

記述　社会生活

●予想模擬試験にチャレンジ！

本試験スタイルの予想模擬試験（2回分）に挑戦して学習の成果を確認しましょう。

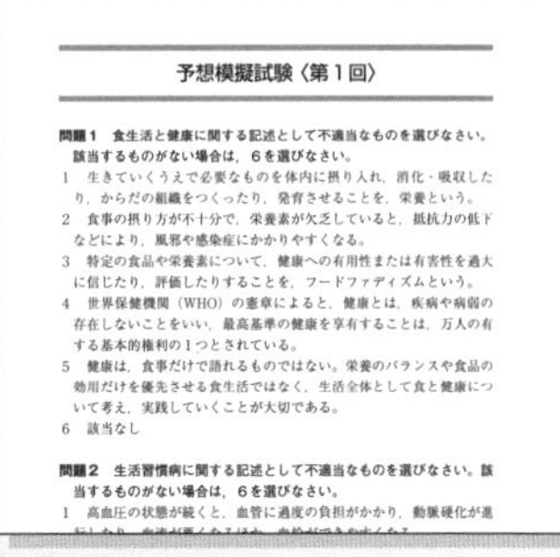

予想模擬試験〈第1回〉

問題1　食生活と健康に関する記述として不適当なものを選びなさい。該当するものがない場合は，6を選びなさい。

1　生きていくうえで必要なものを体内に摂り入れ，消化・吸収したり，からだの組織をつくったり，発育させることを，栄養という。

2　食事の摂り方が不十分で，栄養素が欠乏していると，抵抗力の低下などにより，風邪や感染症にかかりやすくなる。

3　特定の食品や栄養素について，健康への有用性または有害性を過大に信じたり，評価したりすることを，フードファディズムという。

4　世界保健機関（WHO）の憲章によると，健康とは，疾病や病弱の存在しないことをいい，最高基準の健康を享有することは，万人の有する基本的権利の1つとされている。

5　健康は，食事だけで語れるものではない。栄養のバランスや食品の効用だけを優先させる食生活ではなく，生活全体として食と健康について考え，実践していくことが大切である。

6　該当なし

問題2　生活習慣病に関する記述として不適当なものを選びなさい。該当するものがない場合は，6を選びなさい。

1　高血圧の状態が続くと，血管に過度の負担がかかり，動脈硬化が進

欄外で理解を深めよう

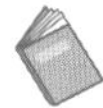

用語

本文中の用語をくわしく解説しています。

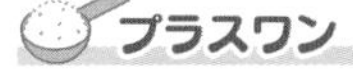

プラスワン

本文と関連して覚えておきたい情報です。

➲ 関連する内容への参照ページを示しています。

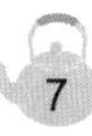

食生活アドバイザー®検定について

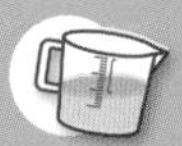 食生活アドバイザー®とは

食生活アドバイザー®は，「食」を通じて生活そのものを提案し，適切な指導や助言を行う**食生活全般のスペシャリスト**です。私たちは日々忙しい生活を送るなかで，「食」の大切さを忘れがちです。しかし現実には，不規則な食事，栄養の偏り，肥満や生活習慣病の増加，若い女性に見られる過度の「やせ」志向などに加え，食品の安全性の問題や海外への食料の依存など，さまざまな問題が生じています。そのため**食生活の改善**の面からも，**食の安全性確保**の面からも，みずから「食」のあり方について考えなければならない時代になっています。

しかし，国民一人ひとりが「食」のあり方について考えるというのはそれほど容易なことではありません。そこで，食に関する幅広い見識と正確な知識を持ち，食生活について的確な提案のできる人材が，今こそ求められているのです。

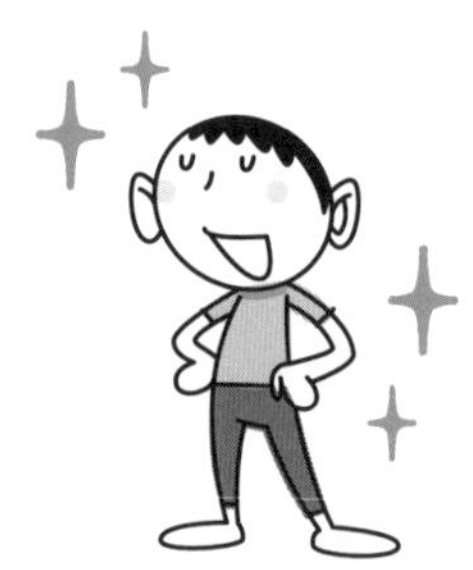

食生活アドバイザー®の活躍のフィールドは，家庭をはじめスーパーやデパートなどの食料品売り場，外食産業，食品メーカー，福祉施設，学校や保育所など幅広く，今後ますます活躍が期待されています。

食生活アドバイザー® ＝ 食生活全般のスペシャリスト

⇧

「食」を通じて生活そのものを提案

＋

適切な食生活指導や助言ができる

また，食生活アドバイザー®検定の目的は，「食」を通じて生活そのものについて提案できる人材の育成にあり，試験の内容も，ふだんの生活を見つめ直すところからはじまります。そのため，食生活アドバイザー®の資格を目指すということは，食と生活を結ぶスキルやキャリアのアップにつながるだけでなく，自分自身の生活を見直すためのよい機会にもなるのです。

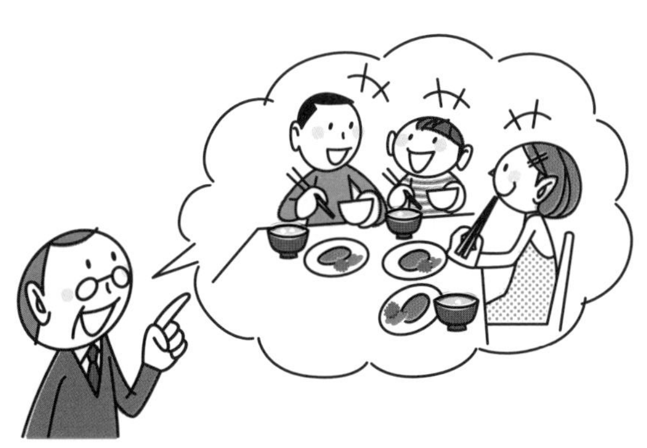

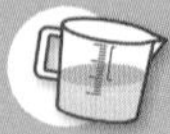

食生活アドバイザー®が活躍できる場

食にかかわるフィールドであれば，幅広く活躍できます！

家庭で

・的確な商品選択力
・家族などの健康管理
・食育の実践

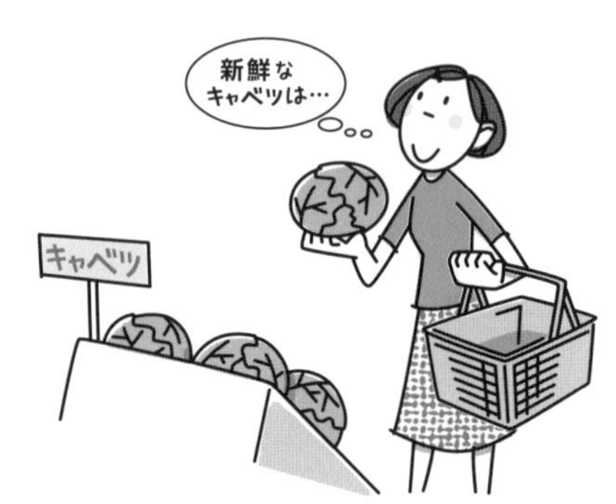

販売の現場で

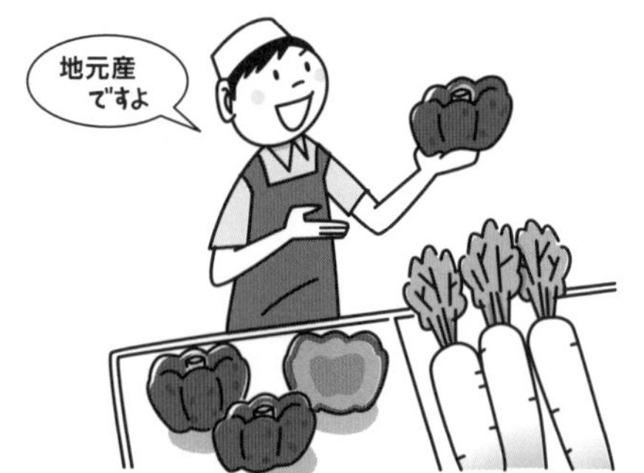

・健康アドバイス
・食材の説明
・食べ方の提案
・食卓の提案
・販売促進提案

飲食の現場で

・マーケティング
・メニューの提案
・レシピの作成
・店舗運営管理
・健康アドバイス

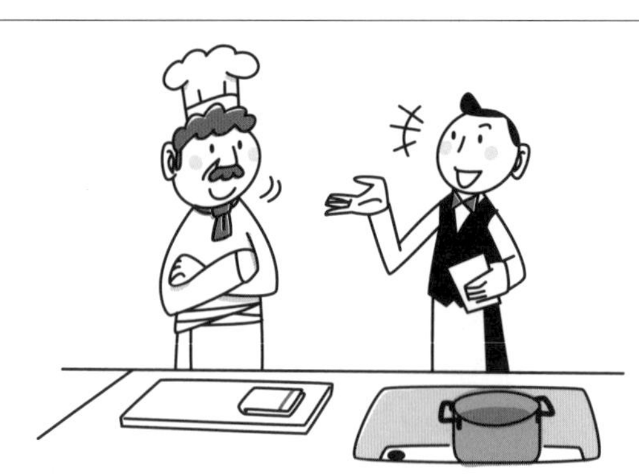

メーカーの現場で

- 商品開発
- マーケティング
- 販売促進提案
- 物流管理
- 在庫出荷管理
- 衛生管理

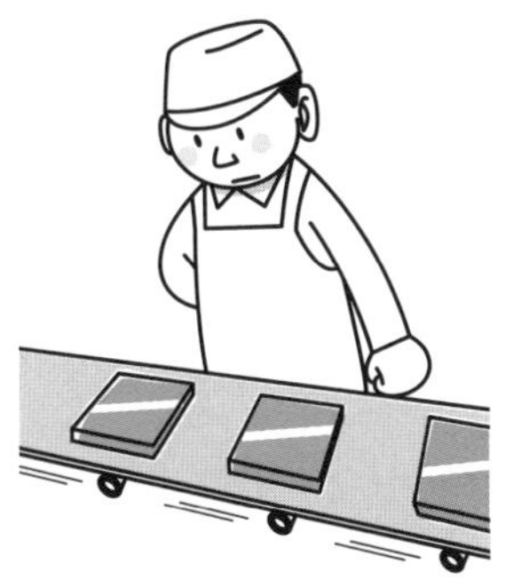

介護・医療の現場で

- 健康管理
- 食生活指導
- 症状別食事
- 衛生管理
- 病人別食事
- 母子栄養

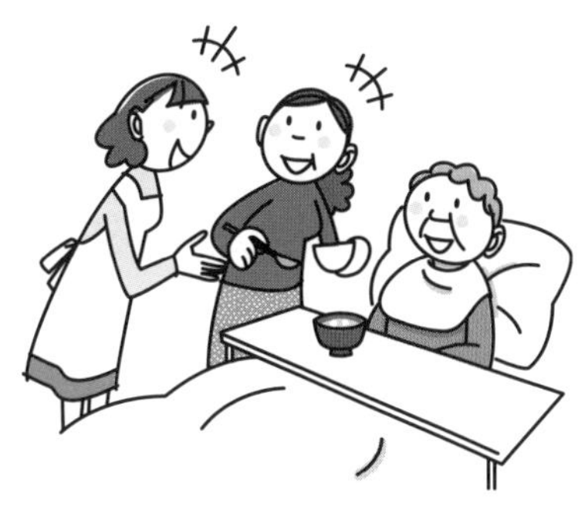

物流の現場で

- システム管理
- 保管管理
- 食品別の温度管理

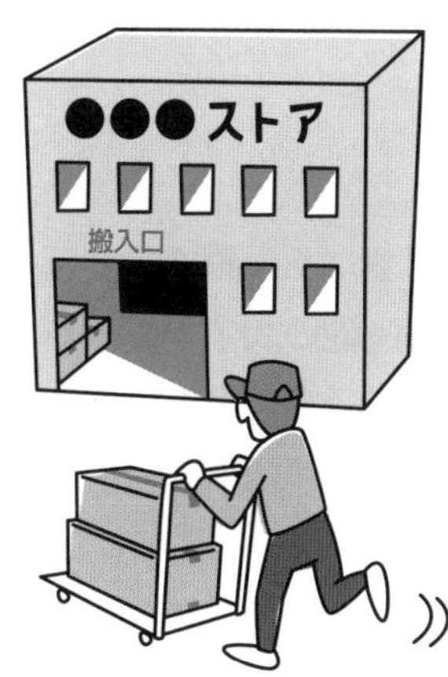

教育の現場で

- 健康管理
- 安全教育
- 環境教育
- 食育

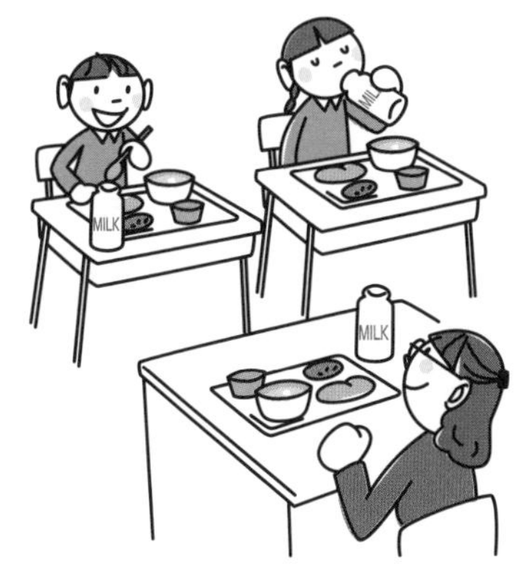

科目ごとの学習ポイント

1 栄養と健康

健康になるための３大要素といわれる**栄養**，**運動**，**休養**のそれぞれの観点から，健康管理の基礎を学習します。

５大栄養素の**炭水化物**，**脂質**，**たんぱく質**，**ビタミン**，**ミネラル**について，その働きをしっかりと理解しましょう。エネルギーの過剰摂取が**肥満**や**生活習慣病**の原因となること，**エネルギー代謝**と**ダイエット**の関係，**有酸素性運動**の意味などについてもくわしく学習します。

2 食文化と食習慣

日本人は，限りある資源と食料を活用しながら，心豊かな食事を楽しむためのさまざまなくふうをしてきました。しかし，**素材**を活かす日本古来の調理方法やバランスの取れた**日本型食生活**のすばらしさが見失われつつあります。

一汁三菜の献立，正月や節句などの行事の際につくられる**行事食**，各地に伝えられる**郷土料理**など，伝統的な**食文化**を学習しましょう。また，食事をともに楽しむための**マナー**についても，その意味を考えながら身につけていきましょう。

3 食品学

加工食品には期限表示（**消費期限**，**賞味期限**）や**栄養成分表示**などが義務づけられ，一方，**生鮮食品**には**名称**と**原産地**の表示が義務づけられています。食品の表示は，食の生産者および流通業者と消費者との信頼をつなぐ重要な制度なのです。**有機農産物**，**遺伝子組換え食品**などの表示についてもくわしく学習します。

4 衛生管理

食中毒の原因の大部分は**細菌**などの**微生物**です。原因となる主な微生物の特徴と食中毒の予防法をしっかり学習しましょう。

遺伝子組換え食品や，食品に含まれる各種の**食品添加物**。買う側の消費者には不安が残りますが，誠実に生産したものにまで疑惑がかけられ，誤った風評が広まれば，生産者にも多大な損失が生じます。遺伝子組換え食品の表示など，ここで学習して，正しい知識を身につけましょう。

また，食品の安全性を確保する手法のHACCPについて学習します。

5 食マーケット

生産された商品が消費者の手にわたるまでの**流通**の役割，流通経路の多様化，**日本的商慣行**の見直しについて学びます。

また，スーパーマーケットやコンビニエンスストアなどいろいろな小売業態の特徴，そこで導入されているPOSシステムや，ジャストインタイム物流と呼ばれる物流の方式などにも注目していきます。女性の社会進出や少子化や核家族化などを背景に**外食**や**中食**が成長したこと，消費者の「食」に関する問題を解決する**ミールソリューション**についても理解を深めましょう。

6 社会生活

ここでは，**インフレ**と**デフレ**，円高や円安，循環型社会を実現するための**3つのR**など，身近な経済や環境問題などについてじっくりと学習していきます。

また，**食品安全基本法**，**JAS法**，**食品衛生法**，**食品表示法**など食に関係する法律や，いろいろな悪質商法から消費者を保護する制度なども重要なポイントです。日頃から新聞やテレビの報道番組，インターネットなどを通して情報を収集することも，食生活アドバイザー®の大切な仕事です。

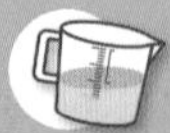

食生活アドバイザー®検定受験ガイド

●受験資格

食生活に興味のある方なら，だれでも受験することができます。
年齢，学歴，性別などによる受験制限は一切ありません。

●試験日程

試験は年に２回実施されます。

・６月…最終日曜日
・11月…第４日曜日

願書は，検定事務局ホームページ（P.16）から請求できます。

●試験会場

一般会場…札幌，仙台，さいたま，千葉，東京，横浜，新潟，金沢，
静岡，名古屋，大阪，神戸，広島，福岡

会場は追加や変更になる場合がありますので，くわしくは受験願書でご確認ください。なお，試験会場は受験者が選択できます。

また，学校，大学，その他の機関などで受験する団体受験も受け付けておりますので，ご希望の場合は検定事務局までお問い合わせください。

●受験料

２　級	３　級	２級・３級併願
8,000円（税込み）	5,500円（税込み）	13,500円（税込み）

●出題形式・試験時間・合格ライン

	2　級	3　級
出題形式 （理論問題）	選択問題（六肢択一形式のマークシート）　42 問 ＋ 記述式問題　13 問	選択問題（五肢択一形式のマークシート）　50 問
試験時間	90 分間	90 分間
合格ライン	合計点数の 60%以上	合計点数の 60%以上
配点	選択問題１問２点 記述問題１問３点	１問２点
合格点	74 点（満点 123 点）	60 点（満点 100 点）

●出題範囲

３級，２級とも共通の６科目です。３級は「消費者・生活者という視点からの知識レベル」です。２級には「提供する側の視点に立った知識レベル」が加わります。

科　目	出題範囲
栄養と健康 （ウェルネス上手になろう）	栄養，ダイエット，病気予防，運動，休養など
食文化と食習慣 （もてなし上手になろう）	行事食，旬，調理，献立，マナー，配膳など
食品学 （買い物上手になろう）	生鮮食品，加工食品，食品表示，食品添加物など
衛生管理 （段取り上手になろう）	食中毒，衛生管理，予防，食品化学，安全性など
食マーケット （生き方上手になろう）	流通，外食，中食，メニューメイキング，食品販売など
社会生活 （やりくり上手になろう）	消費経済，関連法規，生活環境，消費者問題など

●受験手続の流れ

食生活アドバイザー®検定事務局の
ホームページで受験願書を請求する

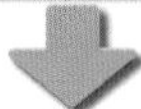

受験願書を請求すると検定事務局に登録される

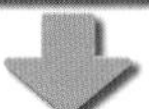

受験願書が送られてくる

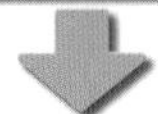

願書に必要な
事項を記入する

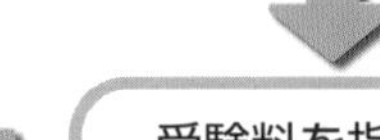

受験料を指定の
口座に振り込む

検定日の10日～１週間前に受験票が送られてくる

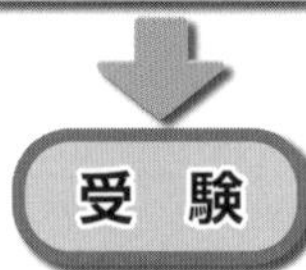

受　験

※クレジットカード支払いでの
申込み方法もあります。

●受験申込み先・問合せ先

一般社団法人　FLAネットワーク®協会

食生活アドバイザー®検定事務局

フリーダイヤル　0120-86-3593

平日　10：00～16：00

ホームページアドレス　https://www.flanet.jp

〒160-0023　東京都新宿区西新宿7-15-10　大山ビル2F

※受験願書の請求は，食生活アドバイザー®検定のホームページのみとなります。
※受験願書請求期限などが設定されていますので，くわしくは食生活アドバイザー®検定事務局または同ホームページでご確認ください。

1章

栄養と健康

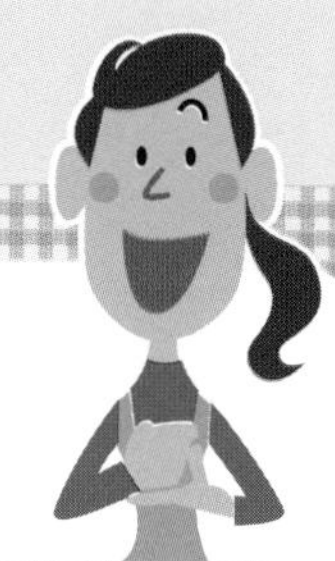

Lesson 1　栄養と栄養素 ……………………… 18
Lesson 2　栄養学と食生活学 ……………… 23
Lesson 3　栄養素の種類と役割 …………… 26
Lesson 4　３大栄養素 ……………………… 28
Lesson 5　ビタミンとミネラル …………… 34
Lesson 6　代謝とダイエット ……………… 39
Lesson 7　生活習慣病の予防 ……………… 46
Lesson 8　栄養・運動・休養 ……………… 50

栄養と栄養素

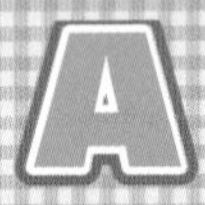

頻出度

ここでは，人間が健康に生活するために必要な栄養・運動・休養のうちの栄養について学習します。栄養と栄養素の違いについて理解しましょう。

1 人間と栄養

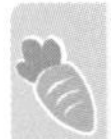

栄養は身体を維持し，発育させる状態，栄養素はそのために必要な物質を指す。

人間は，毎日食事から必要な物質を体内に摂り入れ，エネルギーとして利用したり，筋肉や骨，内臓などの組織の生成に利用したりしています。このように，食物に含まれている物質を利用しながら，からだを維持し，発育させていく状態を**栄養**といいます。

2 栄養素とは

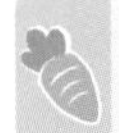

3大栄養素（炭水化物・脂質・たんぱく質）にビタミンとミネラルを加えて5大栄養素という。

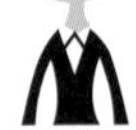

3大栄養素については，Lesson 4（➡P.28）でくわしく学習します。

栄養素とは，食物に含まれていて，私たちがからだを維持し，発育させるために必要な物質をいいます。

また，栄養素の含有量やエネルギー量などを指標とした食物の価値を**栄養価**といいます。

栄養素には次のような種類があります。

■栄養素の種類

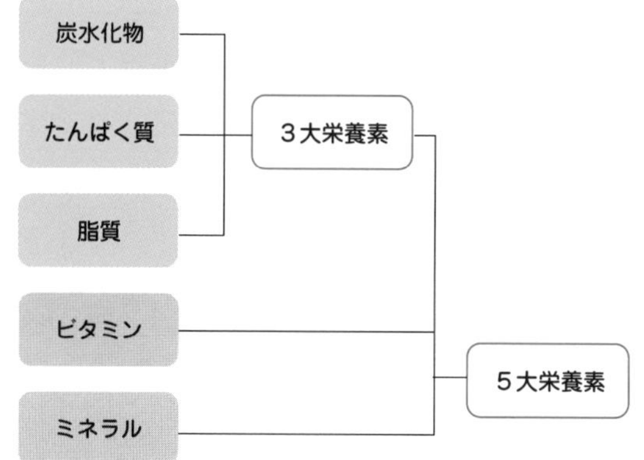

3　栄養素の働き

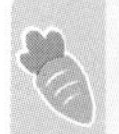

栄養素の3つの役割は，①エネルギー源となる，②からだの構成成分となる，③生理作用の調整をする。

５大栄養素である**炭水化物**，**たんぱく質**，**脂質**，**ビタミン**，**ミネラル**には次のような働きがあります。

■５大栄養素の主な役割

	エネルギー源	からだの構成成分	生理作用の調整
炭水化物	○	—	—
脂質	○	○	—
たんぱく質	○	○	○
ミネラル	—	○	○
ビタミン	—	—	○

このほか，体内での栄養素の運搬，消化・吸収，排せつ，体温調整などに関わっている水も重要な物質です。

からだを維持していくためにはさまざまな栄養素が必要ですが，１つの食品ですべてを満たすことはできません。このため，複数の食品を適切に組み合わせ，バランスのとれた食事にすることが大切です。

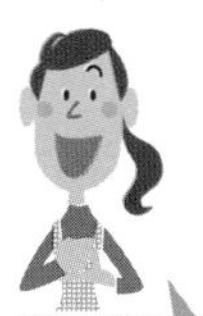

炭水化物のうちの食物繊維（➡ P.29）は，重要な働きをすることから「第6の栄養素」と呼ばれることがあります。

水の役割
➡ P.26参照

「この食品は栄養価が高くからだによい」と聞いたからといって，その食品ばかりを摂取していると，エネルギーや脂質の摂り過ぎ，偏りなどを起こし，生活習慣病の原因になることもあるため注意が必要です。

4 食物の消化と吸収

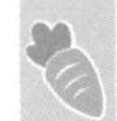

栄養素の吸収率が高いほど，無駄なく吸収されているということである。

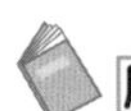

用語

消化
摂取した食物に含まれている栄養素を体内に吸収できる最小の単位に分解していくこと。次の3つの作用を経て体内に吸収される。
・化学的消化
消化液に含まれている酵素の働きで吸収しやすい物質に分解
・生物学的消化
腸内細菌のはたらきで発酵分解
・機械的消化
咀嚼，嚥下，消化器官での蠕動運動などによる消化作用

(1) 消化の過程

消化のためには酵素が必要です。消化されていく過程で，からだのさまざまな部位で分泌されます。

■消化液と消化酵素の働き

消化液（分泌器官）	消化酵素	消化酵素の働き
唾液（口）	アミラーゼ	デンプン→麦芽糖
胃液（胃）	ペプシン	たんぱく質→ペプトン
すい液（すい臓）	アミラーゼ	デンプン→麦芽糖
	マルターゼ	麦芽糖→ブドウ糖
	トリプシン	たんぱく質→アミノ酸
	リパーゼ	脂質→脂肪酸＋グリセリン
胆汁（肝臓）	―	リパーゼの働きを助ける
腸液（小腸）	マルターゼ	麦芽糖→ブドウ糖
	ペプチターゼ	ペプトン→アミノ酸

胃から小腸に続く部分を十二指腸といいます。十二指腸では，すい臓から分泌されるすい液と，肝臓から分泌される胆汁が出されます。胆汁は消化酵素を含んでいませんが脂肪の分解に役立ちます。

ビタミンは分解されずに水や油に溶け込みます。一部が胃で吸収され，大部分は小腸で吸収されます。また，ミネラルも分解されずに水や油に溶け込み，鉄は小腸，そのほかは大腸で吸収されます。

摂取した食物は，1分以内に食道を通過して胃に到達します。その後，2～4時間かけて胃で消化されます。十二指腸と小腸では7～9時間かけて消化・吸収が行われて大腸に送られ，10～11時間かけて大腸を通過します。消化・吸収されずに残った残渣物（ざんさぶつ）は便になって排せつされますが，排せつされるまでに食後24～72時間かかります。

(2) 吸収の過程

食物は口（口腔）から摂取され，食道→胃→十二指腸→小腸→大腸を通って，体内に吸収されます。各器官で吸収されるものは，次のとおりです。

■各器官での吸収過程

①胃：栄養素の一部と，アルコールと水の一部を吸収
②十二指腸：栄養素を分解して吸収
・炭水化物のうちの糖質→［分解］→ブドウ糖→［吸収］
・たんぱく質→［分解］→アミノ酸→［吸収］
・脂質→［分解］→脂肪酸やグリセリン→［吸収］
③小腸：栄養素の大部分を吸収
④大腸：約80%の水分を吸収

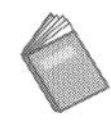
用語

吸収
栄養素が，消化管壁から血液中に取り込まれるまでの過程。

グリセリン
脂肪や油脂が分解されてできる。

(3) 栄養素の吸収率

摂取した栄養素は，種類によって体内に吸収される割合が異なります。吸収されたもの以外は便に含まれて排せつされます。

プラスワン

カルシウムの吸収率

約18～50％。食物によって吸収率が大きく異なる。

・乳製品…約40~50%
・小魚…約30%
・青菜類（小松菜など）…約18%

動物性たんぱく質と一緒に摂取すると吸収率が上昇するが，たんぱく質の摂り過ぎは吸収率を低下させる。

■**栄養素の吸収率**

- ●炭水化物（糖質）…約99％
- ●たんぱく質…約80～90％
- ●脂質…約75～85％
- ●ビタミンA…約90％
- ●カロテン…約30％（摂取したカロテンのうち，約30％がプロビタミンAとして吸収される）
- ●ヘム鉄…肉やレバー，魚の血合い部分など動物性食品に多く含まれている。吸収率は約15～25％
- ●非ヘム鉄…穀類や野菜など植物性食品に多く含まれている。吸収率は約２～５％
- ●カルシウム…約18～50％

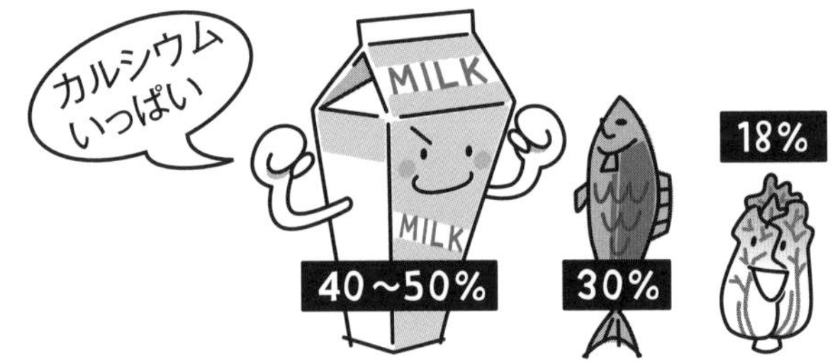

チェック&テスト

キーポイント	できたらチェック☑
栄養	□ 1　栄養とは身体を維持するために必要な物質である。
栄養素	□ 2　３大栄養素に，ビタミンとミネラルを加えて，５大栄養素という。
栄養素の働き	□ 3　５大栄養素のうち，成長を促すのは，たんぱく質，ミネラル，脂質である。
消化と吸収	□ 4　摂取した栄養素の大部分は胃で吸収される。
	□ 5　摂取した栄養素はほぼ同程度の割合で，体内に吸収される。

解答　1.× 栄養とは身体を維持し，発育させる状態を指す／2.○／3.○／4.× 小腸で吸収される／5.× 種類によって吸収率が異なる

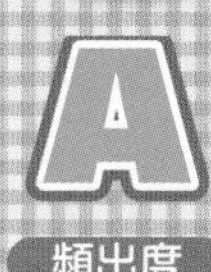

栄養学と食生活学

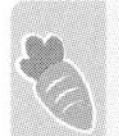

ここでは，私たちの食生活に関係している分野の栄養学と食生活学について学習します。食生活をどのように考えていくのかを理解しましょう。

1 栄養学と食生活学の違い

栄養素の働きと健康との関連などについて客観的にとらえる学問を「栄養学」という。

「**栄養学**」は，栄養素という物質についての学問ですから，これだけで私たちの食生活を説明することはできません。

私たちが健康に生活し，からだを維持していくためには，日々の食生活を考えていくことが必要になります。食事を摂るということは生活の一部です。

「栄養学」から食生活を考えると，栄養のバランスや栄養素の効果を重点にとらえがちですが，日々の**生活の内容**が適切か，どのようなものを食べているか，ストレスにさらされていないかなど**総合的**に考えていくことが大切です。「**食生活学**」では，それらを踏まえ，健康的に活動する状態について考えていきます。

2 「健康」とは何か

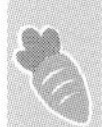

「健康」とは，身体面だけでなく，精神面も健やかな状態を指す。

WHOが，1946（昭和21）年に採択した**WHO憲章**のなかで「**健康**」について「健康とは，完全な肉体的，

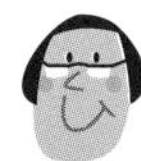

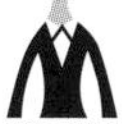

WHO（世界保健機関）は，世界的な保健活動のための国際協力や，各国に対する保健のための援助・指導など，公衆衛生に関連した活動を幅広く行う国連の機関です。

精神的及び社会的福祉の状態であり，単に疾病又は病弱の存在しないことではない。到達しうる最高基準の健康を享有することは，人種，宗教，政治的信念又は経済的若しくは社会的条件の差別なしに万人の有する基本的権利の一つである」と定義しています。つまり，健康とは，身体面だけでなく**精神面**でも健康でなければならないのです。また，社会的に人間関係が豊かであることも健康の要件になります。

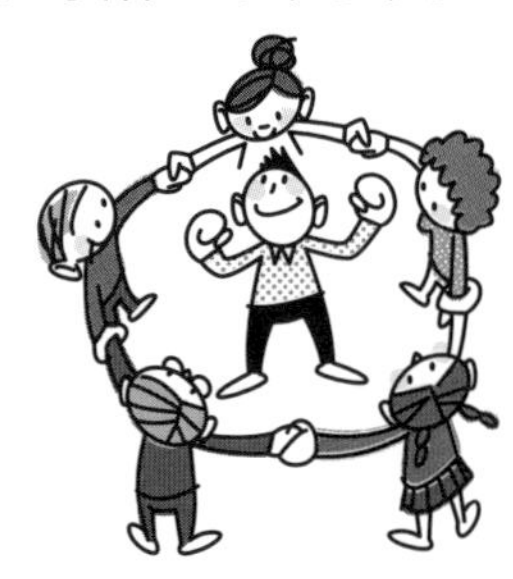

健康は生活そのものに関わるので，健康でなければ生活そのものが不安定になります。食生活学を考えるうえでは，健康を維持していくために必要な食事も，生活の一部としてとらえていくことが大切です。

3 栄養と健康

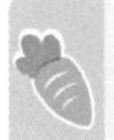

健康な生活を送るためには，身体と精神のバランスをとることが必要である。

食生活においては，一人ひとりの身体に適した内容の食事をとり，適切な運動を行って，**摂取**エネルギーと**消費**エネルギーのバランスをとっていくことが求められます。

極端に摂取エネルギーが少ない場合，抵抗力が低下して感染症にかかりやすくなったり，疾病を引き起こすなどの弊害が生じることがあります。

摂取エネルギーと消費エネルギー
P.42参照

肥満とダイエットについては，Lesson6でも学習します。

反対に，摂取エネルギーが過剰な状態を続けていることで，動脈硬化症，高血圧症，糖尿病などの生活習慣病を引き起こすこともあります。

さらに，注意が必要なのがサプリメントの利用についてです。**サプリメント**は，本来，不足しがちな栄養素を**補う**ためのものとして発売されました。しかし，食事から栄養素を摂取することが面倒だからとサプリメントに頼りきっている人もみられます。

サプリメントは薬品ではありませんが，栄養素の種類によっては，過剰症を引き起こすこともあります。そのため，「**日本人の食事摂取基準**」では耐容上限量を設定している栄養素があります。

サプリメントの正しい利用方法としては，次の３つのポイントがあります。

■サプリメント利用のポイント

①購入前に，本当に必要かをしっかり検討する ②服用している薬がある場合は，飲み合わせを確認する ③いっしょに生活習慣や食生活の見直しも行う

チェック&テスト

キーポイント	できたらチェック ☑
栄養学と食生活学	□ 1　食生活学では，食事の内容だけでなく，どのような生活をおくっているかという観点も重要となる。
健康とは	□ 2　WHOは「健康」とは，身体面において病気や病弱でないこととしている。
栄養と健康	□ 3　サプリメントは薬品ではないが，過剰症を引き起こさないよう，耐容上限量が設定されているものがある。

解答　1.○／2.× WHO憲章で身体面だけでなく精神面も健康の要素であるとしている／3.○

Lesson 3

栄養素の種類と役割

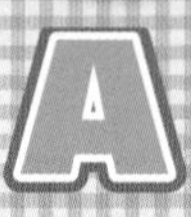

頻出度

ここでは，栄養素全体を学習し，それぞれの役割について理解しましょう。

1 栄養素の種類と働き

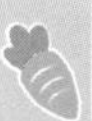

栄養素によって，活動し，成長し，からだの機能が正常に保たれる。

（1）エネルギー源になる

人間が活動する際には，熱やエネルギーが必要です。栄養素のうち，炭水化物，たんぱく質，脂質は**エネルギーを発生**させる物質です。

（2）からだの構成成分になる

血液や骨格，歯，髪の毛，爪，筋肉，臓器，ホルモン，酵素，遺伝子などを**つくる**のも栄養素の働きです。たんぱく質や脂質，ミネラルが関わっています。

（3）生理作用の調整をする

からだのさまざまな機能を**調整**し，正常な状態に保ちます。たんぱく質やビタミン，ミネラルが関係し，血液の状態を保つなどの働きをしています。

2 水の役割

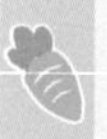

水は，栄養素ではないが，生命を維持するのに欠かせない要素である。

栄養素ではないものの，人間が生きていくうえで欠かせないのが水です。年齢によって異なるものの，成人の体重の約60%を水分が占めますが，そのうちの10%が失われると健康障害が生じ，20%が失われると死亡する危険性が高くなるとされています。

■水の主な役割

①　体液として栄養素やホルモンを運ぶ
②　細胞の柔軟性を保つ
③　体内の老廃物を尿として排せつする
④　体液のｐＨ（ペーハー）（酸性・アルカリ性）を調整する
⑤　体温の調整をする

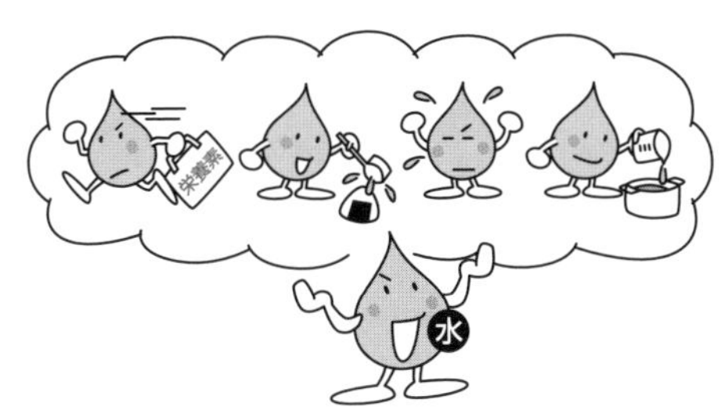

人間が必要としている１日あたりの水分量は，約2,300mℓです。

摂取水分…飲料水・食物→約2,000mℓ

呼吸代謝の際の代謝水→約300mℓ

排せつ水分…尿や便→約1,300mℓ

不感蒸泄（ふかんじょうせつ）→約1,000mℓ

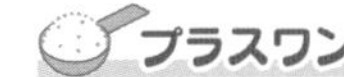

プラスワン

pH

酸性，中性，アルカリ性を示す単位。7が中性で，それより小さいと酸性，大きいとアルカリ性となる。

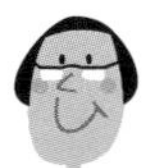

大量の汗をかいた場合には，排出量が増えて水分不足となるため，失われた水分を補給する必要があります。

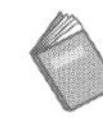

用語

不感蒸泄

皮膚や呼吸から失われている水分。汗は含まれない。

チェック&テスト

キーポイント	できたらチェック ☑
栄養素の役割	□　1　血液や骨などのほか，遺伝子をつくるのも栄養素の働きである。
水の役割	□　2　体内の水分の20%が失われると健康障害が生じる。

解答　1.○／2.×　20%失われると死亡する危険性が高くなる

Lesson

3大栄養素

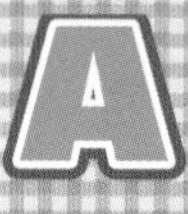

頻出度

栄養素のうち，人間のからだにとって最も重要な炭水化物・脂質・たんぱく質を３大栄養素といいます。炭水化物から順に学習し理解を深めましょう。

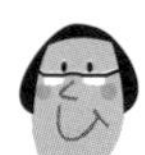

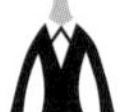

摂取された糖質は体内でブドウ糖（単糖類）に分解されて吸収されます。

プラスワン

糖質の分類

単糖は糖質の最小単位。単糖が２個つながると二糖，単糖が３～９個つながったものは少糖（オリゴ糖）で，多数つながると多糖という。

1 炭水化物

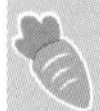

炭水化物は糖質と食物繊維に分けられる。糖質は，重要なエネルギー源である。

(1) 糖質

炭水化物は，炭素（C），水素（H），酸素（O）によって構成されています。エネルギー源となる**糖質**と，消化されない**食物繊維**に分けられます。糖質はエネルギー源として最も重要な栄養素であり，人間が１日に摂取する総エネルギーの約60％弱を占めています。

■炭水化物の構成

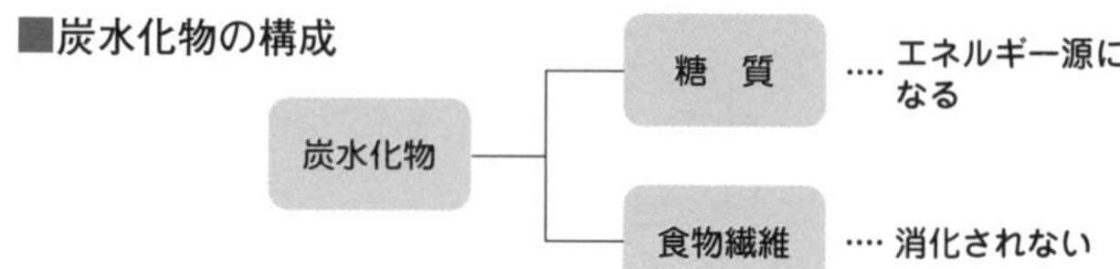

■糖質の分類

種類		特徴・構造
単糖類	ブドウ糖（グルコース）	人のエネルギー源
	果糖（フルクトース）	果物やハチミツの甘味
	ガラクトース	乳糖の成分
二糖類	ショ糖（スクロース）	砂糖
	麦芽糖（マルトース）	デンプンの分解物
	乳糖（ラクトース）	母乳や牛乳の成分
多糖類	デンプン	米や小麦，トウモロコシに多く含まれる
	グリコーゲン	多数のブドウ糖が結合したもの

糖質を多く含んでいる食品には，米，小麦（パン，めん類），じゃがいも，さつまいも，バナナ，ブドウ，砂糖などがあります。米や小麦，とうもろこしなどにはデンプンが多く含まれていますが，食物繊維も多く含まれています。

人間は，毎日食事から必要な物質を体内に摂り入れ，エネルギーとして利用したり，筋肉や骨，内臓などの組織に利用したりしています。

糖質は体内で1g当たり**4kcal**のエネルギーを生み出します。たんぱく質や脂質と比べて消化吸収が速く，エネルギー源として即効性があります。また，糖質は**脳を活性化**させるための唯一のエネルギー源です。

ただし，摂取後すぐに利用されない糖質は肝臓などで**グリコーゲン**や脂肪として蓄えられるため，糖質の過剰摂取は肥満を招きます。

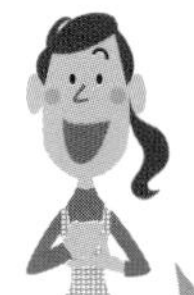

糖質の摂取量が消費されるエネルギーよりも多くなると，皮下脂肪として蓄積されます。

(2) 食物繊維

食物繊維は，人間の消化酵素では消化することのできない難消化性成分です。穀類，野菜類，豆類などの植物細胞壁に多く含まれていますが，動物性食品にも含まれています。エネルギー源やからだの構成成分にはなりませんが，次のような働きが注目されています。

■食物繊維の働き

①腸の有害物質を排せつし，腸内環境を整える
②水溶性の食物繊維は，ブドウ糖の吸収を遅らせたり，コレステロールの排出を促進する効果があり，糖尿病，高血圧を予防する
③水に溶けない不溶性の食物繊維は，便通をよくし，便秘を予防する効果がある
④口の中で噛む回数が増えるため，あごの強化や虫歯の予防につながるとともに，食べ過ぎを防止する

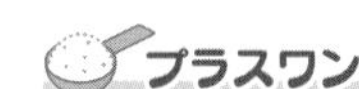

食物繊維の過剰摂取

サプリメントなどによる過剰摂取は，下痢や軟便，ミネラルの吸収阻害などを起こすことがあるので注意する。なお，食物繊維を食品から摂取する場合には過剰摂取の心配は不要とされている。

■主な食物繊維の分類

名 称		多く含む食品
水溶性食物繊維	ペクチン	熟した果実
	植物グアガム	樹皮，果樹など
	アルギン酸	海藻
	イヌリン	ごぼう，菊いも
不溶性食物繊維	セルロース	野菜，穀類，豆類など
	ヘミセルロース	穀類，豆類，小麦ふすま
	リグニン	ココア，小麦ふすまなど
その他	キチン，キトサン	甲殻類（エビ，カニ）の殻

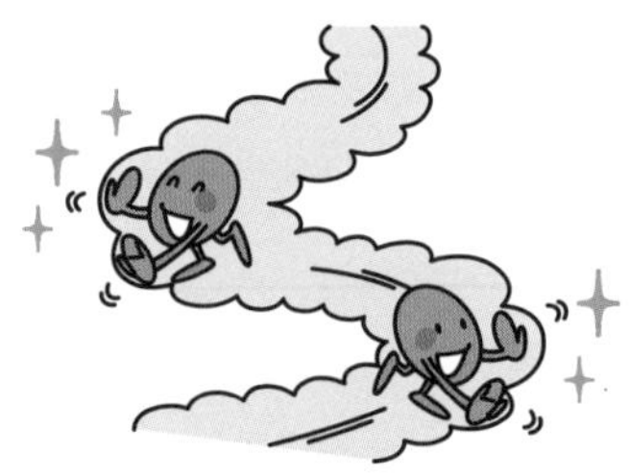

2 脂質

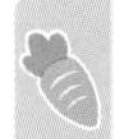

脂質はエネルギー源となるほか，細胞膜やホルモンなどの材料にもなる。

用語

油脂
一般に常温で液体のものを「油（オイル）」といい，常温で固体のものを「脂（ファット）」と呼ぶ。

(1) 脂質

炭水化物と同様，炭素（C），水素（H），酸素（O）からなる物質であり，炭素の結合構造の違いによって次の3種類に分類されます。

■脂質の分類

種 類		特徴・構造
単純脂質	油脂（中性脂肪）	**脂肪酸＋グリセリン**
	ろう	脂肪酸＋高級アルコール
複合脂質	リン脂質	単純脂質の一部にリン酸，糖などを含んでいる
	糖脂質	
誘導脂質	脂肪酸	**コレステロール**，胆汁酸，性ホルモンなどがある
	ステロール	

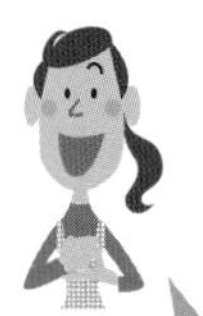

利用されない脂質は体脂肪として蓄えられ，内臓を保護したり体熱の発散を防いだりします。

食品に含まれる脂質のほとんどは**油脂**であり，エネルギー源となって１ｇ当たり**9kcal**を生み出します。複合脂質と誘導脂質は，細胞膜やホルモンなどの材料となります。さらに，脂質を構成する脂肪酸は，**飽和脂肪酸**と**不飽和脂肪酸**に分類されます。

■脂肪酸の種類

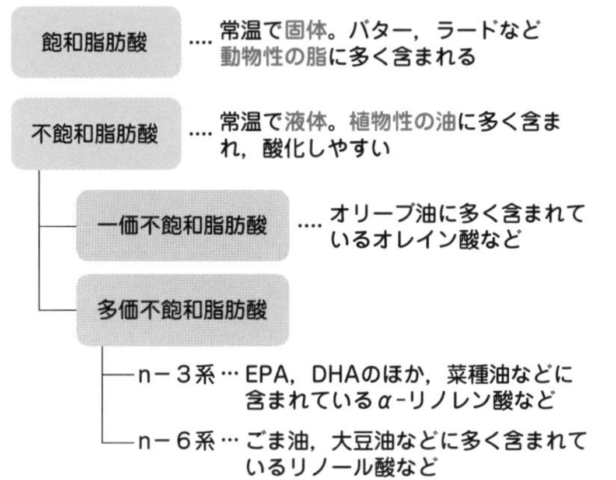

飽和脂肪酸はコレステロールを増加させます。一方，不飽和脂肪酸のうち，一価不飽和脂肪酸の１つである**オレイン酸**はコレステロール（LDL／悪玉コレステロール）を減らすとされ，n－３系不飽和脂肪酸の１つであるEPA（**エイコサペンタエン酸**）は血流をよくして動脈硬化予防を期待できるとされています。また，DHA（**ドコサヘキサエン酸**）は，認知症予防を期待できるとされています。

(2) コレステロール

コレステロールは誘導脂質の１つであり，細胞膜や胆汁酸，性ホルモンの材料になるなど，生命の維持には欠かせない物質です。その20～30％は食物から摂取しますが，約70％は体内（肝臓）で合成されます。

肝臓から送り出されるコレステロール（**LDL**）が，

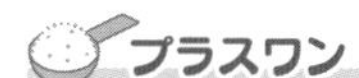

必須脂肪酸
体内で合成されないため食品から摂取しなければならない脂肪酸。リノール酸，リノレン酸，アラキドン酸をいう。

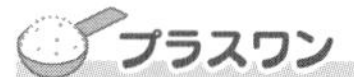

コレステロールの合成
毎日1,000～1,500㎎ほどが体内（主に肝臓）で合成されている。

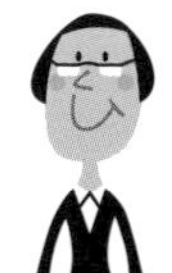

EPA，DHAいずれもサンマ，イワシ，サバ，マグロなどの青背魚に多く含まれています。

プラスワン

「悪玉」と「善玉」
LDLは，血管に付着し，動脈硬化を引き起こす原因となることから，悪玉コレステロールと呼ばれる。
HDLは，不要となったコレステロールを肝臓へ戻す働きをすることから善玉コレステロールと呼ばれる。

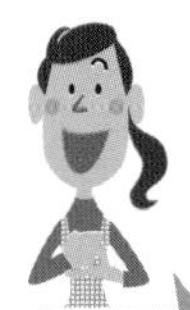

トランス脂肪酸は，マーガリンやショートニングを使用してつくられたクッキー，ケーキ，ドーナツなどにも含まれています。

プラスワン

トランス脂肪酸の摂取量
消費者庁が2011（平成23）年に示した「トランス脂肪酸の情報開示に関する指針」で，1日当たりの平均摂取量は総エネルギー摂取量の0.6%程度とされている。しかし，若年層や女性などに摂取量が1%を超える場合がみられるという研究報告もある。

プラスワン

たんぱく質の種類
構成している物質によって，単純たんぱく質，複合たんぱく質，誘導たんぱく質に分類される。

プラスワン

プロテイン（Protein）
英語でたんぱく質のことをいう。ギリシャ語のプロティオス（「生命にとっていちばん大切なもの」という意味）が語源。

肝臓へ戻るコレステロール（HDL）より多くなると**動脈硬化**の原因となります。血中コレステロールの基準値は130～219㎎/dℓとされており，値が低すぎてもいけません。コレステロールが少なすぎると，血管がもろくなって脳出血を起こしやすくなります。

（3）トランス脂肪酸

食品の食感や風味，保存性を向上させるため，植物油に水素を添加する過程で発生するのが**トランス脂肪酸**です。マーガリンやショートニングに多く含まれています。

トランス脂肪酸を多量に摂取すると，心臓病のリスクを高めるといわれています。このため，WHO（世界保健機関）では，1日当たりの摂取量を総エネルギー摂取量の1％未満にするよう勧告しています。

3 たんぱく質

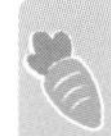

たんぱく質はからだの構成成分となるほか，生理作用を調整したり，エネルギー源にもなる。

(1) たんぱく質

たんぱく質は**アミノ酸**が多数結合したものであり，炭素（C），水素（H），酸素（O）のほかに窒素（N）を平均約**16%**含んでいます。人間に必要なたんぱく質は約**10万種類**とされていますが，これらは**20種類**のアミノ酸の組み合わせによってつくられます。

20種類のアミノ酸のうち，**9種類**は人間の体内で合成することができず，食物から摂取しなければなりません。これを**必須アミノ酸**といいます。

また，たんぱく質は**動物性たんぱく質**（肉類，魚類，卵，牛乳，乳製品など）と**植物性たんぱく質**（豆類，大豆加工品など）に大別されます。栄養価の比較を**アミノ酸価**で行った場合，植物性たんぱく質は動物性たんぱく質よりも低い傾向にありますが，米と魚など食品を組み合わせることでアミノ酸価を大きく改善します。これをたんぱく質の**補足効果**といいます。

たんぱく質は，筋肉，内臓，皮膚，つめ，歯，毛髪，血液，ホルモンなどの材料になるとともに，ビタミンやミネラルと同じく，からだの調子を整える働きもします。また，1ｇ当たり**4kcal**のエネルギーを生み出しますが，エネルギー源としては，糖質や脂質の摂取量が不足し，エネルギー源が不足したときに使われます。

たんぱく質が不足すると，鉄と結合してつくられる血液中のヘモグロビンが減少します。このため，血液で全身に運ばれる鉄の量が減少し鉄欠乏性貧血の原因になります。また，成長期の子どもの場合，十分に成長できなくなることもあります。

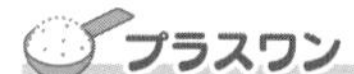

９種類の必須アミノ酸
①バリン，②ロイシン，③イソロイシン，④スレオニン，⑤リジン，⑥ヒスチジン（成人前），⑦メチオニン，⑧フェニールアラニン，⑨トリプトファン
※ヒスチジンは，成人になると必要に応じて体内で合成される。

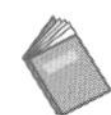

用語

アミノ酸価
人間にとって理想的なアミノ酸組成をもつアミノ酸評点パターンと，食品中のアミノ酸組成とを比較し，その比率によって栄養価を算定したもの。

キーポイント	できたらチェック☑
炭水化物	□ 1　炭水化物は，糖質と食物繊維とに分けられる。
	□ 2　食物繊維は，植物性食品にしか含まれていない。
脂質	□ 3　不飽和脂肪酸は，植物性の油に多く含まれている。
	□ 4　HDLコレステロールは「悪玉コレステロール」と呼ばれている。
たんぱく質	□ 5　必須アミノ酸とは，体内で合成できるアミノ酸のことである。
	□ 6　たんぱく質および糖質は，どちらも1ｇ当たり4kcalのエネルギーを生み出す。

解答　1.○／2.× 食物繊維は植物性食品だけでなく動物性食品にも含まれている／3.○／4.× HDLは「善玉」で，LDLが「悪玉」／5.× 必須アミノ酸は体内では合成できないアミノ酸である／6.○

Lesson 5

ビタミンとミネラル

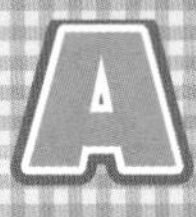

頻出度

ビタミンは，からだの発育や活動を正常に機能させる「潤滑油」のような役割をする栄養素です。また，ミネラル（無機質）は生理作用の調整のほか，からだの構成成分にもなる栄養素です。

1 ビタミン

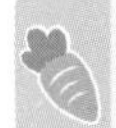

脂溶性ビタミンはA，D，E，Kの4種類であり，水溶性ビタミンはビタミンB群とCの9種類。

用語

μg（マイクログラム）
1 μgは1㎎のさらに1000分の1の重さである（1gの100万分の1の重さに当たる）。

(1) ビタミンとは

ビタミンは次のページの表のように，体内の**生理作用**を調整したり，他の栄養素の働きを高めるなどの役割を果たす栄養素です。エネルギー源やからだを構成する成分にはなりません。

㎎やμg（マイクログラム）といった微量で働くことが特徴ですが，人間の体内ではビタミンを合成できない（合成されても十分な量ではない）ため，**食物から摂取**する必要があります。

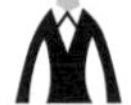

サプリメントとして売られているビタミン剤に頼りすぎると，食物からビタミンを吸収する力まで減少してしまいます。

(2) 脂溶性と水溶性

①脂溶性ビタミン（ビタミンA，D，E，K）

油脂に溶けやすい性質のビタミンです。脂溶性ビタミンは体内に蓄積されるため，特にサプリメントによる**過剰摂取**に注意しなければなりません。ビタミンAには，動物性食品にビタミンAとして含まれているレチノールと，植物性食品に含まれ，体内でビタミンAに変化するβ（ベータ）-カロテンがあります。体内で

A D 脂溶性 E K

ビタミンAに変化する物質は，プロビタミンAと呼ばれます。

■脂溶性ビタミンの種類と特性

種類		主な作用	多く含む食品	主な欠乏症
脂溶性ビタミン	A	•視力や目の角膜を正常に保つ •発育や成長を促進する	レバー，ウナギ，バター，緑黄色野菜など	夜盲症（やもうしょう），角膜や皮膚の乾燥，発育不全
	D	•カルシウムの吸収を助ける •骨や歯の形成	カツオ，マグロ，イワシ，サケ，きのこ類など	骨粗しょう症，骨や歯の発育不全
	E	•がんや老化を防止する •生殖機能の正常化に関係する	アーモンド，ひまわり油，コーン油，胚芽など	溶血性貧血，不妊
	K	•血液を凝固させる	納豆，ひじきなど	頭蓋内出血，血が止まりにくくなる

②**水溶性ビタミン**（ビタミンB群およびC）

水に溶けやすいビタミンです。水溶性ビタミンは，必要な量以外は尿と一緒に体外に排せつされるため，過剰摂取の心配はありません。

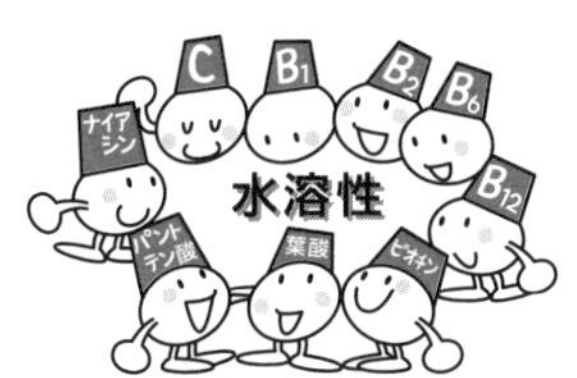

■水溶性ビタミンの種類と特徴

種類		主な作用	多く含む食品	主な欠乏症
水溶性ビタミン	C	•コラーゲンの生成を助ける •コレステロール値を下げる	果実，緑黄色野菜，いも類など	疲労感，脱力感，皮下出血，壊血病（かいけつびょう）
	B_1	•糖質をエネルギーに変える •食欲を増進させる	豚肉，豆類など	脚気（かっけ），食欲不振
	B_2	•皮膚や粘膜を健康に保つ •栄養素の代謝を助ける	レバー，アーモンド，卵，ウナギなど	口角炎，口内炎，口唇炎，皮膚炎，発育不良
	B_6	•アミノ酸の代謝を促進する •皮膚を健康に保つ	マグロ，サケ，牛レバーなど	皮膚炎，口内炎，貧血，手足のしびれ

水溶性ビタミン				
	B_{12}	・赤血球の生成を助ける ・貧血の防止	シジミ，鶏レバー，たらこなど	悪性貧血
	ナイアシン	・栄養素の代謝を助ける ・脳神経の働きを助ける	レバー，カツオ，サバ，豆類など	皮膚炎，神経症状
	パントテン酸	・糖質や脂質を分解する	レバー，納豆など	成長不良，副腎機能の低下
	ビオチン	・皮膚を健康に保つ ・白髪や脱毛を防ぐ	レバー，イワシなど	皮膚炎，筋肉痛
	葉酸	・造血作用に関係する ・皮膚を健康に保つ	レバー，肉類，卵など	貧血

2 ミネラル

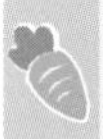

日本人は，鉄とカルシウムは摂取不足に，ナトリウムとリンは過剰摂取になりがちである。

(1) ミネラルとは

からだを構成する元素のうち，炭素，水素，酸素，窒素の４種類で体重の約95％を占めますが，これ以外の元素を総称して**ミネラル（無機質）**といいます。

ミネラルには大きく分けて２つの働きがあります。

①**生理機能を調整する**…生理機能の調整をしたり，酵素の働きを助けたりする

②**からだの構成成分になる**…骨や歯，血液，筋肉，臓器などの成分になる

(2) ミネラルの種類

ミネラルは,存在している量によって**主要**無機質(多量に存在）と**微量**無機質に分類されています。

①**主要無機質**…カルシウム，リン，カリウム，ナトリウム，マグネシウム，イオウ，塩素

②**微量無機質**…鉄，亜鉛，マンガン，ヨウ素など

(3) ミネラルの摂取

ミネラルは微量で作用し，それぞれが重要な機能を果たします。しかし，人間の体内では合成できないため，食物から摂取する必要があります。

ミネラルはさまざまな食品に含まれていますが，**欠乏症**による影響だけでなく，**過剰症**（過剰摂取による副作用）にも注意が必要です。

特に日本人の場合は，**鉄**（Fe）と**カルシウム**（Ca）の**摂取不足**が指摘されています。鉄の不足は**貧血**を招きやすく，また，カルシウムが不足するとイライラしたり，**骨がもろくなったりする**原因になります。

逆に，**ナトリウム**（Na）と**リン**（P）は過剰摂取になりがちです。ナトリウムは**高血圧症**を引き起こしやすく，ナトリウムを含む食塩の１日の摂取目標量は成人男性**7.5g未満**，成人女性**6.5g未満**とされています。また，リンは加工食品に多く含まれており，摂りすぎるとカルシウムの吸収を妨げます。

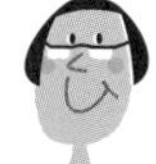
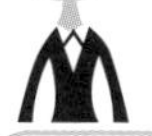

鉄の１日の摂取基準については，月経や妊娠などの理由から，女性のほうが男性より高く設定されています。

■主なミネラルの種類と特性

種　類	主な作用	多く含む食品	不足したとき
カルシウム（Ca）	• 骨や歯の構成成分となる • 精神を安定させる • 高血圧症や動脈硬化の予防	小魚，乳製品，海藻，豆類，ごまなど	• イライラする • 骨粗しょう症 • 筋肉のけいれん
リン（P）	• 骨や歯の構成成分となる • エネルギーを蓄える • 細胞膜を構成する	ワカサギ，煮干し，乳製品など	• 歯槽膿漏（しそうのうろう） • 骨が弱くなる
ナトリウム（Na）	• 細胞の浸透圧を維持する • 体液のpHを調整する • 神経の刺激伝達作用	食塩，コンソメスープの素，みそ，しょうゆなど	• 血圧が下がる • 疲労しやすい
カリウム（K）	• 血圧を正常に保つ • 筋肉の動きをよくする	干し柿，いんげん，枝豆，納豆など	• 血圧が上がる • 夏バテしやすい

鉄 (Fe)	・ヘモグロビンの成分となる ・疲労を防ぐ ・成長を促進する (たんぱく質やビタミンCとともに摂取すると吸収がよくなる)	レバー，ほうれんそう，小松菜など	・貧血 ・集中力や思考力の低下
マグネシウム (Mg)	・体温や血圧を調整する ・精神を安定させる ・心臓の筋肉の動きをよくする	カシューナッツ，アーモンド，落花生など	・イライラしやすい ・不整脈を起こしやすい
亜鉛 (Zn)	・味覚や嗅覚を正常に保つ ・コラーゲンの合成に関わる	カキ，ホタテ貝，レバーなど	・味覚異常 ・髪が抜けやすくなる
ヨウ素 (I)	・甲状腺ホルモンの構成成分 ・発育を促進する	海藻類，魚介類など	・甲状腺腫 ・発育不良
イオウ (S)	・たんぱく質の構成要素になる ・皮膚，つめ，髪を健康にする	卵，チーズなど	・皮膚炎 ・つめがもろくなる
マンガン (Mn)	・骨の形成に不可欠 ・生殖機能の維持	玄米，アーモンド，大豆など	・骨の発育不全 ・生殖能力の低下

チェック&テスト

キーポイント	できたらチェック ☑
ビタミン	□ 1　脂溶性ビタミンは，ビタミンA・D・E・Cの4種類である。
	□ 2　ビタミンKには，血液を凝固させる作用がある。
	□ 3　ビタミンB_1が欠乏すると，口内炎を引き起こしやすくなる。
ミネラル	□ 4　ミネラルは，からだの構成成分になる。
	□ 5　日本人は，ナトリウムやリンの摂取が不足気味である。
	□ 6　カルシウムには，精神を安定させる作用がある。
	□ 7　亜鉛が不足すると，味覚異常を招くことがある。

解 答　1.× ビタミンCは水溶性。脂溶性ビタミンはA・D・E・Kの4種類である／**2**.○／**3**.× 口内炎はビタミンB_2の欠乏症。ビタミンB_1の欠乏は脚気を引き起こす／**4**.○／**5**.× ナトリウムとリンは過剰摂取の傾向にある。摂取不足なのは鉄とカルシウム／**6**.○／**7**.○

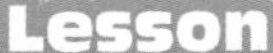

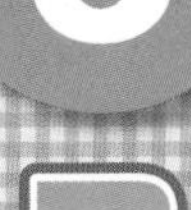

代謝とダイエット

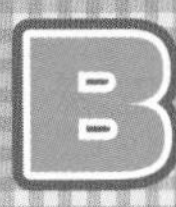

頻出度

ここでは，食物の消化と吸収，エネルギー代謝，そしてダイエットについて学習します。基礎代謝量の意味や特徴が重要です。また，肥満の原因から正しいダイエットとは何かを考えてみましょう。

1 消化と吸収

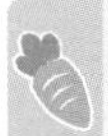

消化には，機械的消化，化学的消化，生物学的消化の３種類がある。

(1) 消化とは

食物を構成する糖質，脂質，たんぱく質は，複雑な構造をした大きな分子（粒）なので，そのままの状態では体内に取り込めません。そこで，栄養素を体内に吸収しやすくするため，細かく分解する必要があります。この働きを**消化**といいます。消化された栄養素は，ほとんどが**小腸で吸収**されます。

消化の作用は次の３つに分けられます。

①機械的消化

口の中で**咀嚼**（そしゃく）され，消化管内で混和・かく拌・運搬されること。消化管とは食物が消化されながら通る管であり，口→食道→胃→小腸（十二指腸・空腸・回腸）→大腸→肛門の順につながっています。

②化学的消化

消化液に含まれている**消化酵素**の働きにより，食物を体内に吸収しやすい物質に分解すること。

③生物学的消化

腸内細菌により，**発酵分解**されること。

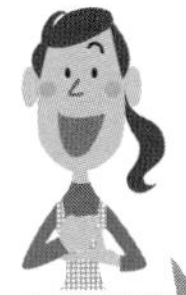

大部分の栄養素は小腸で吸収され，大腸では主に水分が吸収されます。アルコールは胃で吸収されます。

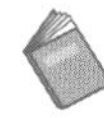

用語

咀嚼

口に入れて噛み砕くこと。咀嚼された食物は，消化管による収縮（ぜん動運動）によって胃に送られていく。

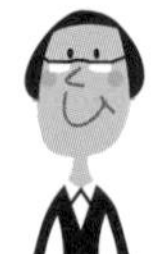

消化の過程については，Lesson 1でも学びましたね。

(2) 消化の過程

食物が口から摂取され，消化吸収されて，便として排せつされるまでには，24～72時間（1～3日）かかるとされています。

2 エネルギー代謝

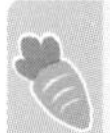

エネルギー代謝量は，基礎代謝量，安静時代謝量，運動時代謝量に区別される。

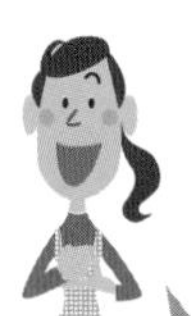

私たちはエネルギーがなければ，からだを動かすことも頭を働かせることもできません。カロリーはエネルギーの単位にすぎませんが，「カロリーの摂りすぎ」などと，一般にはエネルギーと同じ意味で使われています。

(1) 代謝とは

代謝とは，栄養素を摂取して体内で活用し，不要物を排出するまでの過程をいいます。炭水化物のうちの糖質と脂質，たんぱく質がいずれもエネルギーを発生することはすでに学習しましたが，エネルギーを摂取したり消費したりすることを中心にして代謝をとらえた場合をエネルギー代謝といいます。

(2) エネルギー代謝量

エネルギー代謝量には次の3つの段階があります。

①基礎代謝量

何もせず，ただ横になっている状態において消費されるエネルギー量のこと。生命維持のために消費される最低限のエネルギーといえます。20歳代男性の平均が，1日約1,300～1,600kcal，20歳代女性の平均が，1日約1,100～1,200kcalとされています。

基礎代謝量には次の特徴があります。

- からだの表面積に比例して高くなる
- 男性のほうが，女性より高い
- 若者のほうが，高齢者より高い
- 冬（寒いとき）のほうが，夏（暑いとき）より高い
- 体重が同じならば，筋肉量の多いほうが高い

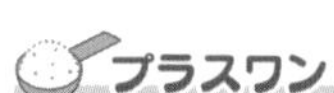

カロリーとジュール

カロリーは熱量またはエネルギーの単位として日本では広く使われているが，国際的にはジュールという単位が用いられる。

②安静時代謝量

座った姿勢で休息している状態において消費されるエネルギー量です。座る姿勢を保持するための緊張エネルギー量を基礎代謝量に加えたものであり，基礎代謝量の約1.2倍になります。

③運動時代謝量

安静時代謝量に，**身体活動**（運動や作業）のためのエネルギー量を加えたものです。

■３段階のエネルギー代謝量の関係（例・20 歳男性）

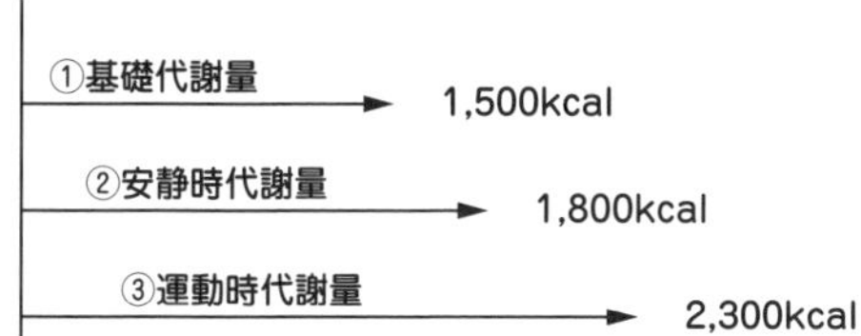

(3) エネルギー必要量

日常生活で行う労働や運動で消費するエネルギー量を**エネルギー必要量**といいます。

１日に摂取すべきエネルギー量を考えるときには，エネルギー量の過不足によるリスクがもっとも少ない**推定エネルギー必要量**が指標となります。

推定エネルギー必要量は，人によって異なります。デスクワークをしているのか，重い荷物を運ぶ仕事をしているのか。ほとんど運動をしないのか，激しいスポーツをするのか，など**身体活動レベル**を「低い」「ふつう」「高い」の３段階とし，基礎代謝量にかけ合わせて算出します。

推定エネルギー必要量＝１日の基礎代謝量×身体活動レベル

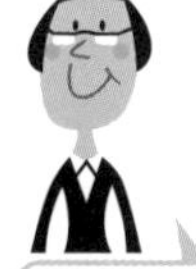

睡眠中の基礎代謝量は，起きている時より下がります。

プラスワン

特異動的作用

食事誘発性熱産生ともいう。食事を摂取した後，しばらくして体が温かくなることをいう。食事を摂取したことで，体内での代謝が活発になることで起こる。

プラスワン

日本人の食事摂取基準

健康な生活を送るために必要なエネルギー量や各栄養素の摂取量を示したもので，５年に１度改定される。推定エネルギー必要量，推定平均必要量，推奨量，目安量，目標量，耐容上限量を指標としている。

用語

アトウォーター係数
食品に含まれる栄養素が燃焼するときに発生する1g当たりのエネルギー量。エネルギー代謝の研究者であったアトウォーターが定めた。

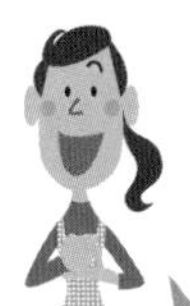

食品によって吸収率が異なるため，計算で求めた数値は目安です。

(4) アトウォーター係数

各栄養素から発生する1g当たりのエネルギー量は，糖質が**4kcal**，脂質**9kcal**，たんぱく質**4kcal**です。これらの係数を使って，食品や献立の熱量を求めることができます。

例）ある食品に糖質5g，脂質10g，たんぱく質20gが含まれている場合，この食品のエネルギーは何kcalか。

それぞれの重量(g)×係数(kcal/g)を合計します。

①糖質・・・・・・・・・ 5(g)×4(kcal/g)

②脂質・・・・・・・・・10(g)×9(kcal/g)

③たんぱく質・・・20(g)×4(kcal/g)

①＋②＋③

＝(5×4)＋(10×9)＋(20×4)

＝ 20＋90＋80 ＝ 190　　答え　190kcal

3 肥満とダイエット

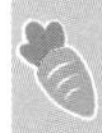

ダイエットの鉄則は，摂取エネルギーの減少と，消費エネルギーの増加を同時に行うこと。

(1) 肥満とその原因

肥満とは，体内に**脂肪**が過剰に増加した状態をいいます。一般には，標準体重よりも10％以上重くなると軽い肥満とみられます。しかし，筋肉の発達によって体重が重くなった場合は肥満とはいいません。また逆に，やせているように見えても「**隠れ肥満**」かもしれません。体重や見た目だけで肥満かどうかを判断することはできません。

では，肥満の原因とは一体何でしょう。

食物から得るエネルギーを**摂取エネルギー**，生きて活動するためのエネルギーを**消費エネルギー**といい，

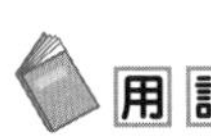

隠れ肥満
体重は正常で，見た目にも太っているように見えないが，体重に対して占める脂肪の割合（体脂肪率）が高い状態をいう。

この2つが等しければ望ましい状態といえます。

■望ましい状態

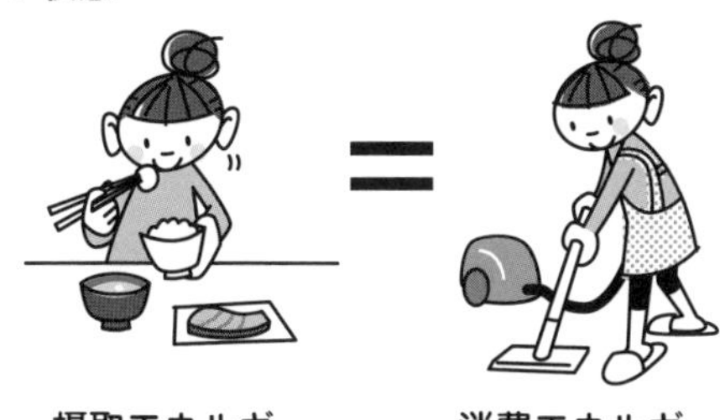

摂取エネルギー　＝　消費エネルギー

ところが，摂取エネルギーが消費エネルギーを上回ると，余った分が脂肪として体内に蓄えられてしまいます。これが肥満の原因です。

■肥満の原因

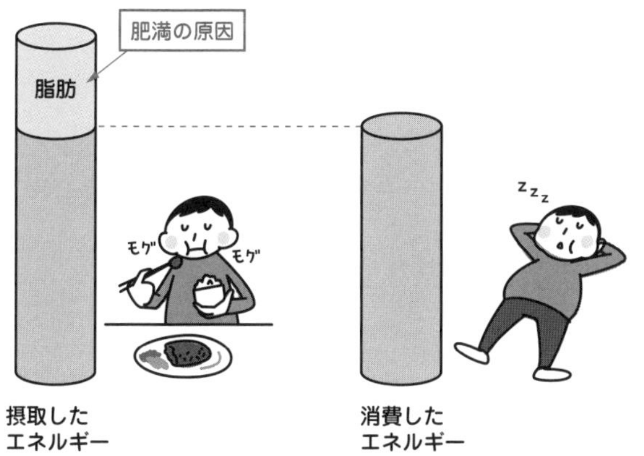

(2) 誤ったダイエット

肥満を解消しようと食事制限だけによるダイエットをしても，**筋肉**が減り，**脂肪**が増えていきます。このような悪循環のことを**ヨーヨー現象**といい，やせにくく太りやすいからだになっていきます。

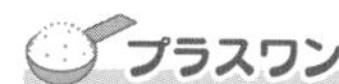

体脂肪

体内に蓄えられた脂肪を体脂肪といい，次の３種類に分けられる。

①皮下脂肪
②内臓脂肪
③血中脂肪

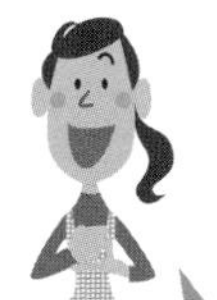

体重を減らすことだけにとらわれて食事制限をすると，ダイエットは失敗します。

■ヨーヨー現象

①食事を抜く（または必要以上に食事の量を減らす）

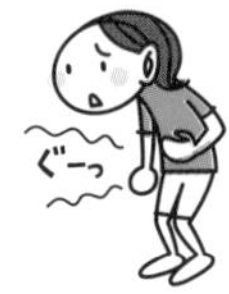

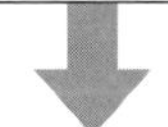

②元気がなくなり，からだを動かさなくなる

③筋肉が落ち，基礎代謝量も減る

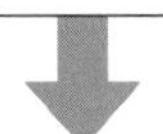

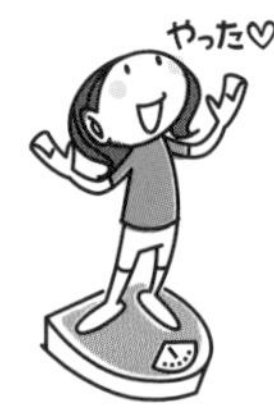

④脂肪よりも筋肉のほうが重いので，一時的に体重が減る

⑤安心して以前のように食べると，からだは飢餓（きが）状態を感じているため，栄養素をすぐに脂肪にして蓄えようとする

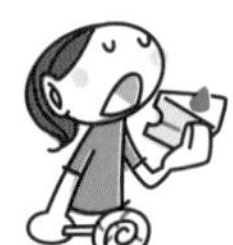

⑥基礎代謝が減ったため，脂肪が燃えにくい体質になる

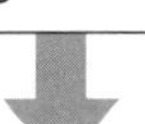

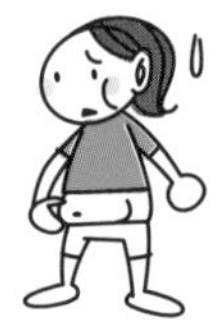

⑦脂肪が増えて（リバウンド），また①に戻る

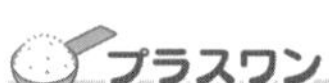

拒食症（神経性無食欲症）と過食症（神経性大食症）

極端なダイエットから拒食症に派生する場合がある。むちゃ食いやおう吐など異常な食行動をくり返し，拒食から過食へ移行することが多い。

(3) 正しいダイエットとは

肥満は（エネルギー摂取量）＞（エネルギー消費量）が原因でした。しかし，エネルギー摂取量を減らすだけでは誤ったダイエットになる可能性があるので，エネルギー摂取量を減らすだけではなく，同時にエネル

ギー消費量を増やすことがダイエットの鉄則です。

エネルギー消費量の中身はエネルギー代謝量です。エネルギー代謝のうち，基礎代謝は**筋肉量**が多いほど基礎代謝量が増えることが特徴です。筋肉量が増えれば基礎代謝量が上昇し，運動していないときでもエネルギー消費量が増えるようになるのです。

■正しいダイエット

エネルギー摂取量を減らす
• 早食いをやめ，ゆっくりと，よくかんで食べる • 間食と夕食の大食いをやめる • 油脂類を控えめにする
エネルギー消費量を増やす
• 車の使用を控える，電車の中で立つ，階段を使うようにするなど，からだを動かすことを心がける • 1日に20分以上，運動をする

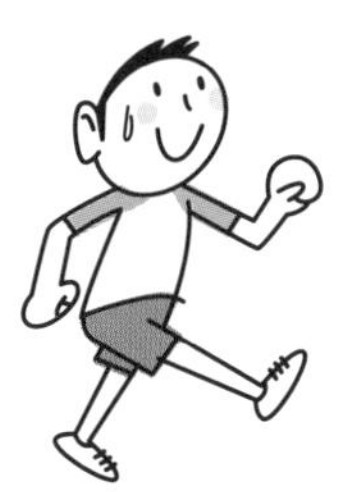

基礎代謝量
➡ P.40参照

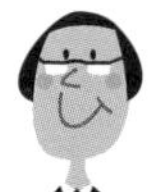

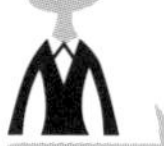

減量は1か月に2kg以内のペースとするなど，短期間で急激に減量しないことも大切です。

キーポイント	できたらチェック☑		
消化と吸収	□	1	機械的消化とは，消化酵素の働きで栄養素を分解することをいう。
	□	2	唾液には消化酵素が含まれていない。
エネルギー代謝	□	3	基礎代謝量とは，何もせず，ただ横になった状態において消費されるエネルギー量のことをいう。
	□	4	基礎代謝量は，安静時代謝量の約1.2倍ほどになる。
肥満とダイエット	□	5	肥満の原因は，エネルギー摂取量がエネルギー消費量を上回ることにある。
	□	6	ダイエットとは，エネルギー摂取の減少に専念することである。

解 答　1.× 設問の記述は機械的消化ではなく，化学的消化の説明／2.× 唾液にはデンプンを分解するアミラーゼという消化酵素が含まれている／3.○／4.× 安静時代謝量が基礎代謝量の約1.2倍である／5.○／6.× エネルギー摂取の減少とエネルギー消費の増加を同時に行うことが大切である

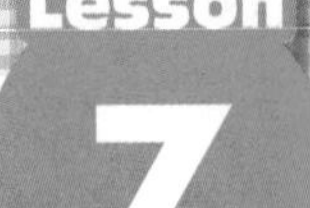

Lesson 7 生活習慣病の予防

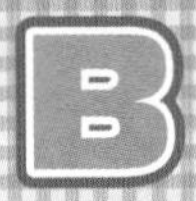

頻出度

偏った生活習慣の積み重ねによって発症する「生活習慣病」。肥満と生活習慣病の関係や，高血圧症・脂質異常症・糖尿病・痛風など，個々の病気の特徴と食事上の注意点をしっかりと押さえましょう。

1 生活習慣病と肥満

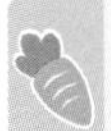

内臓脂肪型肥満は，高血圧症，脂質異常症，糖尿病などの生活習慣病になりやすい。

(1) 生活習慣病とは

生活習慣病とは，毎日の偏った生活習慣の積み重ねによって発症する病気の総称です。**高血圧症**，**糖尿病**，**脂質異常症**，肥満症をはじめ，日本人の主な死因となっている**悪性新生物（がん）**，**心疾患**，**脳血管疾患**も生活習慣病に含まれます。

用語

脳血管疾患
急激に発症するものを脳卒中という。脳卒中は脳出血（血管が破れる）と脳梗塞（血管が詰まる）に分けられる。

生活習慣病は30～40歳代に急増するため，以前は成人病と呼ばれていましたが，子どもでも発症するケースが増えたこと，また偏った生活習慣を改めることによって発病を防げることから，生活習慣病と呼び名が変わりました。

生活習慣病の大きな原因として，**身体活動量の減少**（運動不足）と**食生活の欧米化**が挙げられます。仕事や家事労働が自動化され，交通手段が発達したことにより，現代人の身体活動量は明らかに減少しています。また，日本人が欧米人と同じ基準で栄養素を摂取していると，エネルギーの過剰摂取になってしまい，肥満や生活習慣病を招きます。

(2) 肥満の判定

肥満の判定法として，BMI（Body Mass Index）が国際的に用いられています。BMIが25以上になると肥満と判定され，生活習慣病にかかるリスクが高まるといわれます。

■BMIの求め方

BMI ＝ 体重（kg）÷身長（m）^{2}

例）体重67kg，身長163cm（＝1.63 m）の場合

BMI ＝ 67 ÷（1.63 × 1.63）＝ 25.217…

肥満には，皮下脂肪型肥満と内臓脂肪型肥満とがあり，生活習慣病になりやすいのは内臓脂肪型肥満といわれています。また内臓脂肪型肥満に加え，高血圧，脂質異常，高血糖のうちいずれか2つ以上を併せもつ状態をメタボリックシンドローム（内臓脂肪症候群）といいます。

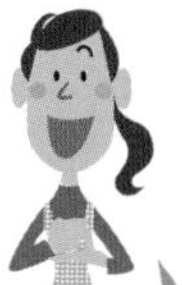

BMI＝22のときが最も病気になりにくい健康的な状態とされています。

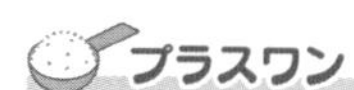

皮下脂肪型肥満
下腹部や太ももなどの皮下に脂肪が蓄積するタイプの肥満。体形は洋ナシ型。

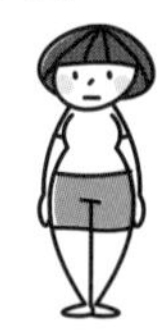

内臓脂肪型肥満
内臓の周りに脂肪が蓄積するタイプの肥満。体形はリンゴ型。

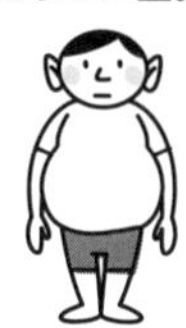

2　主な生活習慣病とその予防

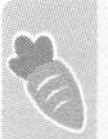

高血圧症の人は塩分，脂質異常症の人はコレステロールの多い食品，糖尿病の人は甘いものを控える。

(1) 高血圧症

動脈に高い圧力がかかるため，血管の内側の細胞が傷つきやすく，そこにコレステロールなどが染み込んでたまり，動脈硬化を招きます。動脈硬化は心筋梗塞や脳梗塞，脳出血などを引き起こします。血圧は加齢とともに上昇しますが，偏った生活習慣が加わることによって高血圧症を発症しやすくなります。

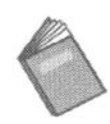

用語

メタボリックシンドローム
内臓脂肪症候群。代謝異常症候群ともいう。

■食事上の注意点

①ストレスを避け，飲酒や喫煙を控える
②減塩するほか，カリウム・カルシウム・食物繊維の摂取を心がける

(2) 脂質異常症

血液中の脂質（**コレステロール**や**中性脂肪**）が増えすぎた状態をいいます。運動不足などで血液の流れが悪くなると，この脂質が血管（動脈）の壁に入り込んで動脈硬化の原因となります。脂質異常症は痛みもなく，症状が現れにくいため，定期的に健康診断を受けて早めに発見することが大切です。

■食事上の注意点

①食べすぎない（適正なエネルギー摂取）
②コレステロールの多い食品を控える
③肉類よりも魚類，食物繊維を多く摂るようにする

(3) 糖尿病

インスリンというホルモンが不足したり，十分に作用しなかったりすると，血液中のブドウ糖（**血糖**）がエネルギー源として利用されず，高血糖状態となります。また尿中にも血糖が排せつされるようになります。このような状態を**糖尿病**といいます。

初期段階では自覚症状がありませんが，発症すると完治しにくく，進行すると**網膜症**・**腎症**・**神経障害**の３大合併症が現れるようになります。

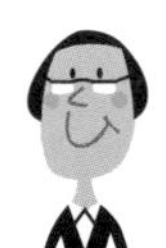

糖尿病性の網膜症では失明する危険が高く，また糖尿病性神経障害では外傷ができても気づかず，感染して壊疽（えそ）を起こし，切断しなければならない場合があります。

■食事上の注意点

①食べすぎない（適正なエネルギー摂取）
②１日３食の食事時間を一定にする
③動物性の脂肪を控え，植物性の油や魚の脂肪を摂る
④食物繊維を多く摂るようにする
⑤甘味料・アルコール・清涼飲料水は控えめにする

(4) 痛風

血液中に含まれる**尿酸**が多くなり（**高尿酸血症**），関節に結晶として沈着し，痛覚神経を刺激するように

用語

尿酸
肝臓で細胞の代謝物として産生される物質。プリン体を原料としている。

なった状態をいいます。痛風は**中年以降の男性**に発症しやすく，足の親指の付け根などに激しい痛みが生じ，赤く腫れ上がる痛風性関節炎などがみられます。

高尿酸血症には遺伝や肥満のほか，**プリン体**の多い食事などが関与しているといわれています。

■食事上の注意点

①プリン体を多く含む食品を控える
②アルコールは，尿酸の合成を高めたり尿酸の排出を低下させたりするので控える
③水分をたっぷり摂る

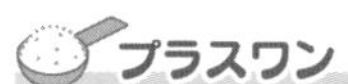

プリン体
煮干し，かつお節，あん肝，白子，レバーなどに多く含まれており，プリン環という共通の化学構造を有している。

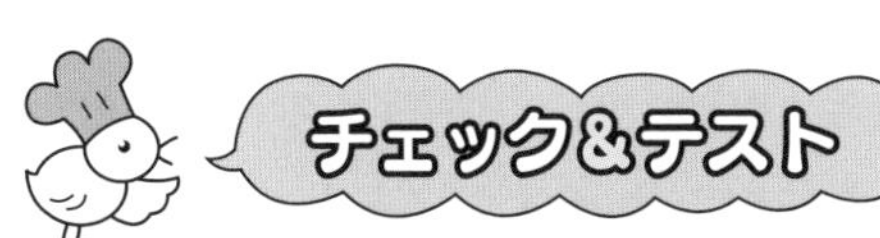

キーポイント	できたらチェック ☑		
生活習慣病と肥満	□	1	内臓脂肪型肥満は，皮下脂肪型肥満より生活習慣病になりやすい。
	□	2	BMIが22以上になると，肥満と判定される。
主な生活習慣病とその予防	□	3	高血圧症は動脈硬化を招き，脳梗塞や心筋梗塞の原因となる。
	□	4	脂質異常症は痛みを伴うため，早期に発見しやすい。
	□	5	糖尿病の3大合併症は，網膜症，腎症，神経障害である。
	□	6	痛風予防のため，プリン体を多く含む食品を摂るようにする。

解答　1.○／2.× BMI 25以上で肥満と判定される。22は標準である／3.○／4.× 痛みもなく症状が現れにくいため，健康診断を受けて早期に発見することが大切／5.○／6.× プリン体を多く含む食品は控える必要がある

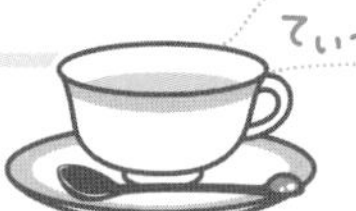

生活習慣病と食事療法

食事療法とは，健康的な食事をきちんと摂ることによって生活習慣病を改善しようとするものです。食事の量や特定の栄養素だけを極端に減らしたりや増やしたりはしません。病気と食事の両方の知識が必要なので，医師や栄養士とよく相談し，無理なく継続することが大切です。

Lesson 8

栄養・運動・休養

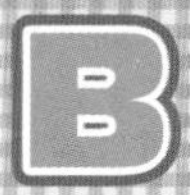
頻出度

「健康」ということばの意味を理解し，健康になるために必要とされる運動と休養について考えましょう。有酸素性運動と無酸素性運動の違い，運動の効果，消極的休養法と積極的休養法の区別が重要です。

1 健康とは

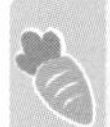

健康になるための3大要素は，栄養，運動，休養の3つである。

WHO（世界保健機関）は，WHO憲章のなかで，健康を，肉体的な健康だけでなく，精神的にも社会的にも健全な状態であると定義しています。

近年，過剰な労働や社会環境などからストレスを受け，それをきっかけとしてさまざまな疾患を発症する人が多くなっています。人間が生きていくうえである程度のストレスは必要とされていますが，過度のストレスは身体のバランスを維持している自律神経に悪影響を与えます。

労働者のストレスに対応するため，2015（平成27）年からは，「労働安全衛生法」に基づいて，労働者が，50人以上の事業所では毎年1回すべての労働者にストレスチェックを実施することが義務づけられています。

■ストレスチェック

ストレスに関する質問票に労働者自身が記入し，それを集計・分析することで，自分のストレスの状態を調べる検査

WHO憲章

➡ P.23参照

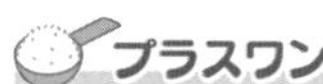

精神的健康
精神疾患がないだけでなく，こころの状態が安定し，日常生活を意欲的に過ごすことができる状態。

社会的健康
周りの人たちとの関係を良好に保ち，個人としての役割や存在意義を認識できる状態。

自分のストレスの状態を知る

「うつ」などのメンタルヘルス不調を未然に防止
・ストレスを溜めないように対処する
・ストレスが高い場合には医師の面接を受け，助言をもらう
・会社側に仕事の軽減などの措置を実施してもらう
など

健康を維持し増進するためには，これまで学習してきた栄養素の摂取だけでなく，規則正しい生活における適度な運動や十分な休養など，生活要素のバランスが大切です。特に**栄養**，**運動**，**休養**は，健康になるための３大要素とされています。

2 栄養

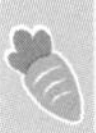

偏った食事は栄養につながらず，健康を損なってしまうこともある。

食事は人間がからだを維持するために欠かせないものです。ただし，「○○は××によい」というような話をそのまま信じ，偏った食事を摂ることは，体調を崩したり，疾患の発症につながりかねません。ダイエットのつもりがダイエット効果はなかったり，持病のある人が持病を悪化させたり，さらに他の疾病を併発することもあります。

健康を維持するには，日常生活の中で，バランスのとれた適切な食事を心がけることが大切です。

エネルギーの摂り過ぎや，肉や脂質に偏った食事など，バランスが悪い食事は，生活習慣病の発症にもつながります。生活習慣病の発症リスクを低減するためには，食事の内容だけでなく，食べ方や1日の過ごし方にも注意が必要です。

■生活習慣病予防のための食事の注意

疾病	注意
糖尿病	・規則正しい食事　・よく噛んで食べる ・バランスよく多種類の食品を食べる 【控えるもの】量（腹八分目），塩分，高カロリー・高たんぱくの食品，砂糖 【積極的に摂るもの】食物繊維（野菜）
高血圧症	・ゆっくり時間をかけて食べる ・バランスよく多種類の食品を食べる 【控えるもの】エネルギー（肥満の場合は減量をする），塩分，夜食（夕食は軽く） 【積極的に摂るもの】食物繊維（野菜），たんぱく質
心疾患	・規則正しい食事　・ゆっくり時間をかけて食べる ・バランスよく多種類の食品を食べる 【控えるもの】塩分，夜食（夕食は軽く）
動脈硬化	・規則正しく，ゆとりある生活 ・ゆっくり時間をかけて食べる ・バランスよく多種類の食品を食べる 【控えるもの】エネルギー（肥満の場合は減量をする），塩分，脂肪・コレステロールの多い食品
脳卒中	・バランスよく多種類の食品を食べる ・動物性脂肪ではなく植物性脂肪を摂る 【控えるもの】塩分，コレステロールの多い食品
胆石症	【控えるもの】脂肪・コレステロールの多い食品，カフェイン，アルコール，炭酸飲料，香辛料 【積極的に摂るもの】食物繊維（野菜）
貧血	【積極的に摂るもの】鉄，良質なたんぱく質，エネルギー，ビタミン B_{12}，葉酸

3 運動

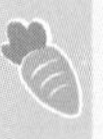

有酸素性運動は脂肪を燃焼させ，無酸素性運動は糖質を分解する。

(1) 健康づくりにおける身体活動の意義

身体活動とは，安静時よりも多くのエネルギーを消費するすべての動作をいい，日常生活における労働，家事，通勤・通学等の「**生活活動**」と，体力の維持向上を目的として計画的・継続的に実施される「**運動**」に分けられます。厚生労働省は，身体活動を増やすことで生活習慣病や加齢に伴う生活機能低下（ロコモティブシンドローム，認知症等）のリスクを下げられるとして「健康づくりのための身体活動基準2013」を策定しており，全年齢層における方向性として次のような考え方を示しています。

■身体活動の考え方

> **〈身体活動（生活活動・運動）の考え方〉**
> **現在の身体活動量を少しでも増やす。たとえば，今より毎日10分ずつ長く歩くようにする**
> **〈運動の考え方〉**
> **運動習慣をもつようにする。具体的には30分以上の運動を週２日以上行う**

(2) 有酸素性運動と無酸素性運動

①有酸素性運動（エアロビクス）

ウォーキングや軽いジョギング，サイクリングなど比較的弱い力が継続的に筋肉にかかる運動です。酸素を使って**体脂肪**を燃焼することによりエネルギーを生み出します。運動の開始後20分ほどで皮下脂肪や内臓脂肪が消費されるようになるため，**20分以上**継続すると肥満の解消に効果があります。

②無酸素性運動（アネロビクス）

短距離走や筋力トレーニングなど，短時間に強い力を発揮する運動です。無酸素性運動では酸素を使わず，

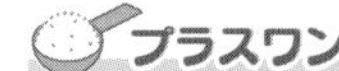

「健康づくりのための身体活動基準2013」
「健康づくりのための運動基準2006」を改訂して，2013（平成25）年に策定された。

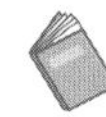
用語

ロコモティブシンドローム（ロコモ）
骨や関節の病気，筋力やバランス能力の低下により転倒・骨折しやすくなることで，自立した生活ができなくなり，介護が必要となる危険性が高い状態。

用語

エアロビクス
有酸素性運動そのものを指すことばだが，エアロビクスダンスと呼ばれる全身を使ったダンス形式の有酸素性運動の略語として使われることもある。

グリコーゲン（糖質）を分解することによってエネルギーを生み出します。脂肪は消費しませんが，筋肉がつくことで基礎代謝量が上がるため，肥満の解消にもつながります。

ただし，糖質を分解するときには**乳酸**という物質が生じ，これが筋肉に多量に蓄積すると筋肉の収縮が妨げられるため，無酸素性運動は短時間しかできません。

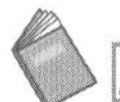

用語

乳酸
酸素を使わないで糖質を分解したときに生成される化合物。

■有酸素性運動

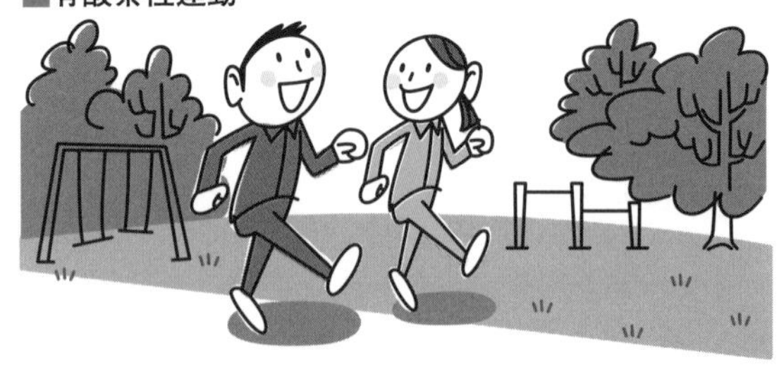

・**脂肪を燃焼してエネルギーをつくる**
・**体脂肪が減る**

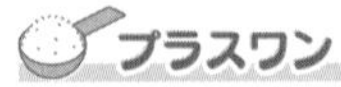

脂肪の燃焼
「燃焼」とは物質が酸素と結びつく反応のうち炎などを発する化学反応をいう。脂肪が酸素と結びついても体内では炎は出ないが，一般には「脂肪を燃やす」などという言い方をする。

■無酸素性運動

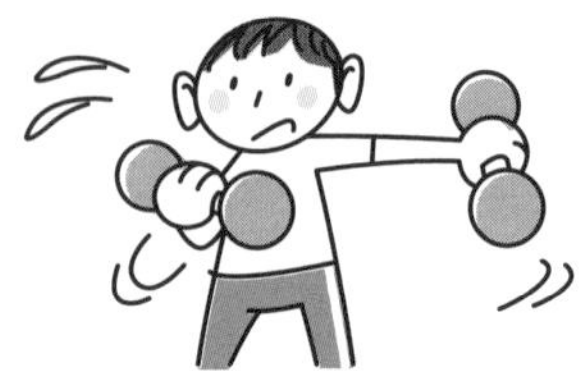

・**糖質を分解してエネルギーをつくる**
・**基礎代謝量が増える**

(3) 運動の効果

運動には，次のような効果があります。

①**体脂肪**を減らし，**筋肉量**を増やす
②**皮膚・筋肉・骨など**を活性化させ，**老化**を遅らせる
③**ストレス**を発散させ，**免疫力**を高める
④**からだ**が軽くなり，**行動範囲**が広がる

ただし，運動してもその効果は**約72時間**しかもた

ないとされています。そのため，３日に１度は運動することが望ましいといえます。

準備運動にストレッチングを取り入れると，さらに運動の効果が上がります。また，運動後の整理運動としてストレッチングを行うと，筋肉にたまった乳酸の除去を早め，疲れを取るという効果があります。

■ストレッチング

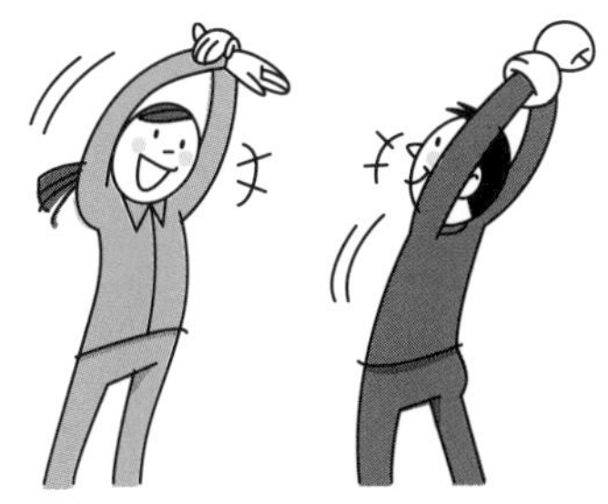

4 休養

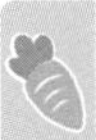

睡眠は消極的休養であり，レクリエーション活動などは積極的休養である。

休養には，疲労回復のために「休む」という側面と，明日への活力を「養う」という側面があり，次のように２つの種類に分けられます。

①消極的休養法

睡眠や，ただ何もせずゴロゴロするなど，身体活動を伴わない安静な状態での休養をいいます。

②積極的休養法

スポーツや旅行，社交的活動への参加など，仕事とは異なる活動を行うことによって疲労回復を図る休養です。肉体的な疲労に加え，精神的なストレスが疲労の大きな原因となっている現代社会では，消極的休養だけではリフレッシュが難しいといえます。そのため

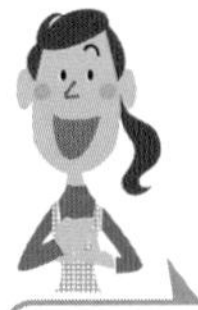

睡眠のほかに，入浴やマッサージ，テレビを観るなども，消極的休養法に含まれます。消極的休養は，休養の基本です。

プラスワン

効果的な休養の取り方

精神的労働が多い人は，からだを動かすことが疲労回復のために効果がある。逆に，ふだん肉体労働をしている人は，映画鑑賞や音楽鑑賞，読書などの精神的活動が効果的といえる。

積極的休養が重視されるようになりました。

消極的休養法と積極的休養法のバランスを考えて，規則正しい生活を送ることが重要です。

■消極的休養

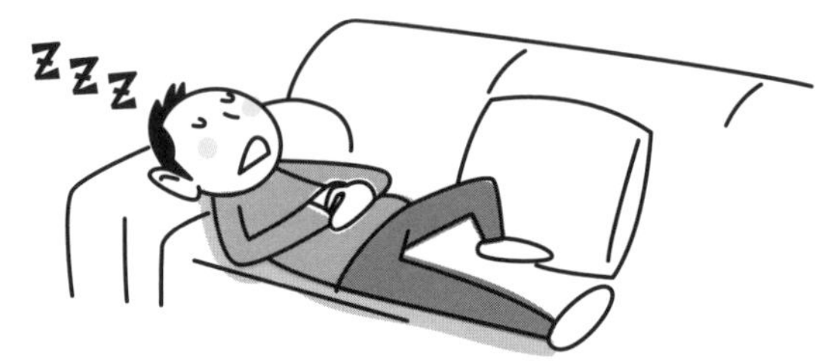

■積極的休養

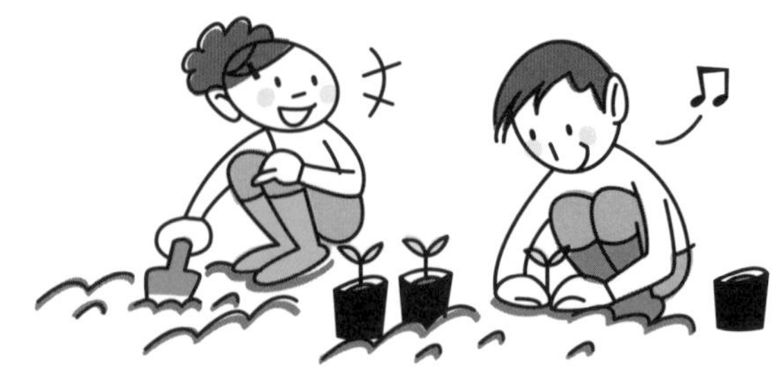

チェック&テスト

キーポイント	できたらチェック ☑		
健康とは	□	1	WHOの定義では，肉体さえ良好であれば健康であるといえる。
	□	2	健康になるための3大要素は，栄養・運動・休養の3つである。
運動	□	3	有酸素性運動では，脂肪を燃焼してエネルギーがつくられる。
	□	4	無酸素性運動を20分以上継続すると，肥満解消の効果がある。
	□	5	運動には，ストレスを発散させ，免疫力を高める効果がある。
休養	□	6	入浴やマッサージなどは，積極的休養法に含まれる。

解 答 1.× 肉体のみならず，精神的にも社会的にも健全な状態を健康としている／2.○／3.○／4.× 設問の記述は無酸素性運動ではなく，有酸素性運動の場合である／5.○／6.× 積極的休養法ではなく，消極的休養法に含まれる

2章

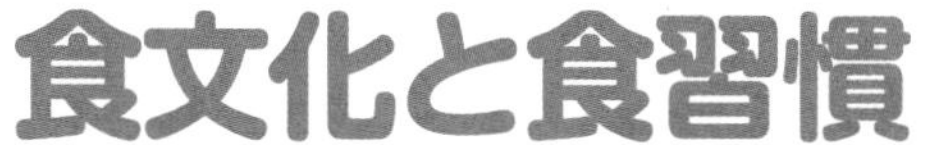

Lesson 1　日本の行事食…………………… 58

Lesson 2　郷土料理と土産土法・地産地消… 62

Lesson 3　季節と食材…………………… 66

Lesson 4　味の感じ方…………………… 68

Lesson 5　調理の基本 …………………… 71

Lesson 6　世界の料理と日本料理………… 78

Lesson 7　食事のマナー…………………… 84

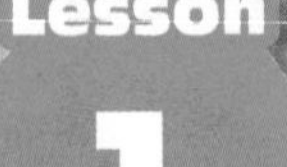

Lesson 1 日本の行事食

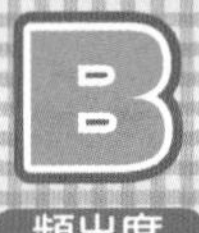

頻出度

お正月，五節句など，行事や祝いごとのある日につくられる行事食にはどのようなものがあるでしょう。また，子どもの成長の祝いや還暦をはじめとする長寿の祝いについても学習しましょう。

1 行事食

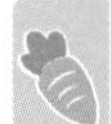

日本には，お正月のおせち料理をはじめ，季節ごとに伝統的な行事食がある。

特別な行事や祝いごとのあるときを「ハレ」，それ以外の日常や弔事のあるときを「ケ」といいます。ハレの日には特別な料理をつくり，家族や親類，知人らとともに食事をします。これを**行事食**といいます。

(1) 節句

季節の変わり目となる日を**節句**（せっく）といい，特別な料理（「節供（せちく）」という）をつくって祝います。

■五節句と節供

節句	月日	節句の別名	料理（節供）
人日（じんじつ）	1月7日	七草（ななくさ）の節句	七草がゆ
上巳（じょうし）	3月3日	ひな祭り 桃の節句	散らしずし，菱餅（ひしもち），桜餅，ハマグリの吸い物，白酒
端午（たんご）	5月5日	菖蒲（しょうぶ）の節句 こどもの日	柏餅（かしわもち），ちまき
七夕（たなばた）	7月7日	七夕祭り 笹の節句	そうめん，ウリ類
重陽（ちょうよう）	9月9日	菊の節句	菊酒，手巻きずし，菊ずし，栗飯

プラスワン

春の七草
せり，なずな，ごぎょう，はこべら，ほとけのざ，すずな，すずしろ

秋の七草
はぎ，すすき，くず，おみなえし，ふじばかま，なでしこ，ききょう

菖蒲は「尚武（しょうぶ）」に通じ，男子の出世を願う意味があります。また柏の葉は，新しい葉が出るまで古い葉が落ちないことから，跡継が絶えないことの象徴とされます。

五節句は江戸幕府によって公式の祝日として制定され，明治初期に制度は廃止されましたが，節供を食べる風習は今も年中行事として残っています。

(2) その他の年中行事

■年中行事と料理

行事	月日	行事の内容〔料理〕
お正月	1月 1～3日	門松，注連縄（しめなわ），鏡餅を飾り新年を祝う〔おせち料理，お屠蘇（とそ），雑煮（ぞうに）〕
鏡開き	1月11日	神仏に供えた鏡餅を下げ，雑煮などに入れる〔鏡餅を入れたあずき汁粉〕
節分	2月3日 または4日	ひいらぎの枝にいわしの頭を刺して門口に立て，邪気を払う 〔煎り大豆，恵方巻き〕
春のお彼岸	3月20日 ごろの7日間	その年の春分の日を中日とした前後3日間〔ぼた餅，精進料理〕
灌仏会（かんぶつえ）	4月8日	お釈迦様の誕生を祝う〔甘茶〕
盂蘭盆（うらぼん）（お盆）	7月 13～15日	先祖の霊を迎えて供養する〔精進料理，野菜，果実〕
お月見	9月15日 ごろ	十五夜（陰暦8月15日）の月を鑑賞し豊作を祝う。秋の七草を生け，里芋を供える〔月見団子，衣（きぬ）かつぎ〕
秋のお彼岸	9月20日 ごろの7日間	その年の秋分の日を中日とした前後3日間〔おはぎ，精進料理〕
新嘗祭（にいなめさい）	11月23日	稲の収穫を祝い，翌年の豊穣を祈る〔新しい穀物でつくった餅，赤飯〕
冬至	12月22日 または23日	1年で昼が最も短い日。柚子湯に入る〔かぼちゃ，こんにゃく〕
大晦日（おおみそか）	12月31日	新年を迎える年越しのお祝いをする〔年越しそば〕

おせち料理は，お正月を祝う縁起物の料理ですが，年神を迎えるときは煮炊きなどを慎むとともに，料理をつくる人が骨休めできるようにという意味もあり，

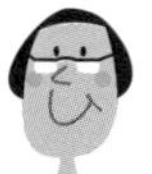

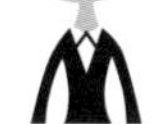

それぞれ，自然への畏（い）敬（けい）の念や豊作の祈り，邪気（じゃき）を払って長寿を願うといった意味が込められています。

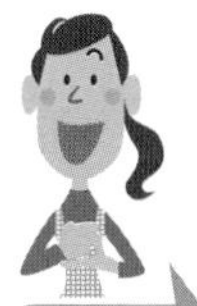

ぼた餅は牡丹（ぼたん）が咲く季節，おはぎは萩の季節に食べるため，その名がつけられたといわれています。

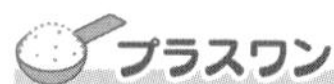

芋名月

十五夜の月は「中秋の名月」と呼ばれるが，里芋を供えることから「芋名月」ともいう。

冷めてもおいしくいただける工夫がなされています。

お屠蘇には「鬼気（きき）を屠絶（とぜつ）して人の魂を蘇生する」という意味があり，家族の無病息災と延命長寿につながるものとされる薬酒です。

2 通過儀礼

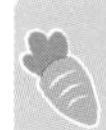

七五三その他の子どもの成長の祝い，長寿の祝い，葬儀など，古くから伝わる通過儀礼がある。

(1) 子どもの誕生・成長の祝いごと

子どもが無事に誕生・成長し，健康で長生きできるようにとの願いが込められています。

■誕生・成長の祝いごと

行事	行事の内容〔食事〕
帯祝（おびいわい）	妊娠5か月目の戌（いぬ）の日に腹帯を巻き，妊娠を祝うとともに出産の無事を祈る〔赤飯〕
お七夜	生後7日目を祝う行事。子どもの命名をする〔赤飯，鯛〕
初宮参り	生後30日ごろ初めて産土神（うぶすながみ）に参詣する行事〔赤飯，紅白餅，鰹節〕
お食い初め（おくいぞめ）	子どもに初めての料理をつくって食べさせる行事。実際は食べるまねごとをさせる〔食い初め膳〕
七五三	男の子は5歳，女の子は3歳と7歳の11月15日に氏神（うじがみ）に参詣する行事〔赤飯，鯛，千歳飴〕
十三参り	数え年で13歳になった年，知恵と福寿を授かるために虚空蔵菩薩（こくうぞうぼさつ）に参詣する〔赤飯〕

(2) 長寿の祝い

長寿の祝いを「賀寿（がじゅ）」といいます。賀寿では数え年を基本としますが，最近では満年齢で祝うことも増えてきています。

プラスワン

おせち料理等のいわれ

・数の子
ひと腹にたくさんの卵が詰まっていることから，子孫繁栄を表す。

・昆布巻き
昆布が「よろこぶ」に通じる。

・黒豆
1年間まめに暮らしていけるようにとの願いから。

・栗きんとん（栗金団）
その色から，黄金にみたてて財産を表す。富や豊かさへの願いから。

・かち栗
「勝ち」につながる。

・年越しそば
そばのように細く長く生きられるようにとの願いから。

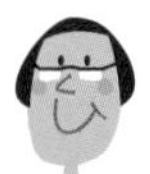

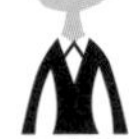

これらは地域によっては異なる場合があります。たとえばお食い初めの時期は生後100日目とするところが多いですが，120日目に行うところもあります。

■いろいろな賀寿　　※年齢はすべて数え年

賀寿	年齢	語源
還暦	61歳	60年たつと，一巡して生まれた年の干支に再び還る（本卦がえり）ことから
古希	70歳	唐の詩人杜甫の「曲江詩」に出てくる「人生七十古来稀」から
喜寿	77歳	「喜」の草書体「㐂」が七十七に見えるから
傘寿	80歳	「傘」の略字「仐」が八十と読めるから
米寿	88歳	「米」という字を分解すると八十八だから
卒寿	90歳	「卒」の略字「卆」が九十と読めるから
白寿	99歳	「百」から「一」をとると「白」になるから

(3) 葬儀

人の死を悼むための葬儀は，人生最後の通過儀礼です。亡くなった人の枕元には，**枕飯**や**枕団子**を供えます。また，通夜では，4～5人分ずつ料理を盛り合わせた**通夜振る舞い**で通夜客をねぎらい，葬儀後の**精進落とし**では，一人ずつの膳で料理を出します。

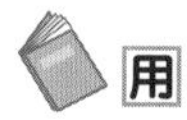

用語

数え年

生まれた時点を1歳とし，新年を迎えるたびに1歳ずつ加えていく年齢の数え方。たとえば大晦日に生まれた人は翌日に2歳になる。

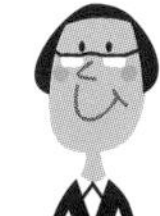

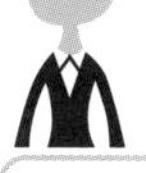

還暦祝いでは，魔除けや厄除けの意味をもつ赤色の品物を贈る習わしがあります。

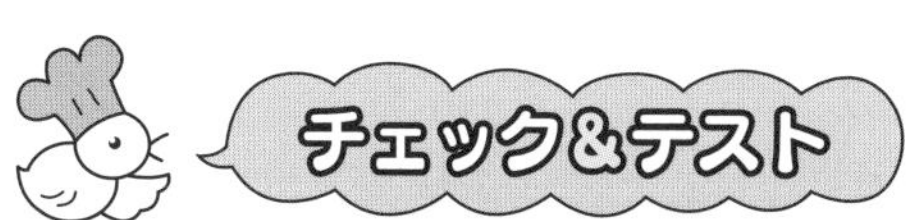

キーポイント	できたらチェック ☑
行事食	□ 1　人日の節句では，散らしずしを食べる。
	□ 2　春のお彼岸はぼた餅，秋のお彼岸はおはぎを食べる。
	□ 3　お屠蘇には，家族の無病息災と延命長寿の意味が込められている。
通過儀礼	□ 4　お七夜とは，子どものために初めて料理をつくって食べさせる行事のことをいう。
	□ 5　「古希」は70歳のお祝いである。

解答　1.× 人日（1月7日）は七草がゆを食べる。散らしずしは上巳の節句（3月3日）／2.○／3.○／4.× お七夜は生後7日目を祝う行事。設問の記述は「お食い初め」である／5.○

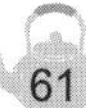

Lesson 2

郷土料理と土産土法・地産地消

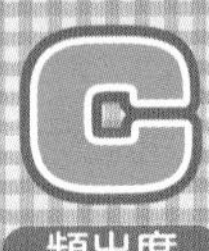

頻出度

日本の各地にどのような郷土料理が伝えられているのかを学習しましょう。そして，最近見直されている「土産土法」や「地産地消」といった考え方との結びつきについて考えてみましょう。

1 郷土料理

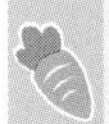
日本には，四季折々の旬の食材を活かした郷土料理が各地に残されている。

(1) 郷土料理とは

その土地特有の自然条件や生活習慣の中で生まれ，受け継がれてきた料理を**郷土料理**といいます。その土地ならではの料理であり，次の４つに分類することができます。

①**その土地特有の習慣や条件**のなかで，**その土地の人たちの工夫**などによって考えられ，現代に受け継がれてきた料理

②**地域の特産品**をその土地特有の方法で調理したもの

③調理方法は地域を問わない一般的なものだが，**その土地特有の食材**を使っているもの

④食材はその土地特有のものではないが，**調理方法がその土地特有**であるもの

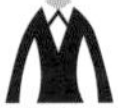

郷土料理は，その土地の生活文化に根付いた先人の知恵と工夫から生まれ，育まれてきたものといえます。また，「旬」が尊ばれます。
➡ P.66

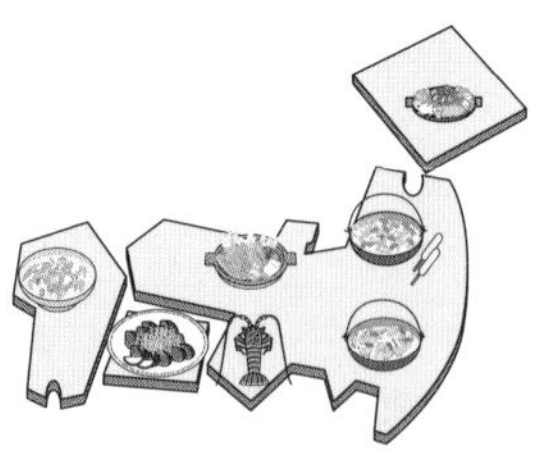

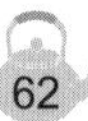

■全国の主な郷土料理

地方	都道府県	郷土料理
北海道・東北地方	北海道	石狩鍋，三平汁，ジンギスカン，松前漬け
	青森	じゃっぱ汁，イカの鉄砲焼き
	秋田	きりたんぽ，稲庭うどん，しょっつる鍋，ハタハタ寿司
	岩手	わんこそば，のっぺい汁
	山形	いも煮，納豆汁
	宮城	笹かまぼこ，ずんだ餅
	福島	ニシンの山椒漬け，つと豆腐
北陸地方	新潟	わっぱ飯，笹だんご，へぎそば
	富山	鱒寿司，ホタルイカ料理
	石川	治部煮，かぶら寿司
	福井	越前ガニの鍋，ぼっかけ
関東地方	茨城	アンコウ鍋，納豆料理
	栃木	しもつかれ，かんぴょう料理
	群馬	こんにゃく料理，おきりこみ
	埼玉	深谷ねぎのぬた，冷汁うどん
	千葉	なめろう，落花生みそ
	東京	深川飯，ドジョウ鍋，もんじゃ焼き
	神奈川	けんちん汁，牛鍋
中部・東海地方	山梨	ほうとう，吉田うどん
	長野	信州そば，五平餅，おやき
	岐阜	朴葉みそ，鮎料理，赤かぶの漬物
	静岡	ウナギ料理，わさび漬け
	愛知	ひつまぶし，みそ煮込みうどん，きしめん
	三重	伊勢エビ料理，手こね寿司
近畿地方	滋賀	鮒寿司，もろこ料理
	京都	ハモ料理，湯葉料理，サバの棒寿司，京漬物，賀茂なすの田楽
	奈良	奈良漬け，柿の葉寿司
	大阪	箱寿司，バッテラ，船場汁
	和歌山	茶粥，クジラ料理，ウツボ料理
	兵庫	イカナゴの釘煮，ボタン鍋
中国地方	鳥取	松葉ガニ料理，豆腐ちくわ
	島根	出雲そば，シジミ汁，ぼてぼて茶
	岡山	ままかり料理，祭り寿司
	広島	カキの土手鍋，小イワシ料理
	山口	フグ料理，いとこ煮
四国地方	香川	讃岐うどん，しょうゆ豆
	徳島	たらいうどん，そば米雑炊
	愛媛	ふくめん，緋のかぶら漬け
	高知	カツオのたたき，皿鉢料理
九州・沖縄地方	福岡	筑前煮（＝がめ煮），おきゅうと，モツ鍋，鶏の水炊き
	佐賀	ムツゴロウの蒲焼き，がん漬け
	長崎	卓袱料理，ちゃんぽん，皿うどん，カラスミ
	熊本	辛子れんこん，馬刺し
	大分	だんご汁，きらすまめし，やせうま
	宮崎	冷や汁，おび天，地鶏の炭火焼き
	鹿児島	さつま揚げ，キビナゴ料理
	沖縄	ゴーヤチャンプルー，ソーキそば

2 土産土法と地産地消

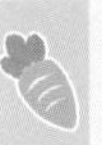

地産地消の発想は，昔ながらの土産土法や身土不二の考え方とも結びつく。

(1) 土産土法と地産地消

「その土地で収穫されたものは，その土地の方法で調理・保存して食べるのが最も望ましい」とする考え方を**土産土法**といいます。**身土不二**（人のからだと土地は２つに分けられない）ともいい，昔から，からだにとってはその人の生まれ育った土地の食物がいちばんよいとされてきました。

郷土料理は，土産土法の考え方とつながっています。

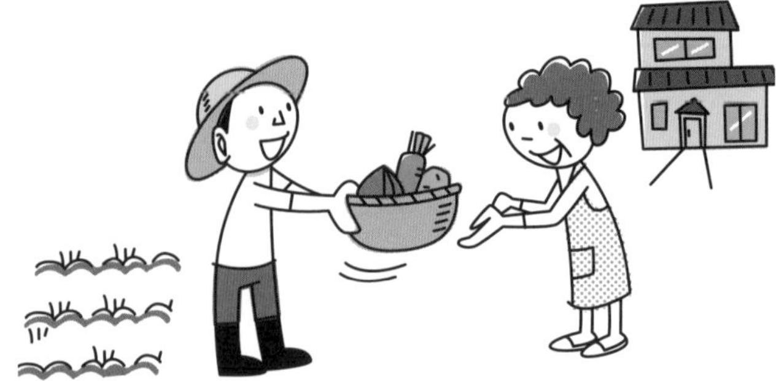

現在では日本国内はもちろん，外国からもいろいろな食材が手に入るようになりました。しかし，農産物を全国の消費者に届けるためには，均一な品質で大量に生産しなければならず，そのために農薬を使用したり，長距離輸送に耐えられるよう品質保持剤を使用したりするなど，さまざまな問題が出てきています。

そこで最近では，地域で生産されたものをその地域で消費する**地産地消**（域内消費）が推進されるようになってきました。地産地消の発想は，その土地で生産されたものをその土地で食べるという点で，土産土法や身土不二の考え方と結びつくといえるでしょう。

プラスワン

地産地消のメリット

- 新鮮で安全な食材
- 産地と食卓の交流
- 旬と食文化の理解
- 地域の活性化

Eマーク（地域特産品認証制度）

➡ P.124参照

(2) スローフード運動とフードマイレージ

地産地消と似た考え方として，1986年にイタリアで生まれた**スローフード運動**があります。次の３つの点を目指しています。

①消えつつある伝統的な料理や食材を守る
②質のよい食材を提供する小生産者を保護する
③子どもを含む消費者全体に，味の教育を進めていく

また，**フードマイレージ**とは「生産地から食卓までの距離が短い食料を食べたほうが輸送に伴う環境への負荷が少ないであろう」という仮説に基づく概念です。具体的には，(**輸入相手国からの輸入量**) × (**輸送距離**) で求められ(国内輸送は含まない)，この値が大きいほど地球環境への負荷が大きくなると考えます。これは，地産地消の考え方を数量的に裏付けるものといえます。

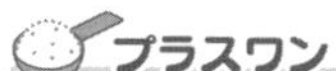

カーボンフットプリント
商品の原材料の調達から消費後の廃棄までの過程にかかった電力や燃料消費によって出た温室ガスの量を二酸化炭素に換算し，その総量を表示することで，低炭素化を図ろうとする取り組み。

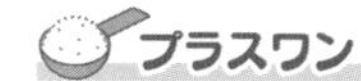

フードマイレージ
イギリスの消費者運動家が1994年に提唱し，日本では農林水産省が2001（平成13）年に導入した。

キーポイント	できたらチェック ☑		
郷土料理	□	1	郷土料理とは，その土地特有の自然条件や生活習慣のもとで受け継がれてきた料理をいう。
	□	2	山形県の代表的な郷土料理として，いも煮が挙げられる。
	□	3	ほうとうは山梨県，なめろうは栃木県の郷土料理である。
土産土法と地産地消	□	4	地産地消の発想は，昔ながらの身土不二の考え方とも結びつく。
	□	5	スローフード運動とは，食べ物をゆっくりと食べることがからだによいことを訴える運動である。
	□	6	フードマイレージが大きいほど，地球環境への負荷は小さくなる。

解 答　1.○／2.○／3.× ほうとうは山梨県だが，なめろうは千葉県である／4.○／5.× 伝統的な食文化を守ろうとする運動である／6.× フードマイレージが大きいほど地球環境への負荷も大きくなると考える

Lesson 3

季節と食材

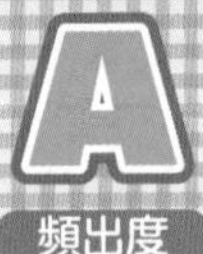

ここでは，食材の最もおいしい時期とされる「旬」について学習しましょう。一年中流通している食材にも「旬」があることを理解しましょう。

1 「旬」とは

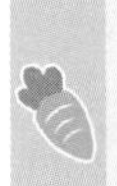

「旬」の食材は，味がよいだけでなく，栄養素が豊富であり，その時期に摂ることが身体によい影響をあたえることもある。

温室栽培や養殖が一般的になり，野菜や魚などが一年中市場に出回るようになっています。しかし，本来，食材には最もおいしい時期があり，これを「旬」と呼びます。

「旬」の食材が大切にされるのは，味がよいことのほかに，栄養素が豊富に含まれていることがあり，「旬」の食材を取り入れることはからだのためにもよいとされています。たとえば春の野菜のほろ苦さは，身体活動が活発になり，胃腸のためによいともいわれています。

春が「旬」の食材

野菜…わらび，ぜんまい，ふきのとう，たけのこ，じゃがいも
果物…いちご
魚介…サワラ，タイ，アサリ，シジミ

夏が「旬」の食材

野菜…トマト，きゅうり，なす，とうもろこし，ピーマン，かぼちゃ
果物…スイカ，もも，ビワ，プラム
魚介…ウナギ，ハモ，アジ

秋が「旬」の食材

野菜…さつまいも，かぶ，れんこん，まつたけ
果物…ブドウ，梨，りんご，柿，栗
魚介…サンマ，イワシ，サケ，サバ

冬が「旬」の食材

野菜…だいこん，はくさい，長ネギ，ほうれん草，小松菜，にんじん
果物…みかんなどのかんきつ類
魚介…ブリ，タラ，フグ，牡蠣

2 「旬」の言葉

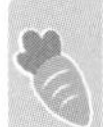

「旬の走り」は出始めのころ，「旬の盛り」が最盛期で，「旬の名残」は盛りを過ぎた時期。

季節ごとの旬の野菜や魚介類を知っておくことは，栄養の面でも食文化を理解するうえでも重要です。

旬の走り	・食材が出始めるころ ・値段は高めだが，季節の訪れを感じさせる ・特に初物は縁起が良いとされてきた
旬の盛り	・出回りの最盛期 ・値段が安い ・食材本来のおいしさが最も味わえ，栄養価が高い
旬の名残	・最盛期を過ぎた時期 ・去り行く季節を惜しむような風情がある

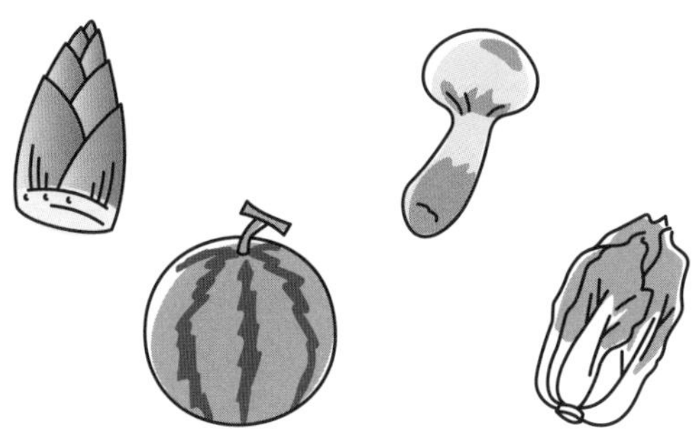

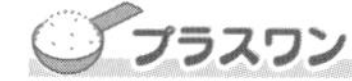

時知らず

栽培方法や輸送方法，保存技術の発達により，旬を感じさせない食材のこと。そのために，促成栽培や抑制栽培，海外からの輸入などが行われる。

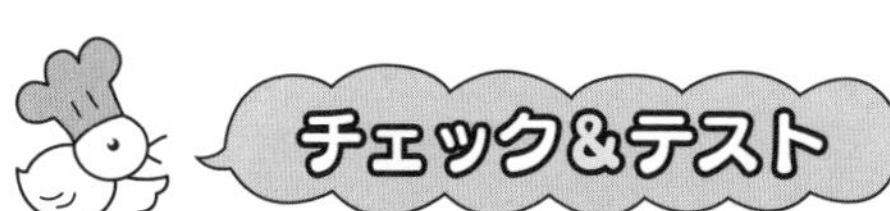

キーポイント	できたらチェック ☑
旬	□ 1　旬の時期以外にも，食材は市場に出回る。
	□ 2　とうもろこしやかぼちゃの旬は，秋である。
旬の言葉	□ 3　季節の食材が出回る最盛期のことを「旬の走り」という。

解答　1.○／2.×　どちらも夏が旬／3.×「旬の走り」は食材の出始めのころ。最盛期は「旬の盛り」という

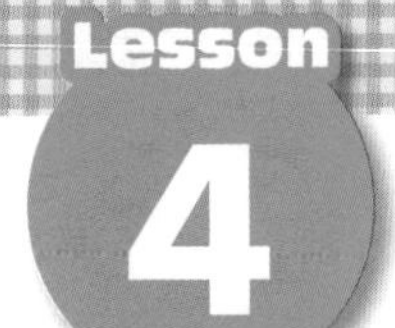

Lesson 4 味の感じ方

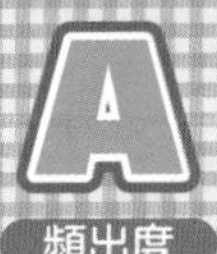

頻出度

ここでは，どのように味を感じるのか，味にはどのような種類があるのかを学習しましょう。また，味の相互作用についても理解しましょう。

1 味の種類

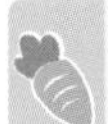

基本味とされる五味は，甘味，苦味，酸味，塩味，うま味である。

味には甘味，苦味，酸味，塩味の４つがあり，四味といいます。これにうま味を加えて五味とし，基本味といいます。

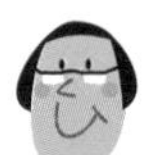

うま味の代わりに辛みを五味の１つとする考え方もあります。

2 味の感じ方

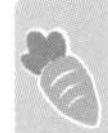

味は，味覚だけでなく，五感のすべてで感じるものといえる。

私たちは，視覚，聴覚，味覚，嗅覚，触覚の五感をもっています。味の感じ方には味覚だけが関係しているように思われがちですが，料理を見る（視覚），舌で味わう（味覚），のど越しや歯ごたえ（触覚）など，五感のすべてで感じています。また，家族や友人と楽しく食べたというような環境や記憶も，味がおいしいと感じる条件の１つといえるでしょう。

味の感じ方は，汗をかいたり，疲れているときなど，体調と関係しています。また，食べ慣れていくうちに感じにくくなったり（順応），温度によっても感じ方が変化します。このため，食べる時の状況を考えて調

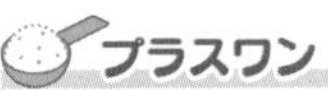

プラスワン

味を感じる場所

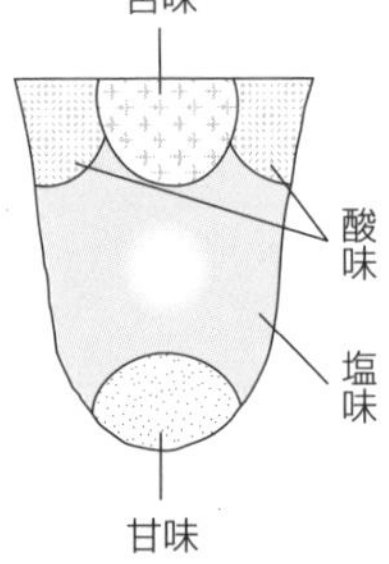

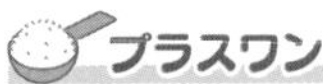

プラスワン

味蕾

舌にある小さな突起。この部分で味を感じる。

味することが大切です。

3 おいしいと感じる要因

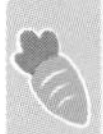

おいしいという感覚には，食べ物，人，環境などの要因がかかわっている。

おいしいという感覚は，単に食べ物の味から感じるだけでなく，食べ物に由来するもの，人に由来するもの，環境に由来するものというように，さまざまな要因が関係しています。

●食べ物に由来する要因

化学的特性…味，香り

物理的特性…見た目，温度，音，テクスチャー

●人に由来する要因

生理的特性…年齢，体調，空腹感，歯の状態

心理的特性…緊張，不安，感情

それまでの食に関する経験や嗜好

●環境に由来する要因

社会環境…宗教（食物禁忌など），食文化，食習慣，経済状態

自然環境…気候，地形

人工的環境…食事をする場所の状況

4 味の相互作用

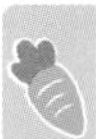

複数の味が影響し合って，さまざまな効果が表れる。

２種類以上の味を一緒に味わうことによって，一方，あるいは両方の味が強められたり，弱まったりすることを味の相互作用といいます。

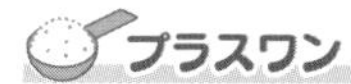

テクスチャー

食べ物について感じる口の中の感覚のこと。

プラスワン

味の相互作用

①相乗効果

例：昆布とかつお節が作用してうま味が強まる

②対比効果

例：汁粉に食塩を加えると甘みが強まる

③抑制効果

例：コーヒーに砂糖を入れると苦みが弱まる

④変調効果

例：チョコレートを食べたあとで，みかんを食べるととても酸っぱく感じる。

①相乗効果

うま味とうま味，甘味と甘味，というように同じ系統の味を２つ一緒に味わったときに，１つずつ食べるときより**強く**感じられることをいいます。

②対比効果

異なる味を２つ一緒に味わったときに，主になる味が**強く**感じられることをいいます。

③抑制効果

異なる味を２つ以上一緒に味わったときに，１つあるいはすべての味が**弱く**感じられることをいいます。

④変調効果

先に口に入れた味の影響を受けて，後から口に入れた食べ物の味が**異なった味**に感じられることをいいます。

⑤順応効果

同じものをある程度濃い味で長時間味わっていると，徐々にその味を**感じにくく**なることをいいます。

チェック&テスト

キーポイント	できたらチェック ☑
味の種類	□ 1 酸味は基本味ではない。
味の感じ方	□ 2 香りもおいしいと感じるポイントである。
味の要因	□ 3 「おいしい」という感覚は食べ物から直接感じとるだけではない。
味の相互作用	□ 4 汁粉に食塩を少量加えると変調効果でより甘く感じる。

解 答 1.× 基本味は甘味，酸味，苦味，塩味，うま味／2.○／3.○／4.× 変調効果ではなく対比効果

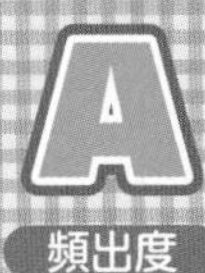

Lesson 5

調理の基本

頻出度 A

ここでは，調理の目的を考えながら，基本的な調理方法と盛り付けについて学習します。調理は食文化の一部であり，独特の調理用語の一つひとつに込められた先人たちの深い知恵に触れましょう。

1 調理の基本

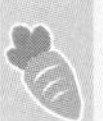

調理とは，食材を安全で食べやすく，おいしい料理へと変える技術である。

調理には，主に次のような目的があります。

①汚れや有害なものを取り除き，衛生的にする

②味や香り，舌ざわり，見た目などをよくして，食欲を呼び起こす

③食べやすく，また消化吸収しやすくする

(1) 下ごしらえ

調理の前段階において食材に手を加えておくこと。

あく抜き **水などにさらし，渋みやえぐみを取り除く**	もどす **乾燥食品を水につけて，吸水させる**
こすり洗い **土や泥のついた根菜類をたわしなどで洗う**	振り洗い **たっぷりの水の中で左右に振りながら洗う**
湯むき **トマトなどを熱湯に入れたあと冷水につけて皮をむく**	板ずり **きゅうりなどをまな板の上にのせて塩をすり込む**
小房に分ける **ブロッコリーなどの房を小さな塊に分ける**	石づきを取る **しいたけなどの軸の部分を切り落とすこと**

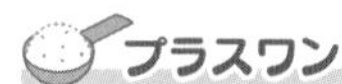

下ゆで

下ごしらえの1つ。あくや臭みを取る，肉や魚の余分な脂肪分を抜くことなどを目的とする。

・水からゆでる

だいこん，にんじん，じゃがいも，たけのこ，かぶ，乾燥豆

・湯からゆでる

白菜，キャベツ，ほうれんそう，小松菜，ブロッコリー，さやえんどう

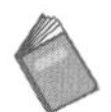

用語

いちょう切り
半月切りの半分に切ること。

短冊切り
切り口を長方形に切ること。

拍子木切り
1㎝角の棒状に切ること。

さいの目切り
1㎝角の立方体に切ること。

ささがき
ごぼうなどを，鉛筆を削るように回しながら薄く切ること。

隠し包丁
味をしみ込みやすくするなどの目的で，切り込みを入れること。

面とり
煮崩れを防ぐ目的で，だいこん，にんじん，かぼちゃなどの切り口の角を落とすこと。

(2) 切る

包丁を使った切り方にもいろいろあります。

■野菜や刺身の切り方

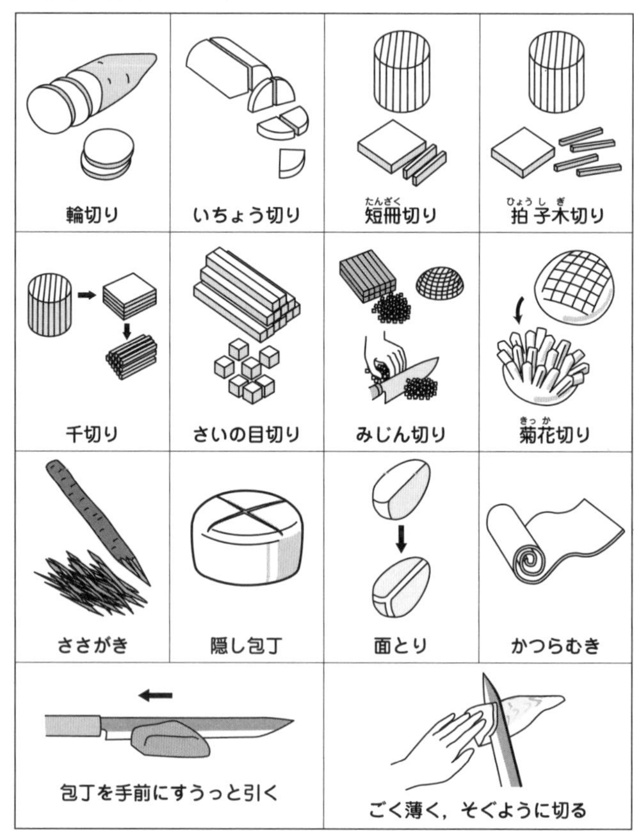

(3) 魚のおろし方

まず，頭を落とし，次に腹と背の両側から中骨に沿って包丁を入れて，上身と骨のついた下身の2枚に分けることを**二枚おろし**といいます。また，その下身から中骨を切り離し，上身・中骨・下身に分けることを**三枚おろし**といいます。

■二枚おろしと三枚おろし

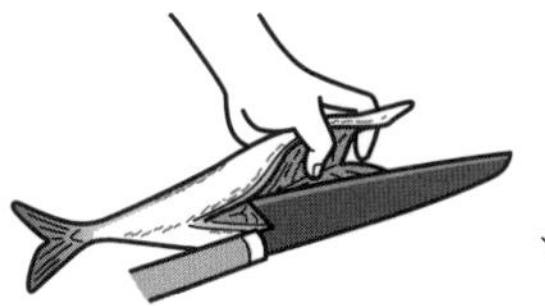

頭を落とし，腹を開いて内臓を出し，水で洗う

中骨に沿って，腹側と背側から包丁を入れ，上身を切り離す（二枚おろし）

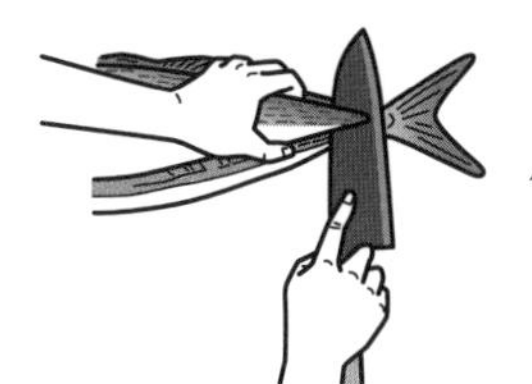

中骨を下にして置き，中骨に沿って包丁を入れ，下身を切り離す（三枚おろし）

(4) 刺し身に関する用語

①**平造り**…斜めに引くように切る

②**糸造り**…身の堅い魚（キス，イカなど）を細く切る

■糸づくり

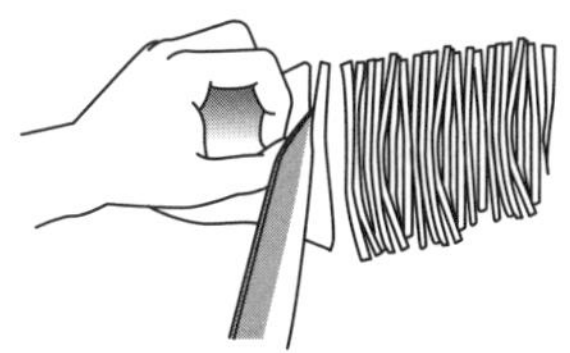

③**角造り**…身の柔らかい魚（マグロ，ハマチなど）を1～2㎝角に切る

■刺し身のあしらい（添え物）

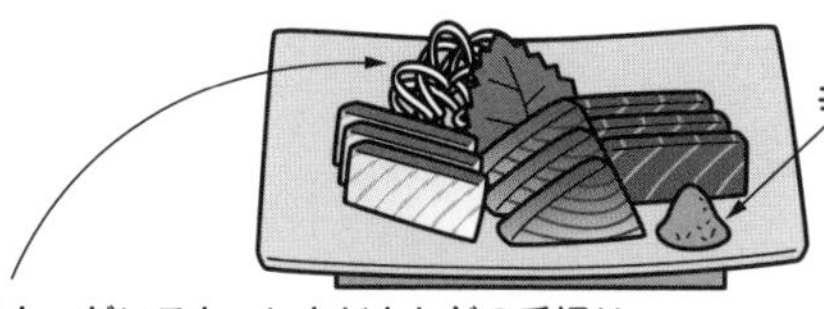

辛味…わさび，大根おろし

けん…だいこん，にんじんなどの千切り
つま…芽じそ，穂じそ，防風

プラスワン

大名おろし
中骨に身が多く残るぜいたくなおろし方。サンマやキスのような身の細い魚や小型の魚に適している。

手開き
イワシなど身が柔らかく小骨の多い魚の場合は，手の指で開くほうが小骨がとれやすい。

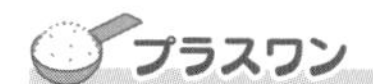

あらい
コイ，タイ，スズキなどの身を，冷水や氷水で洗い，縮ませた刺し身。

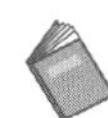
用語

防風
ハマボウフウ（セリ科の植物）のこと。若葉を刺し身のつまとして用いる。

(5) いろいろな加熱調理

①ゆでる

食材を水の中で加熱する調理法。食材をやわらかくし，彩りを鮮やかにします。消毒や殺菌の効果もあります。麺類など水分の少ない食材については吸水させる目的で，また卵や魚などは，たんぱく質を凝固させる目的でゆでることもあります。適量の水を使い，温度や時間に注意することが大切です。

■基本のゆで方

青菜…青菜の重量の６倍以上の水を沸騰させ，高温・短時間でゆで上げる
根菜…根菜がつかる程度の水を使う。水の状態に食材を入れてゆでる
乾麺…乾麺の重量の７～10倍の水を沸騰させてから入れる
卵（殻つき）…卵がつかる程度の水に，冷蔵庫から出したての卵を水から入れる。常温の卵は沸騰してから入れ，湯の中で卵が踊らない程度の火加減にする

②煮る

時間をかけて食材を水の中で味つけをし，加熱する調理法。調理中に味つけすることや，煮汁も料理の一部になるという点で「ゆでる」とは異なります。

③蒸す

食材を蒸し器やせいろう（せいろ，こしき）に入れ，**水蒸気で加熱する**調理法。ゆでたり煮たりする場合と比べ，形崩れしにくく，栄養素の損失も少ないのですが，調理時間が長くかかります。

④焼く

焼くという加熱調理には，**直火焼き**と**間接焼き**があります。直火焼きは，火を直接当て，熱を伝えながら

用語

アルデンテ
パスタや野菜を歯ごたえのある固さにゆでること。

プラスワン

だしの種類
・合わせだし
昆布とかつお節の混合だし。上品でうま味がある。材料から最初にとったものを一番だしという。
・二番だし
一番だしのだしがらからとる。煮物などに利用する
・煮干だし
カタクチイワシの乾燥品からとる。みそ汁に利用する

用語

化粧塩
魚の焼き上がりを美しく見せるためにふりかける塩のこと。尾や鰭(ひれ)の焼け落ちを防ぐ意味もある。

（放射）焼く方法，間接焼きは鉄板やフライパン，オーブンなどを使用して，熱を伝わらせたり（伝導），熱の流れ（対流）を利用して焼く方法をいいます。

⑤揚げる

高温に**熱した油の中**で加熱する調理法。**高温短時間**で調理することで，食材の特徴や栄養素の損失を抑える目的があります。

⑥炊く

食材に**水分を吸わせながら**加熱する調理法。米や野菜をやわらかくする目的があります。

■加熱調理に関する用語

用語	意味	用語	意味
湯がく	食材を手早くさっとゆでること	ゆでこぼす	材料をゆでて，その汁を捨てること
粗熱（あら）をとる	加熱調理した直後に熱くなった材料を冷ますこと	落とし蓋	鍋の中に入る程度のふたを材料に直接のせること
煮切る	酒やみりんを鍋で沸騰させ，アルコール分を抜くこと	すが入る	茶碗蒸しなどの中に泡のような小さな穴（す＝鬆）がたくさんできること
煮からめる	煮詰めて濃くなった煮汁を材料にからめるように仕上げること	あくをとる	汁物，煮物の表面に浮いてくる灰汁（あく）をすくいとること

2　食器と盛り付け

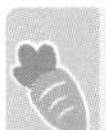

料理の形や色彩，用いる器まで吟味して，季節感を大切にした盛り付けをする。

（1）料理の器

料理は，盛り付ける器との調和がとても大切です。

プラスワン

食品などの数え方

- 豆腐……一丁（ちょう）
- 海苔……一帖（じょう）
- イカ……一杯（はい）
- たらこ……一腹（はら）
- キャベツ……一玉（たま）
- ほうれん草……一株（かぶ）
- いちご……一粒（つぶ）
- 羊かん……一棹（さお）
- ざるそば……一枚（まい）
- にぎりずし……一貫（かん）
- 箸……一膳（ぜん）
- 茶碗……一客（きゃく）
- 乾麺……一束（たば）
- ブドウ……一房（ふさ）

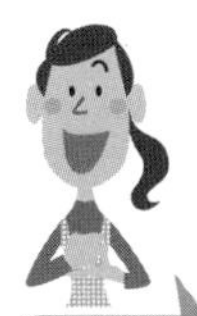

細長いものを束にしたものを一束（たば）。手で握れるくらいの束を一把（たば），根のついた野菜は一把（わ）と数えます。

プラスワン

湯せん

食材を入れた容器などを湯につけて，間接的に温めること。ゼラチンを溶かすときなどに用いられる

湯びき

生で食べられる魚類などを，熱湯にくぐらせて表面だけを加熱して霜降りにすること。すぐに冷水にとる

2章　食文化と食習慣

特に日本料理では，**見た目の美しさ**が重視されるとともに，夏は涼しげなガラス，冬には暖かみのある陶器というように，**季節**に合わせた食器が用いられます。

■いろいろな和食器

種類	特徴	主な産地
陶 器	原料は粘土が主体。分厚くて地色が土色。吸水性があり，たたくと鈍い音がする。主に秋・冬に用いる	備前焼（岡山） 益子焼（栃木） 万古焼（三重） 信楽焼（滋賀） 萩　焼（山口） 唐津焼（佐賀）
磁 器	ガラス成分を多く含む。薄くて白っぽい色。吸水性はなく，たたくと金属音がする。主に春・夏に用いる	有田焼（佐賀） 九谷焼（石川） 瀬戸焼（愛知） 清水焼（京都）
漆 器	木製の漆塗りの器。保温性があり，表面に塗りが施されているためつやがあり美しい。重箱，椀，膳などに用いる	輪島塗（石川） 会津塗（福島） 津軽塗（青森） 秀衡塗（岩手） 春慶塗（岐阜） 藍胎漆器(福岡)
木工品	ひつ，桶，八寸，椀など	大館曲げわっぱ（秋田） 奥会津編み組細工（福島）

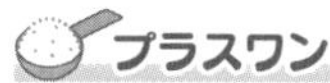

その他の食器

・ガラス食器

カットグラス（切子）では江戸切子（東京）と薩摩切子（鹿児島）が有名。皿，小鉢，箸置きなどがある。

・竹細工

伝統工芸品としてざるやかご，箸置きなどがある。清涼感を表現できる。

(2) 盛り付け

盛り付けのポイントとしては，色彩の調和，季節感を盛り込むこと，空間を活かすことなどが重要です。

特に日本料理の場合，平たい皿に盛り付けるときは山と谷をつくって立体感を演出します。奥ほど高く，手前を低くする盛り方を**山水盛り**（さんすい）（**山水**の法則）といいます。また，深めの鉢などの場合には，こんもりと中高（なかだか）に盛るのが基本です。

■焼き物と椀盛り（煮物）の盛り付け

焼き物	切り身の場合は皮を向こう側にして中央に盛り付ける。尾頭付きの場合は腹を手前にし，頭が左側になるように盛り付ける（**かしらひだり**）。料理を引き立てるために**あしらい**を添える
椀盛り（煮物）	煮物が椀の内側面につかないよう，余裕をみて中央にこんもりと盛る 汁は少なめに張り，煮物の上に**天盛り**をのせて見た目を引き立たせる
ご飯	器の大きさに対して多すぎず少なすぎず，ご飯粒が立つようにこんもりと盛る

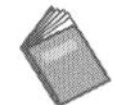

用語

あしらい
器に盛った料理を引き立てるために添えるもの（刺し身のあしらい ➡ P.73参照）。料理の手前に添えるものは「前盛り」ともいう。

天盛り
煮物や酢の物を盛り付けた上にのせるもの。香りや彩りを添え，味を引き立てる。

キーポイント	できたらチェック☑
調理の基本	□ 1　「湯むき」とは，トマトなどを熱湯に入れ，そのあと冷水につけて皮をむく方法をいう。
	□ 2　「ささがき」とは，味がしみ込みやすくなるよう，だいこんなどに切り込みを入れることをいう。
	□ 3　酒やみりんを鍋で沸騰させ，アルコール分を抜くことを「煮切る」という。
食器と盛り付け	□ 4　備前焼は陶器，有田焼は磁器で有名である。
	□ 5　焼き魚などの手前に添えられるものを「天盛り」という。

解答　1.○／2.× 設問の記述は「隠し包丁」である。「ささがき」は鉛筆を削るようにごぼうなどを薄く切る方法／3.○／4.○／5.× 設問の記述は「天盛り」ではなく，「あしらい」または「前盛り」。「天盛り」は煮物や酢の物の上にのせるもの

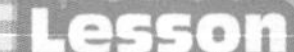
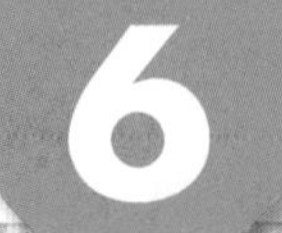

Lesson 6 世界の料理と日本料理

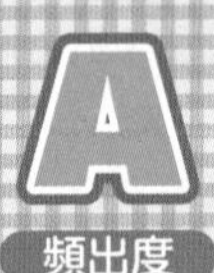
A 頻出度

フランス料理，中国料理など世界の料理と比較しながら，日本料理の特徴を学習していきましょう。また，日本の伝統的な料理形式である本膳料理，精進料理，懐石料理について理解を深めましょう。

1 世界の料理

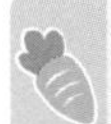
フランス料理はソースを重視した味付け，中国料理は油脂を多用した高温の加熱料理が特徴。

世界各国の料理には，フランス料理に代表される西洋料理と中国料理，エスニック料理などがあります。

(1) フランス料理

16世紀，フランス王室とイタリア貴族メディチ家との縁組みにより，料理技術がイタリアから伝えられ，宮廷料理（オートキュイジーヌ）として発達しました。フランス革命後は宮廷料理人たちが街中で**レストラン**を始め，19世紀になると，料理を温かいうちに一品ずつ食卓に出す形式（ロシア式サービス）が広まり，**コース料理**として確立していきました。

■コース料理の例

前菜（オードブル）→スープ→魚料理（ポワソン） →口直し用の氷菓子（ソルベ）→肉料理（ヴィアンドゥ） →デザート（焼き菓子＋コーヒーなど）

フランス料理には，次のような特徴があります。

・主食，副食の区別がない
・**ソース**の種類が豊富（ソースによる味付けを重視）
・**香辛料**，**チーズ**，**ワイン**が多く用いられる

プラスワン

世界3大料理
①フランス料理
②中国料理
③トルコ料理
世界3大珍味
①フォアグラ
　ガチョウの肝臓
②キャビア
　チョウザメの卵
③トリュフ
　きのこ（西洋松露）

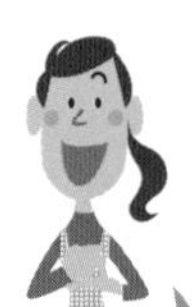

フランス料理の中でもブイヤベース（魚介類とサフランの風味が溶け込んだスープ）や，エスカルゴ（カタツムリを用いた料理）などが特に有名です。

・煮込み料理が多く，重厚で多彩な料理である

宮廷料理で用いられたフランス料理の技術は，家庭料理にも影響し，地方ごとに発展しました。

■フランス各地方の料理の特徴

プロバンス地方	地中海に面した地域で，魚介類を使った料理が多い。イタリアの影響を受けてにんにくやオリーブ油を多用する。ブイヤベースが有名
ブルゴーニュ地方	フランスの中央部に近く，ブドウの産地。ワインを活かした調理法が特徴で，肉料理を中心に発達。ビーフシチューが有名
イル・ド・フランス地方	パリ周辺の地域。鹿，きじ，うさぎなどのジビエ料理が有名
ノルマンディー地方	英仏海峡に面した地域。羊肉を使った料理が有名。カマンベールチーズやカルバドス（リンゴを原料としたブランデー）が特産品
ブルターニュ地方	北西部の海岸地域で，魚介類を使った料理が多い。牡蠣の産地のため，牡蠣料理が有名。クレープも有名
アルザス地方	ドイツに隣接した山岳地域。ドイツの領土であった時期もあり，ドイツ料理に似た料理がある。ドイツのザワークラウトと同じキャベツの酢漬けやそれを使ったシュークルート・ガルニ，塩漬け豚肉なども有名
ボルドー地方	ブルゴーニュ地方に並ぶワインの産地。赤ワインを使った煮込み料理が有名

(2) 中国料理

中国料理には，次のような特徴があります。

・高温の加熱料理（油で炒める，揚げる）を主とする

・油脂，香辛料，デンプンが多く用いられる

・調理道具が簡素である（中華鍋などはすべての調理に利用できる）

・料理を大皿に盛り付け，各自が取り分けて食べる

また，地域によって特色がみられます。

プラスワン

薬食同源（薬食一如）

食物は薬と同じように命を養い，健康を保つものであるとする中国の考え方。漢方医学をもとに健康の維持増進を図る「薬膳料理」というものもある。日本では医食同源ともいう。

■中国料理（四大料理）の地域別特色

北方系（北京料理）	豚，鴨，鯉などの全形料理（姿のまま調理する），小麦粉を用いた麺，饅頭など
東方系（上海料理）	「魚米之郷」と呼ばれ，豊富な魚介類や米を用いた料理が多い。上海ガニが有名
西方系（四川料理）	唐辛子やにんにくを使ったスパイシーな味付けが特徴。肉，川魚，野菜の料理が主
南方系（広東料理）	「食在広州」と呼ばれるほど山海の食材に恵まれている。飲茶も有名

(3) 各国の代表的料理

イタリア	パスタ料理やピザ，リゾット，ジェラートが有名。北部では生クリーム，南部ではオリーブやトマトを使う
スペイン	魚介類や肉，トマト，米などでつくるパエリヤや，ガスパッチョ（冷製の野菜スープ）が有名
ドイツ	ソーセージやザワークラウト（キャベツの酢漬け）など，冬に保存のきく料理が多い
イギリス	フィッシュアンドチップス，ローストビーフ，サンドイッチなど，シンプルな料理が特徴
ロシア	ボルシチ，ビーフストロガノフ，ピロシキなどのほか，キャビア，アンチョビも有名
トルコ	ケバブ（羊や鶏の焼き肉），ムサッカ（ひき肉料理），ドンドゥルマ（アイスクリーム）など
タイ	パクチーなどの香味野菜や香辛料を多用する。トムヤムクン（エビ入りスープ）が有名
アメリカ	ハンバーガー，ホットドッグ，クラムチャウダーなどが有名。移民が多かったため，イギリス，フランス，オランダなど各国の料理がまじりあっている
インド	タンドリーチキン，ナン，チャパティーなどが有名。飲み物として，マサラティーやラッシーも有名
韓国	ビビンバ，サムゲタン，キムチ，プルコギなどが有名。とうがらしを多用する

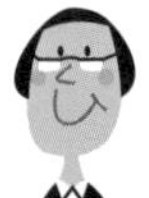

点心（軽食・菓子類）を食べながらお茶を飲む簡単な食事のことを「飲茶」といいます。

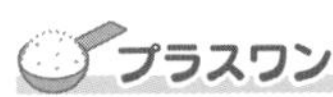

エスニック料理

民族料理という意味。しかし，一般的には特定の国や民族の料理をいう。タイやインドネシアなどの東南アジア料理のほか，メキシコなどの中南米の料理，トルコなどの中近東の料理が含まれる。

2 日本料理

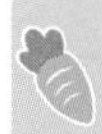

素材そのものの風味を引き出す味付けと，季節感を大切にした美しい盛り付けが日本料理の特徴。

(1) 日本料理の特徴

日本では，米，豆，魚，野菜を主体として食生活が形づくられており，特に主食である米の加工法が多様で，大豆や魚の加工，発酵技術なども優れています。

また，四季折々の豊かな食材に恵まれた日本の料理は，**素材そのものの風味**を引き出す味付けと，**季節感**を大切にした見た目にも美しい盛り付けを特徴とし，**一汁三菜**（ご飯と汁１品＋おかず３品）という独自の食膳形式をつくり出しました。

三菜は「**焼き物**」「**椀盛り**（煮物）」「**向付**（むこうづけ）」が一般的です。

■一汁三菜の例

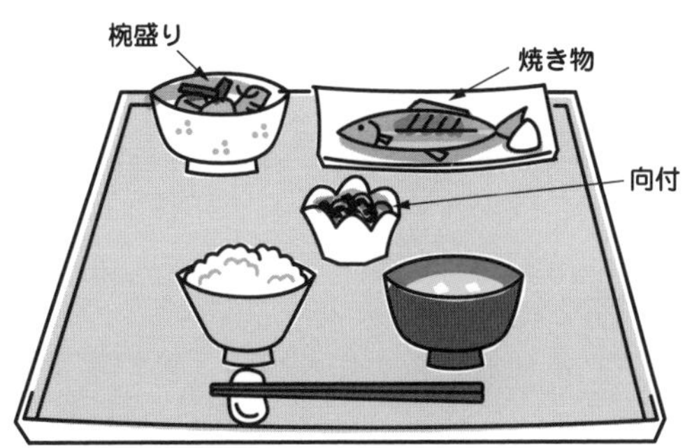

日本料理の特徴をまとめておきましょう。

- 主食である**米**を中心とした食事
- 刺し身，なます，すしなど**新鮮な魚介類**を用いた料理
- 四季があり，「**旬**」の食材が用いられる
- **大豆**の発酵食品（**しょうゆ・味噌**）が調味料として使われる

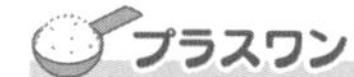

調理の五法
切る，焼く，煮る，蒸す，揚げる
日本料理の五色
白，黒，黄，赤，青（緑）
白…清潔感
黒…引き締まった感覚
黄・赤…食欲増進
青（緑）…安心感

用語

向付
手前のご飯や汁物に対して向こう側に置かれる器のこと。酢の物やなます，刺身など。

プラスワン

味付けの基本は「さしすせそ」
この順序で加えると，味付けがうまくいくといわれている。
「さ」… 砂糖
「し」… 塩
「す」… 酢
「せ」… しょうゆ
「そ」… 味噌

・味付けは食材本来の味を活かし，淡白に仕上げる
・料理の色彩や形はもちろん，器も吟味して，一人分ずつ繊細な感覚で盛り付け，料理を完成させる

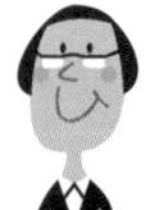

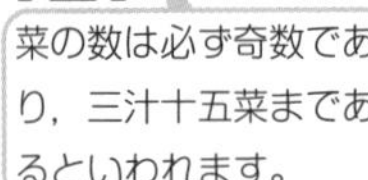

(2) 伝統的な日本料理の形式

①本膳(ほんぜん)料理

日本料理の正式な並べ方（膳立て）。最初に**本膳**，続いて**二の膳**，**三の膳**というように，一人ずつ正面に膳を配ります。奈良～平安朝の貴族階級によって基礎がつくられ，室町時代の武家社会で確立しました。一汁三菜を基本とし，二汁五菜，三汁七菜など，配膳や料理の呼び名に厳格な作法があります。略式化したものは「**袱紗(ふくさ)料理**」と呼ばれます。

■本膳料理の配膳図（三汁七菜の場合）

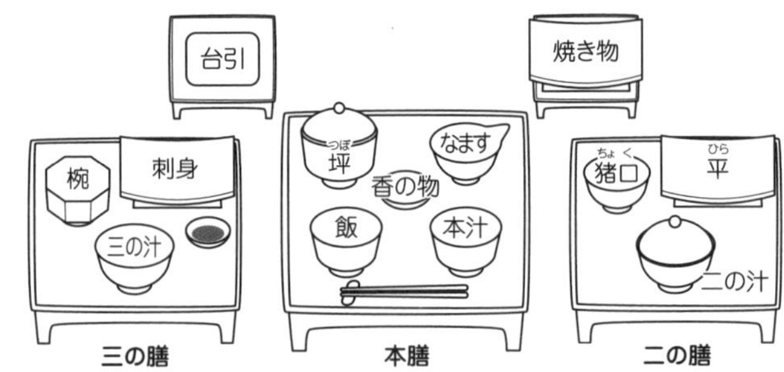

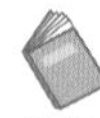

用語

台引(だいひき)
口取（羊かん，金とん，伊達巻きなど）を盛るおみやげ用の膳。「引き物膳」ともいう。「焼き物膳」とともに箸をつけず折詰めにして持ち帰る。結婚式の引出物はこの形を変えたもの。

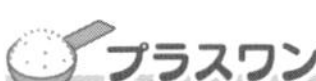

プラスワン

禅宗と精進料理
曹洞宗(そうとう)を開いた道元(どうげん)は精進料理の発展に多大な影響を与えた。また，黄檗宗(おうばく)では「普茶料理(ふちゃ)」という独特の精進料理を現代に伝えている。

②精進(しょうじん)料理

殺生を禁じる仏教の教えに基づき，**肉や魚を使わず**野菜や豆類などを中心としてつくられる料理をいいます。平安時代に寺院の正式な行事で出されるようになり，鎌倉時代には仏教の教えが民衆に広がるとともに一般の家庭でも食べられるようになりました。現在も**仏事の席**で出されることが多く，喪が明けた日に通常の食事に戻すことを「精進落とし」といいます。

③懐石料理

茶の湯の席で，お茶を飲む前に出される簡素な食事のことです。精進料理とは異なり，動植物性食品が用いられます。桃山時代，茶の湯を大成させた千利休が，茶会に出す懐石料理として「茶懐石」をつくり出し，侘びを主体とした一汁三菜の料理としました。

④会席料理

袱紗料理をもとにして，江戸時代後期，お酒を楽しむ宴会向けの料理として普及したものです。現在では，結婚披露宴や接待の席で出される宴席の料理で，饗応料理といわれます。「懐石料理」と混同しないよう注意しましょう。

⑤卓袱料理

江戸時代，長崎に伝えられた中国風の総菜料理で，今では長崎県の郷土料理となっています。「卓袱」とは食卓を覆う布を意味し，中国料理と同じように大皿に盛り付けた料理を取り分けて食べます。

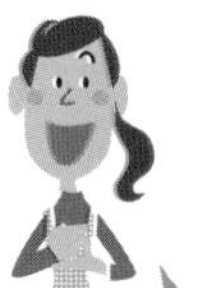

「懐石」とは温めた石を懐に入れて寒さと空腹をしのぐことを指し，そのぐらい質素な料理という意味です。

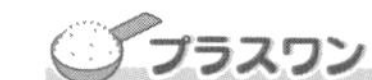

吸い口
味の調和や季節感を表す目的で汁物に添えられる木の芽，みょうが，柚子，七味唐辛子などのこと。

キーポイント	できたらチェック ☑
世界の料理	□ 1　フランス料理は，食材の味を活かした淡白な味付けを特徴とする。
	□ 2　中国料理は，強い火力で加熱する料理が一般的である。
	□ 3　ザワークラウトは，ロシアの代表的料理である。
日本料理	□ 4　日本料理の基本的な食膳形式は，古くから一汁四菜とされてきた。
	□ 5　精進料理では，肉や魚は使わず，野菜や豆類などが中心となる。
	□ 6　卓袱料理とは，茶の湯の席で出される簡素な料理のことである。

解答　1.× 設問の記述は日本料理の特徴。フランス料理は重厚なソースで味付けをする／2.○／3.× ザワークラウトはドイツの代表的料理／4.× 一汁四菜ではなく，一汁三菜を基本とする／5.○／6.× 卓袱料理は中国の影響を受けた長崎県の郷土料理。設問の記述は懐石料理（茶懐石）である

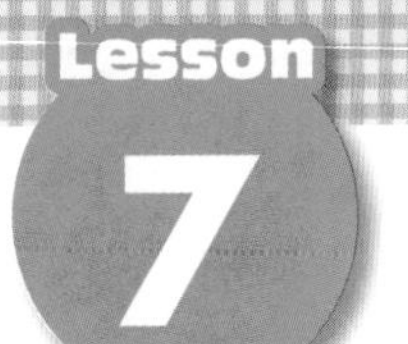

7 食事のマナー

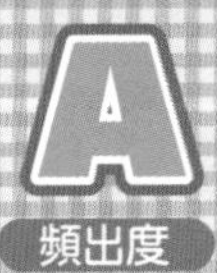

頻出度

食事のマナーは，周囲の人に不快感を与えないということが基本です。日本料理はもちろん，西洋料理や中国料理のマナーを学ぶことにより，国際的な視野から食文化について考えてみましょう。

1 基本的な食事マナー

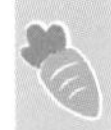

テーブルマナーは，周囲に不快感を与えずに楽しく食事をするためのルールである。

食事のマナーは国や地域によっても異なります。その地域や国の習慣にならって，一緒に食事する人と楽しい雰囲気で過ごすのがマナーの基本です。

単にナイフやフォーク，箸を上手に使いこなすだけでなく，服装や動作，会話などに気を配ることも大切です。

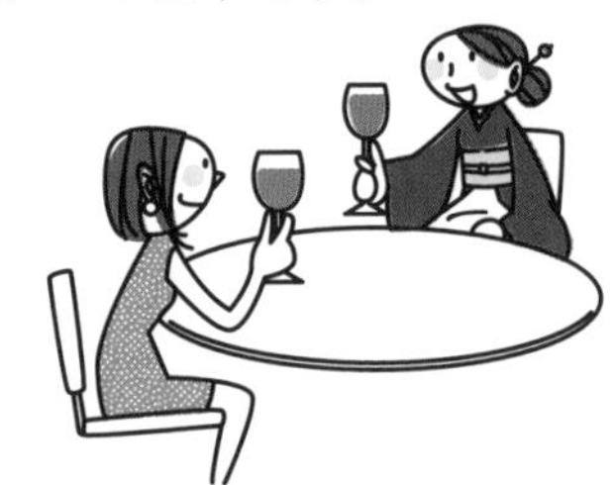

2 和・洋・中の各料理様式のマナー

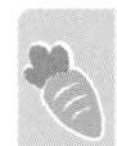

和・洋・中それぞれ，食事の構成や特徴，食器の扱い方を理解し，食事を楽しむことが大切である。

(1) 日本料理の場合

席次は，**床の間の前**または入口から遠い席が**上座**で客人の席になります。客人をもてなす側の主人の席は入口近くの**下座**（末席）です。

プラスワン

世界の3大食法

①手食（約40%）
アフリカ，中近東，東南アジアなど

②箸食（約30%）
日本，中国，台湾，朝鮮半島，ベトナムなど

③ナイフ・フォーク食（約30%）
ヨーロッパ，南北アメリカなど

■日本料理の席次

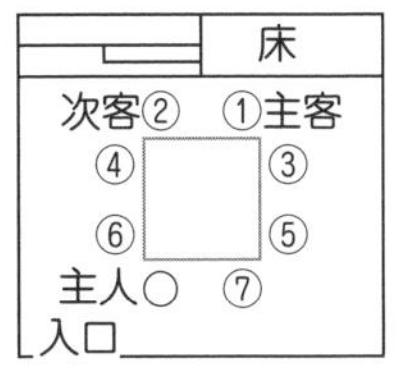

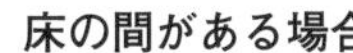

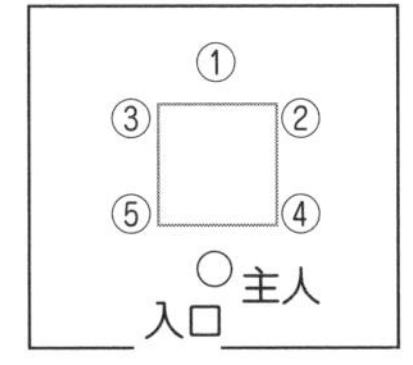

床の間がない場合

ご飯，汁物，おかずが一度に出された場合は，まず箸先を湿らす意味で**汁物**，次に**ご飯**，そして**おかず**の順に食べるのが一般的です。その後は，同じものばかり食べ続けず，交互に食べるようにします。

飯碗や汁椀は，必ず手に持って食べます。ふたがある場合，飯碗のふたは**左側**，汁椀は**右側**に，どちらも**上向き**にして置きます。食べ終わったら，箸やふたをもとの位置に戻します。

箸をとるときは，①右手（利き手）で箸の中央をとり上げ，②左手で箸を下から支え，③右手を端まで滑らせて反転させ，左手を離します。

■箸のとり方

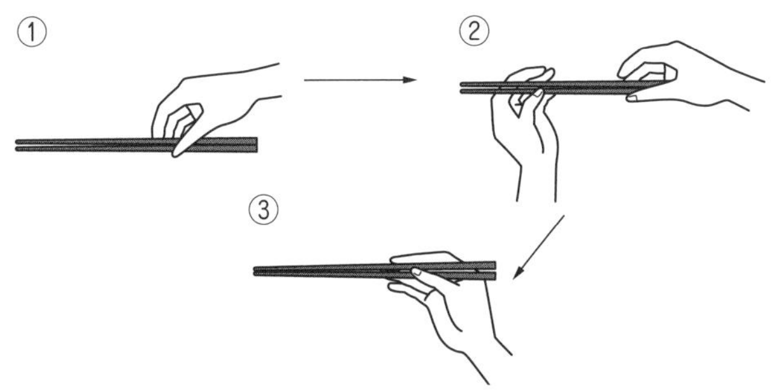

日本では，箸を正しく使えることが食事の基本です。マナーに反した**箸使いのタブー**（嫌い箸）を知っておき，周囲の人に不快な思いをさせないようにしましょう。

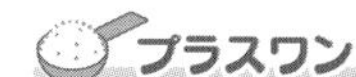

膳越し

手前にある料理を越えて，向こうにある料理に箸をのばすことをいい，無作法とされる。

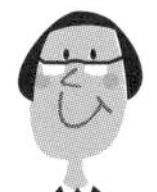

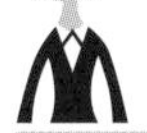

箸は正しい持ち方をすれば，より開き，より掴みやすくなります。

割り箸を割ったときにささくれのようなものができても，箸をこすり合わせて取るのはマナー違反です。

■箸使いのタブー（嫌い箸）

迷い箸	どれを食べようかと迷いながら，箸をうろつかせること
探り箸	器の中の料理を箸でかき混ぜて，中身を探ること
そら箸	いったん箸をつけながら，結局食べずに箸を引いてしまうこと
移り箸	箸をつけた料理を食べないで，ほかの器に移ること
刺し箸	料理を箸で突き刺して食べること
ねぶり箸	箸の先をなめること
かき箸	器の縁に口をつけ，料理やご飯を箸で口の中にかき込むこと
持ち箸	汁を飲むときなどに，箸を片手で持ったまま,その手で椀に口をつけること
ふたり箸	２人がそれぞれの箸で１つのものを持つこと。また，箸と箸で受け渡すこと
寄せ箸	箸を使って，器を自分のほうに引き寄せること
なみだ箸	箸の先から汁をポタポタたらすこと
握り箸	握るような手つきで箸を持つこと
直箸	大皿の料理を，自分が食べている箸で直接とること
渡し箸	箸を器の上に渡して置くこと。不要という意味を表すため

(2) 西洋料理の場合

フォークやナイフを上手に使いこなすことは，食事を共にする人が互いに不快な思いをすることなく，楽しい時間を過ごすためのマナーの１つとして大切です。

■フルコースのテーブルセッティング

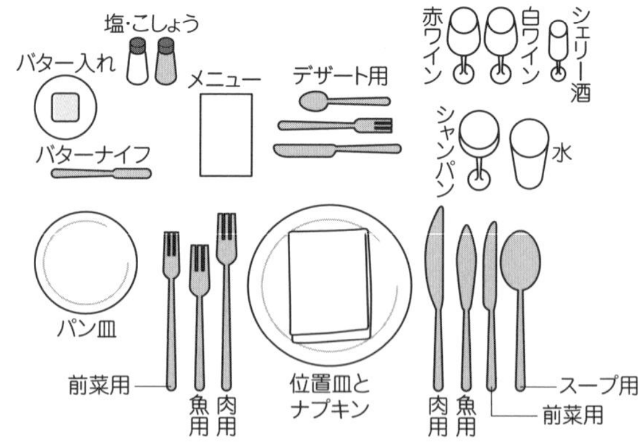

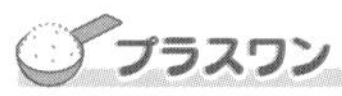

フォークとナイフの置き方

・中座するとき

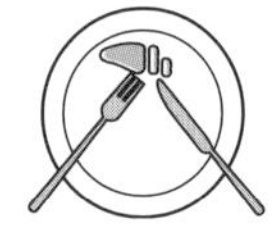

・食事が終わったとき

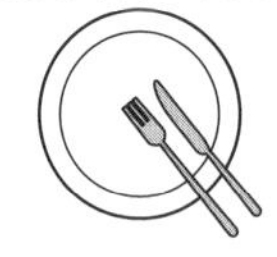

■西洋料理の食卓でのマナー

【食卓に着くとき】
- いすの左側から着席・退席する（右方上位）
- 女性がいる場合，女性から着席する
- テーブルに肘をつかない
- バッグは背中といすの背もたれの間に置く
- ナプキンは，料理が運ばれてくる直前に，二つ折りにして膝の上に置く（ホストが同席している場合はホストがナプキンを取ったあと）
- 同席者の話には耳を傾け，会話を楽しみながら食事をする。食べる速さを同席者に合わせる

【食べるとき】
- テーブルセッティングされたナイフとフォークは，いちばん外側のものから順に使う
- ナイフなどを床に落としても自分で拾わず，係の人に合図して交換してもらう
- ナイフで突き刺して食べない
- 皿はテーブルに置いたままにして，音を立てないように食べる
- スープ用のスプーンは手前から向こうへすくう。スープの量が少なくなったら，左手で皿の手前を少し持ち上げる
- 塩・こしょうなどは身を乗り出して取ろうとせず，近くの人に回してもらうよう頼む

【飲むとき】
- ワインなどをグラスに注いでもらうときはグラスを持たない。飲むときにはグラスの柄の部分を持って飲む
- 食前酒はお代わりしない
- 酒をこぼしたときは，係の人に静かに合図する
- ワインは自分でつがずに，係の人についでもらう

プラスワン

右方上位（みぎかたじょうい）
自分の右側が上座であるため，いすに座るときなどには，左側を通るようにする。

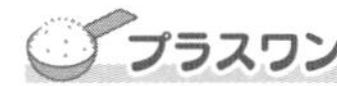

西洋料理の席次

主賓　ホステス
5 ③ 1 ○ 2 ④ 6
主賓妻　ホスト
⑥ 4 ① □ ② 3 ⑤
入口

□男性
○女性

プラスワン

ナプキン
・使い方
膝に置いたナプキンの端で，唇や指先を押さえるようにして拭く
・中座するとき
軽くたたんでいすの上に置く（テーブルからたらしてもよい）
・食事が終わったとき
軽くたたんでテーブルの上に置く

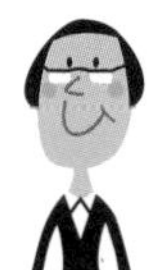

食事中の喫煙は周囲の人に不快感を与え，料理を台無しにするので禁止です。

(3) 中国料理の場合

テーブルを囲んで，大皿に盛られた料理を取り分けながら和やかに食事します。テーブルは**円卓**，方卓ともに**８人掛け**が正式とされます。席次は，入口から遠い席が上座になります。

■中国料理の席次と配膳

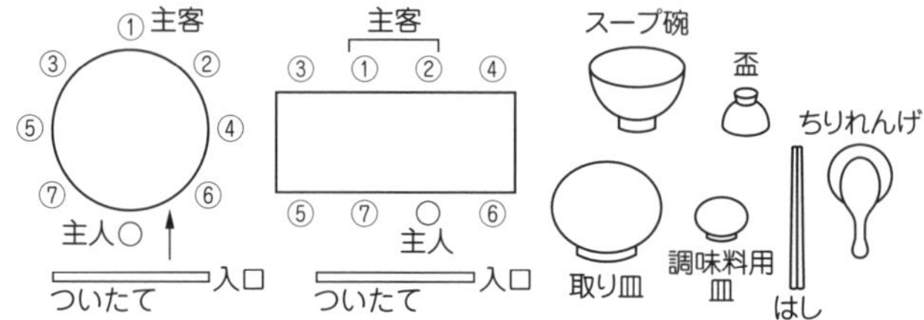

円卓の場合　方卓の場合　各人の配膳

料理はまず**最上席の人**（主客）から取り分け，回転テーブルを**時計回り**に回して，一人ずつ取り分けていきます。全員に料理が行きわたったら食べ始めます。

大皿に残った料理は，食べたい人がとってもかまいません。ただし，席から立って料理をとるのはマナー違反です。また，**取り皿**は味が混ざらないよう，料理ごとに取り替えます。

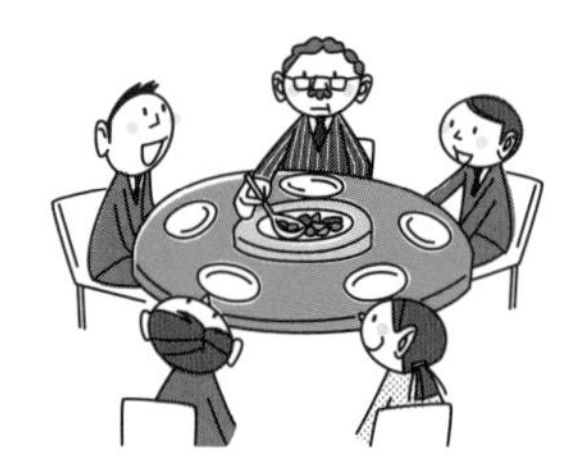

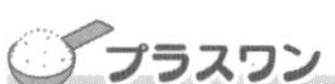

ちりれんげ

湯（タン）（スープ）や汁の多い料理を食べるときに使う。人差し指を柄の溝に入れてつまむようにして持つ。

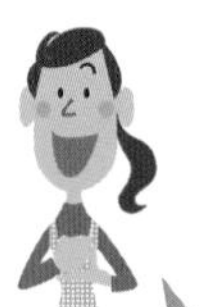

円卓のターンテーブルは，大皿料理がとりやすいように日本で考案されたものです。

(4) パーティーでのマナー

パーティーには，おもに着席してのパーティーと立食式のパーティーがあります。

■着席式パーティーの特徴

メリット	デメリット
・食事と会話をゆっくり楽しめる ・主役を引き立てることができる	・コストがかかる ・招待客の人数が制限される

■立食式パーティーの特徴

メリット	デメリット
・会場の広さに対し，より大人数を招待できる ・途中での入退場がしやすい ・多くの人と会話を楽しむことができる	・料理が不足することがある ・会場の隅に人が固まってしまうことがある

立食式のパーティーは気軽な雰囲気を楽しむことができますが，あいさつやスピーチのときにはそちらに集中して聞く，到着したときや途中退席する際には主催者に声をかけるなどのマナーも必要です。

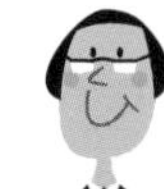

立食パーティーでは，会場の入口，飲み物を提供している場所，料理テーブルの前での歓談は避けましょう。

■立食式のパーティーでのマナー

【料理を取るとき】
- 大皿盛りの料理は端から取る
- 自分が食べられる分だけ取る
- 取った料理は残さない
- 温かい料理と冷たい料理は別皿に取る
- 料理テーブルは時計回りに回り，料理は前菜からコース料理の順に取る
- 料理を取ったら料理テーブルから離れ，料理テーブルの周囲で飲食や会話をしない

【飲み物を取るとき】
- グラスに巻いてある紙ナプキンは外さずに飲む
- ソーサーを添えてあるカップは両手で持ってもよい
- コーヒーや紅茶はカップだけで持たず，ソーサーを添えて持つ

【飲食するとき】
- 歩きながら飲食しない
- 周囲の人とぶつかるおそれがあるため，急に立ち止まったり，振りかえったりしない
- いすに長時間座ったり，荷物を置いたりしない

3 食文化とは

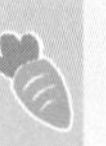

食文化は，自然条件だけでなく，歴史や宗教，生活習慣などさまざまな影響を受けて育まれてきた。

人間の食生活は，単に生存するために栄養を補給するだけのものではありません。先人たちは，その土地の気候風土や歴史的条件，宗教や風習，生活習慣などに合わせて農耕牧畜，漁業を行い，おいしく食べるための調理法や保存方法などを工夫してきました。また仲間と食事を共にしながら，さまざまな作法やマナーを形づくり，それを現代に伝えてきたのです。

こうした食生活を営む中で育まれてきた慣習や伝統を**食文化**といいます。食生活アドバイザー®は，食文化を深く理解し，先人の知恵を尊重しながら，これからの国際時代にふさわしい食生活のあり方を考えていかなくてはなりません。

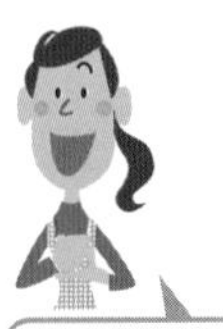

伝えられてきたものを受け継ぐだけでなく，新しい食文化を創造していこうとする気持ちが大切です。

チェック&テスト

キーポイント	できたらチェック
日本料理のマナー	□ 1 床の間の前は，客をもてなす主人が座る席である。
	□ 2 「そら箸」とは，いったん箸をつけながらも，結局食べずに箸を引いてしまうことをいう。
西洋料理のマナー	□ 3 テーブルセッティングされたナイフは，内側から順に使う。
	□ 4 ナプキンは，料理が運ばれる直前に二つ折りにして膝の上に置く。
中国料理のマナー	□ 5 席次は，円卓の場合でも入口から遠い席が上座である。
	□ 6 すべての料理を，1枚の取り皿だけで取るのがマナーである。

解 答 1.× 床の間の前は上座で客人の席。主人の席は入口に近い下座である／2.○／3.× 内側ではなく，外側のものから使う／4.○／5.○／6.× 取り皿は味が混ざらないよう，料理ごとに取り替えるようにする

3章

食品学

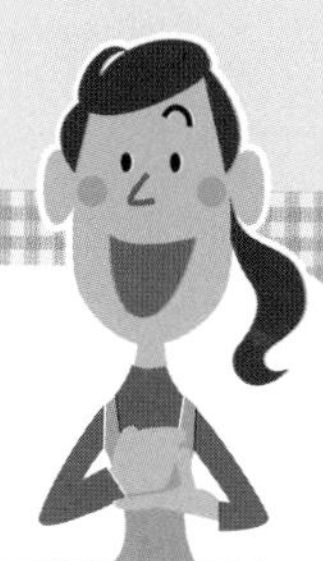

Lesson 1　食品の分類と役割 ………………… 92

Lesson 2　食品加工の目的と方法 …………… 96

Lesson 3　加工食品の種類…………………… 101

Lesson 4　生鮮食品の表示…………………… 105

Lesson 5　加工食品の表示…………………… 113

Lesson 6　さまざまな食品表示……………… 121

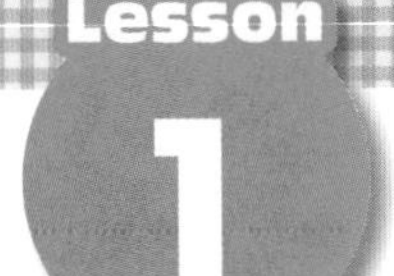

食品の分類と役割

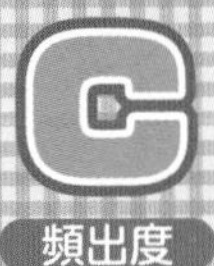

頻出度

食品はさまざまな角度から分類することができます。食品に含まれる栄養素の役割を学んだ上で，それぞれの分類の内容や特徴を押さえておきましょう。

1 食品に含まれる栄養素の働き

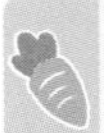

栄養素の働きは，エネルギー供給，組織づくり，機能調整の３つ。

食品に含まれる栄養素は，次の３つの働きをします。

①からだへのエネルギー供給

からだの各機能を動かす。活動に必要な**エネルギー**を供給する。

②からだの組織づくり

筋肉や骨格，臓器，血液，爪，毛髪など，からだの**組織**をつくる。

③からだの機能調整

生命の維持，病気の予防など，からだのさまざまな機能を正常に保ち，**調整**する。

2 食品の分類

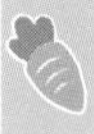

食品には，その成分や生産形態などによって，さまざまな分類方法がある。

(1) 成分による分類

食品に含まれる栄養素と成分（色，味，香りなど）によって分類されます。

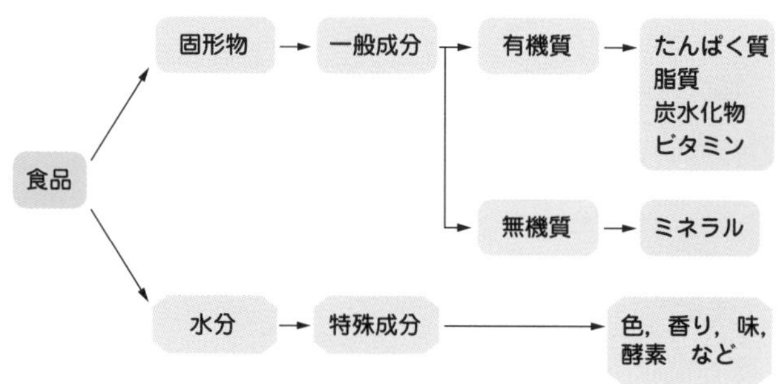

このほか，**日本食品標準成分表**による，食品群の分類もあり，学校給食や栄養指導の場，一般家庭などで広く利用されています。

(2) 栄養素による分類

食品に含まれている栄養素の働きに基づいた分類。厚生労働省が公表している**６つの基礎食品群**のほか，**４つの食品群**，**３色食品群**による分類があります。いずれも，各グループの食品をバランスよく組み合わせることで食事全体がバランスのとれたものになるという考え方に基づいています。

■６つの基礎食品群

区分	働き	食品
第１群	骨や筋肉をつくる エネルギー源となる	肉，魚，卵，豆，豆製品
第２群	歯や骨をつくる からだの調子を整える	牛乳，乳製品，小魚，海藻
第３群	皮膚の粘膜を守る からだの調子を整える	緑黄色野菜
第４群	からだの調子を整える	淡色野菜，果物
第５群	エネルギー源となる からだの調子を整える	穀類，いも類，砂糖
第６群	エネルギー源となる	脂肪，油脂を多く含む食品

日本食品標準成分表
文部科学省科学技術・学術審議会資源調査分科会が公表しているデータ。初版の公表は1950（昭和25）年で，５年ごとに改訂されている。野菜類，肉類，魚介類，嗜好飲料，調味料，調理加工食品などを18食品群に分類し，可食部100g当たりの成分値が示されている。

■4つの食品群

区分	働き	食品
第1群	栄養バランスを完全にする	牛乳，乳製品，卵類
第2群	筋肉や血液となる	肉類，魚介類，豆・豆製品
第3群	からだの調子を整える	野菜類，いも類，果物
第4群	力，体温となる	穀類，砂糖類，油脂

■3色食品群

区分	働き	食品
赤色	筋肉や血液となる	肉類，魚介類，豆類，乳製品，卵類
緑色	からだの調子を整える	野菜類，きのこ類，海藻類
黄色	力，体温となる	穀類，砂糖類，いも類，油脂

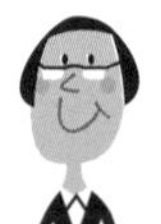

酸性食品・アルカリ性食品は，食品を燃やして残った灰を溶かした水溶液の性質による分類です。

(3) 性質による分類

①**植物性食品**…穀類，豆類，いも類，野菜類，海藻類，種子類など

②**動物性食品**…肉類，魚介類，乳類，卵類

③**酸性食品**…米，肉，魚など

④**アルカリ性食品**…野菜，果物，海藻，大豆など

林産物を農産物に含め，生鮮食品を①～③の3分類とすることもあります。

(4) 生産形態による分類

●**生鮮食品**

①**農産物**……穀類，豆類，野菜類，いも類など

②**畜産物**……獣鶏肉類，乳類，卵類など

③**水産物**……魚介類，海産ほ乳動物，海藻類など

④**林産物**……きのこ類，山菜類，たけのこなど

●**加工食品**…飲料，菓子類，調味料，一般食品など

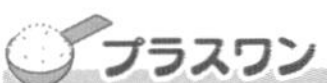

クジラは畜産物か水産物か

クジラなどの海産ほ乳類は水産物。

3 生鮮食品と加工食品の区分

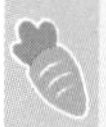

生鮮食品が，パッケージ前の処理やパッケージ方法によって加工食品扱いになることもある。

未処理のものや単に冷凍したもの・切断したものは生鮮食品扱いで，1つの商品として複数を混合したものや味付け処理をしたもの，熱を加えたものは加工食品扱いになります。ただし，商品が多様化しているために，一概に分けられないこともあります。

■生鮮食品と加工食品の例

生鮮食品	加工食品
単品，同種混合 例）刺身盛り（マグロの赤身･中トロ･大トロ）	異種混合，加熱したもの，味付けしたもの 例）刺身盛り（マグロの赤身･イカ･ホタテ）

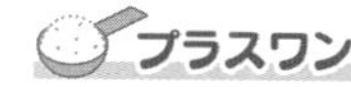

たたきは生鮮？加工？
包丁の峰などで食材をたたいたもの（アジのたたきなど）は生鮮食品。表面を火であぶったもの（カツオのたたきなど）は加工食品。

キーポイント	できたらチェック ☑
食品に含まれる栄養素のはたらき	□ 1　血液や爪などからだの組織は，食品に含まれる栄養素の働きによってつくられる。
	□ 2　病気への抵抗力の調整は栄養素の働きとは無関係である。
食品の分類	□ 3　からだの調子を整えたい時は，3色食品群の緑色の食品をとり，他の区分の食品は取らない方が効果的である。
	□ 4　クジラはほ乳類だが，生産形態による分類では水産物に分類される。
生鮮食品と加工食品の区分	□ 5　味付けなど調理前の，牛豚合挽き肉は生鮮食品である。

解答　1.○／ 2.×病気への抵抗力の調整はからだの機能調整の1つである／ 3.×各区分の食品をバランスよく組み合わせることが望ましい／ 4.○／ 5.×異種混合なので加工食品である

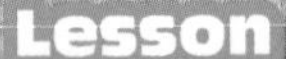

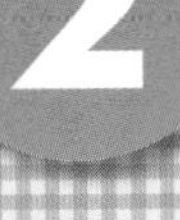

食品加工の目的と方法

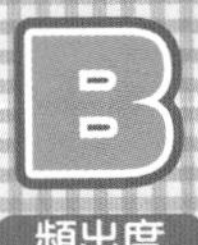

頻出度

食品加工の目的やその方法などについて学習しましょう。3種類の加工方法のうち，生物的加工が特に重要です。加工方法の分類による特徴や名称も押さえておきましょう。

1 加工の目的・分類

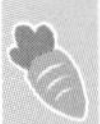

食品の加工方法として，物理的加工，化学的加工，生物的加工の３種類がある。

(1) 食品を加工する目的

①**貯蔵性・保存性の向上**…長時間あるいは長期間の保存ができる

②**可食性の向上**…大きさや形，型を変えたり，やわらかくしたりして，食べやすくする

③**付加価値を高める**…原材料よりおいしくすることで，嗜好性や娯楽性を高める。調理の手間を省き，簡便性を高める

④**安全性の確保**…急速な腐敗や劣化を防ぐ。食べられない部分や有毒な部分を取り除く

⑤**栄養価の向上**…消化吸収率を高めて，栄養素を効果的に利用する

⑥**輸送性の向上**…長距離の輸送を可能にし，安定供給につなげる

⑦**価格の下落防止**…収穫物の一部を加工貯蔵して販売量を調整し，生産過剰による価格下落を防ぐ

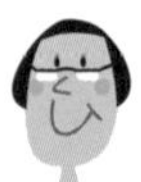

生鮮食品は水分を多く含むため，常温で放置すると腐敗して食用に適さなくなります。そこで食品を加工して，長期間の貯蔵・輸送に耐えられるようにする必要があります。

(2) 加工方法の分類

①生物的加工…カビや酵母，細菌などの微生物の働

き（**発酵**）を利用する加工方法。発酵作用によってできた食品を**発酵食品**という

■発酵食品と微生物の種類

発酵食品	微生物の種類
かつお節	カビ
パン，ビール，ワイン	酵母
ヨーグルト，納豆，食酢	細菌
チーズ	細菌＋カビ
漬物	細菌＋酵母
清酒，焼酎	カビ＋酵母
しょうゆ，みそ	カビ＋酵母＋細菌

②**化学的加工**…酸化，中和，加水分解などによって，食品そのものを化学変化させる加工方法

③**物理的加工**…洗浄，粉砕，攪拌（かくはん），混合，乾燥，凍結，成形，燻煙（くんえん），加熱などの操作による加工方法

④**その他の加工**…真空調理，含気（がんき）調理，無菌充填システムを利用した加工方法など

(3) 食品の保存方法

食品が変質や腐敗などによって食用に適さなくなることを防ぐために，さまざまな保存方法が考え出されてきました。どの方法にも微生物の繁殖を抑えるなどの作用があります。

■保存方法と食品の例

低温貯蔵	冷蔵食品，冷凍食品
空気の遮断	缶詰，びん詰
乾燥	スルメ，干ししいたけ，ドライフルーツ
塩蔵	新巻鮭，塩辛，わかめ
酢漬け	ピクルス
燻煙（くんえん）	ベーコン，スモークサーモン

プラスワン

腐敗と発酵

微生物が食品の成分を変化させる作用のうち，人間に有害無益なものを腐敗といい，有益なものを発酵という。

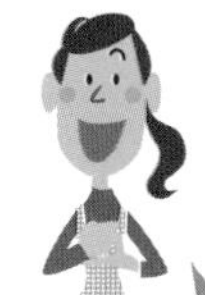

乳を乳酸菌またはカビで発酵させ凝固させたものをナチュラルチーズ，数種類のナチュラルチーズを原料として再加工したものをプロセスチーズといいます。

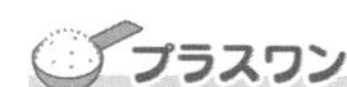

化学的加工の例

水あめ（デンプンにシュウ酸を加え，加水分解する）など。

物理的加工の例

魚の開き，干し柿，小麦や米の粉末化など。

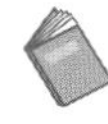

用語

燻煙

木材を高温に熱したときに出る煙を，塩漬けにした肉や魚に当て，煙に含まれる殺菌成分などによって保存性を高める技法。燻煙によって加工される食品を燻製という。

2 加工の方法

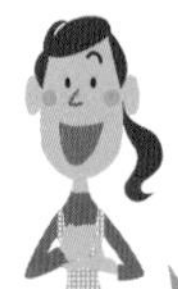

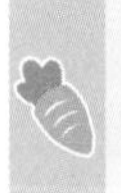

①複数の食品を混合して1つの食品にしたもの，②味付け処理をしたもの，③加熱したものを，加工食品と分類する。

異なる部位でも，同じ種類の混合（同種混合）は，生鮮食品に分類されます。

複数の食品を混合して1つの食品にした加工食品は，異なる種類のものを混合した場合，**異種混合**といいます。

■農産物の加工例

乾燥	干ししいたけ，切り干し大根など
ゆで	ゆでたけのこ，ゆで大豆，ゆでた山菜など
蒸し	蒸したサツマイモやとうもろこし
異種混合	複数の野菜をサラダ用にカットしたもの ※キャベツと紫キャベツの千切りを混合したものは同種混合

■水産物の加工例

乾燥	ひもの，煮干し，乾燥した海藻など
塩蔵	塩蔵わかめ，塩鮭，塩サバ，塩辛など
味付け	甘塩鮭，粕漬け，西京漬け，味噌漬けなど
焼き	かば焼き，焼き魚など
蒸し・ゆで	ゆでだこ，ゆでがになど
フライ用の衣をつけたもの	アジフライやエビフライ用のフライ種など
異種混合	種類の異なる魚を盛り合わせた刺身 ※マグロの赤身とトロを盛り合わせた場合は同種混合

■畜産物の加工例

味付け	焼き肉用，ハンバーグ種など
加熱調理	ローストビーフ，鶏のから揚げ，焼き豚など
蒸し・ゆで	蒸し鶏，温泉卵など
フライ用の衣をつけたもの	とんかつ用のフライ種，メンチカツなど
異種混合	合いびき肉など

(1) 冷凍食品

生の食材，またはその加工品，調理済み食品などを急速に冷凍し，−15℃以下（食品衛生法の基準。微生物が繁殖できない温度）で保存するものをいいます。業界の自主基準では生産から輸送，販売に至るまで，−18℃以下（日本冷凍食品協会の規定。より良い品質維持のための温度）に保つこととしています。冷凍食品には，次のような特性があります。

・急速冷凍なので氷の結晶が小さく，食品組織の破損が少ないため，解凍すればほぼ元の状態に戻る
・低温管理されるため，食中毒等の原因となる微生物の繁殖や品質の変化を抑えることができ，衛生的である
・下ごしらえ（前処理）がされているため，調理時間が短くて済むとともに，不要な部分がほとんどなく，家庭からの生ゴミの排出量を減らせる
・包装することにより，汚染や劣化が防げる

(2) チルド食品

食品の凍結点（食品の水分が固まりはじめる温度）以上で，有害微生物の発育を阻止する限界とされる温度帯（おおよそ−5℃～＋5℃）で流通する食品をいいます。素材の食感や風味が保たれます。

(3) レトルトパウチ食品

食品を耐熱性のプラスチックフィルムとアルミ箔でできた袋またはトレー等の成形容器に密封して，加圧加熱殺菌装置で高圧加熱殺菌（120℃で4分以上）したもので，レトルト食品ともいいます。パウチとは，小さな袋という意味です。

殺菌料や保存料は使用せずに，長期間の常温保存が

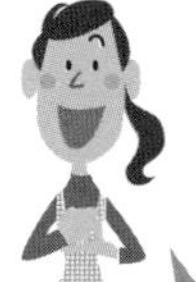

−18℃以下で保存することにより，防腐剤などの保存料を使わなくても品質を保つことができます。

プラスワン

冷凍食品の解凍方法

食品の種類や調理の仕方により使い分ける。

○高周波解凍…電子レンジ
○加熱解凍…湯煎
○流水解凍…流水をかける，浸ける
○自然解凍…室温

プラスワン

生鮮食品か加工食品か

単に凍結させた野菜や果物，単に冷蔵・凍結させた食肉や水産物はどれも生鮮食品に分類される。これに対し，調理冷凍食品，チルド食品，レトルトパウチ食品は加工食品に分類される。

可能です。

(4) インスタント食品

加熱，加温，冷却したり，熱湯や水，牛乳などを加えるだけですぐに食べることができる食品をいいます。

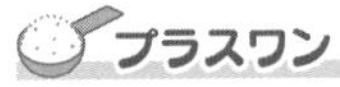

真空調理食品
生または前処理された食材をフィルムで真空包装した後加熱して，急速冷却をした食品。

(5) その他

①びん詰・缶詰

食品をびん，缶に詰めて密封し，加熱殺菌（120℃で4分以上）したもの

②無菌充填包装食品

食品，食材を殺菌し，無菌の包装材で密封したもの

③半乾燥または濃縮食品

加熱して，食品の一部の水分を蒸発させたもの

④乾燥食品

加熱または凍結乾燥により，食品を乾燥させたもの

チェック&テスト

キーポイント	できたらチェック ☑		
加工の目的・分類	□	1	加工食品には保存性の向上，食べやすくすること，安全性の確保などといった目的がある。
	□	2	微生物の働きを利用した加工方法を，化学的加工という。
	□	3	食品の保存方法として，乾燥，塩蔵，燻煙などが挙げられる。
加工の方法	□	4	冷凍食品は－18℃以下で保存するものと，食品衛生法で定められている。
	□	5	レトルトパウチ食品とびん詰の加熱温度・時間は同じで，120℃で4分以上である。

解 答 1.○／2.× 化学的加工ではなく，生物的加工である／3.○／4.×食品衛生法の規定は－15℃以下。－18℃以下は，日本冷凍食品協会の規定／5.○

Lesson 3 加工食品の種類

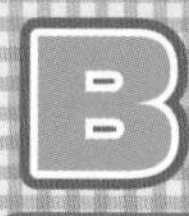

頻出度

いろいろな食品の加工品とその特徴について学習しましょう。アルコール飲料や茶については，それぞれの分類の仕方も大切です。

1 いろいろな食品の加工

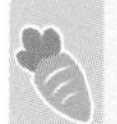

茶とアルコール飲料は，どちらも製法の違いによって分類される。

(1) 穀類の加工品

①米の加工品

・うるち米…新粉，上新粉，ビーフンなど

・もち米……白玉粉，道明寺粉，餅，あられなど

②小麦の加工品

小麦の胚乳部分を粉にしたものが**小麦粉**です。含まれるグルテンの量によって，3種類に分けられます。

少ない←	グルテンの量	→多い
薄力粉	中力粉	強力粉
ケーキ，クッキー など	うどん，中華めん など	パン，パスタ など

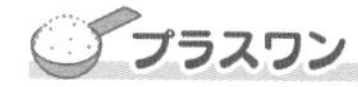

ポリフェノール

抗酸化力があり，人体によくない活性酸素を除去する植物成分。大豆に含まれるイソフラボン，茶に含まれるカテキンやタンニンなどはポリフェノールの仲間である。チョコレートにも含まれている。

(2) 大豆の加工品

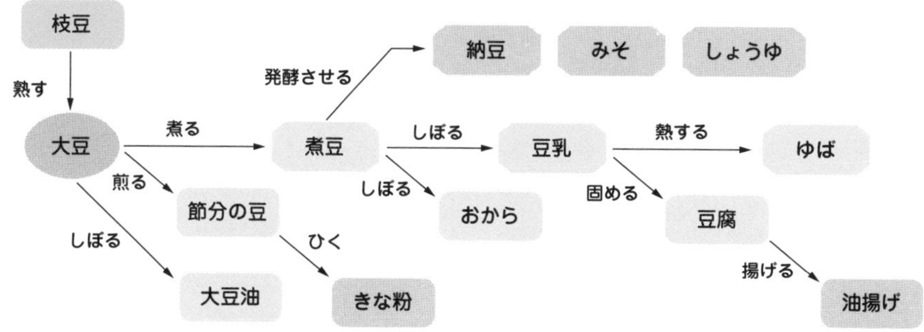

(3) 水産練り製品

魚肉などに食塩を加えてすりつぶし，のり状（ゲル）にしてから成型，加熱調理したものをいいます。かまぼこ，ちくわ，さつま揚げなどがあり，弾力があることが特徴です。

(4) ソーセージ

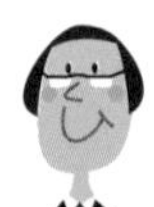

ソーセージは，大きさによって，ウインナー，フランクフルト，ボロニアの３種類に分類されます。

肉や内臓をすりつぶして豚の腸などに詰め，燻煙法などで調理したものの総称です。燻製にすると保存期間を長くできます。

(5) 菓子類

典型的な加工食品で，さまざまなジャンル（和菓子，洋菓子，スナック菓子など）に分けられます。

(6) 油脂類

油脂類の加工品には，マーガリン，バター，ショートニングなどがあります。

(7) アルコール飲料

アルコール飲料は，原料のほか，国や地域によっても異なるなど，多種多様な製品があります。

製造方法によって３つに分類されます。

醸造酒	糖質原料（穀類，果実など）を酵母によってアルコール発酵させたもの。発酵液をそのまま，あるいは濾過（ろか）する	ビール，ワイン，清酒，紹興酒 など
蒸留酒	醸造酒を蒸留したもの。蒸留により，アルコール度数が高くなり，揮発性の香気成分が放出される	焼酎（しょうちゅう），泡盛，ウイスキー，ブランデーなど
混成酒	醸造酒や蒸留酒を原料に香味や甘味料，着色料，調味料などを加えたもの	梅酒，リキュール類，みりん など

(8) 非アルコール飲料

①果実飲料

果汁をしぼってつくられたもの。薄めたり調味料や香料を加えたものなどさまざまな種類があります。ジュースと表示できるのは，果汁100％の場合に限られます。しぼったそのままの**ストレート**ジュースと，しぼった果汁を一度濃縮してから水で戻して果汁100％の状態にした**濃縮還元**ジュースがあります。

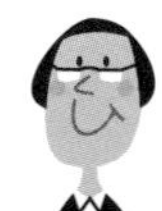

果汁10％以上100％未満のものは「果汁入り飲料」と呼びます。

②炭酸飲料

天然水に炭酸ガスを加えたり，天然の鉱泉水に砂糖やブドウ糖の糖液，香料，着色料，炭酸ガスを加えた清涼飲料。(例／ソーダ，コーラなど)

③アルカロイド飲料

カフェイン，テオブロミンなどの**アルカロイド**を含む飲料をいいます（例／茶〔緑茶，紅茶，中国茶〕，コーヒー，ココア，チョコレートなど)。アルカロイドには薬理作用があるといわれています。

茶は，製造方法によって3つに分類されます。

発酵茶	茶葉を完全に発酵させる	紅茶，プーアル茶など
半発酵茶	茶葉の発酵を途中でやめる	ウーロン茶 など
不発酵茶	茶葉を蒸して乾燥させるだけ	緑茶（抹茶，玉露，煎茶，番茶など）

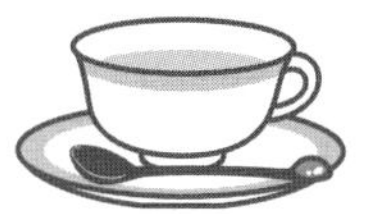

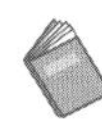

用語

アルカロイド
植物の種子や葉，根に分布する物質。窒素を含む塩基性の有機化合物の一群で，植物塩基ともいう。

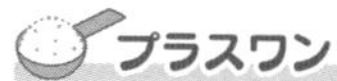

カフェイン
茶やコーヒーなどに含まれる有機化合物。大脳を興奮させる働きがあり，大量に摂取するとめまいなどの症状が起こることもある。

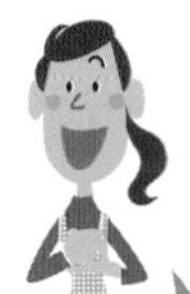

生乳は殺菌していない「牛の乳」で，牛乳は生乳を殺菌処理したものです。

プラスワン

全粉乳と脱脂粉乳

全粉乳は，生乳，牛乳のほとんどの水分を取り除き，粉末状にしたもの。脱脂粉乳は，生乳，牛乳，特別牛乳の乳脂肪分とほとんどの水分を取り除き，粉末状にしたもの。

④牛乳

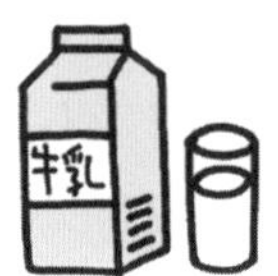

しぼったままの乳（**生乳**）を100％使用し，成分を調整しないで殺菌したもの。生乳から水分や乳脂肪分など，成分の一部を除去したものは，**成分調整牛乳**といいます。

⑤加工乳

牛乳を主原料とし，生乳や牛乳を原料として製造された乳製品（全粉乳，脱脂粉乳，クリーム，バターなど）を加えたもの。

⑥乳飲料

コーヒーや果汁などを使って牛乳や乳製品に風味をつけたもの。

⑦乳酸菌飲料

生乳や牛乳，乳製品に乳酸菌あるいは酵母を加えて発酵させたものを主原料とする飲料です。脱脂乳や脱脂粉乳を使っているものが多く，砂糖や香料，安定剤などを加え，加熱殺菌されています。整腸作用があるといわれています。

チェック＆テスト

キーポイント	できたらチェック ☑
いろいろな食品の加工	□ 1　上新粉，白玉粉，薄力粉は，いずれも米の加工品である。
	□ 2　紅茶は不発酵茶であるが，抹茶や煎茶は発酵茶である。
	□ 3　ビール，清酒，ワインは醸造酒，焼酎，ウイスキー，ブランデーは蒸留酒に分類される。

解 答　1.× 上新粉と白玉粉は米の加工品であるが，薄力粉は小麦の加工品である／2.× 紅茶は発酵茶であり，抹茶や煎茶などの緑茶が不発酵茶である／3.○

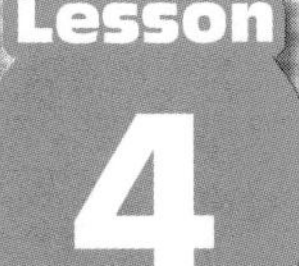

Lesson 4 生鮮食品の表示

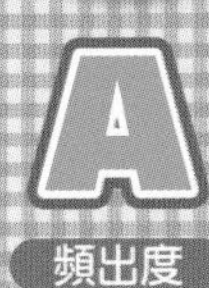

頻出度

生鮮食品（農産物，水産物，畜産物）の表示について学習します。まず，生鮮食品と加工食品の区別が重要です。また，生鮮食品ごとの原産地表示の仕方の違いをしっかりと理解しましょう。

1 食品表示制度

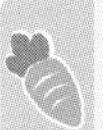

生鮮食品は，「名称」と「原産地」の表示が義務づけられている。

(1) 食品表示法と食品表示基準

食品の表示については従来，JAS法，食品衛生法，健康増進法が異なる目的のもとにルールを定めていたため複雑なものになっていました。そこで2015（平成27）年４月から**食品表示法**が施行され，上記３法による食品表示の規定を統合して，消費者，事業者双方にとってわかりやすい制度に改正されました。具体的なルールは**食品表示基準**に定められ，**食品関連事業者**に基準の遵守を義務づけています。

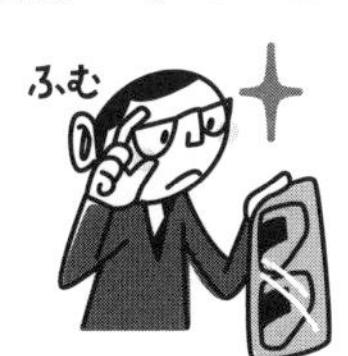

(2) 生鮮食品

生鮮食品とは，加工をしていない食品をいい，大きく**農産物・畜産物・水産物**の３つ（**生鮮３品**）に分けられます。

単に**洗浄**したり**切断**したり，**凍結**させただけのもの

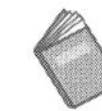

用語

JAS法
「農林物資の規格化等に関する法律」のこと。食品表示法の施行により，JAS法の食品表示に関する規定は食品表示法に移管された。

食品表示基準
従来の法律で定められていた58本の表示基準を統合した内閣府令。

食品関連事業者
食品の製造者，加工者，輸入者または販売者。

は加工食品ではなく，生鮮食品として扱われます。

生鮮食品扱いの例

・キャベツだけの千切り
・豚肉だけの挽き肉
・マグロだけの刺し身
（マグロの赤身とトロの盛り合わせや，黒マグロとミナミマグロの刺し身の盛り合わせなども，マグロとして同種であるため，生鮮食品扱いになる）

(3) 生鮮食品の表示

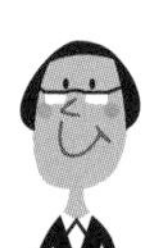

「名称」については，その生鮮食品の一般的な名称を表示することとされています。

生鮮食品には「**名称**」と「**原産地**」などを表示することが義務づけられています。

表示する際には，漢字，ひらがな，カタカナを使用し，必ずすべてを**日本語で表示**しなければなりません。外国語による表示や，アルファベットを用いた略称・通称などは認められていません。

【表示できるものの例】		【表示できないものの例】	
・アメリカ	・米国	・USA	・US
・オーストラリア	・豪州	・AUS	・オージービーフ

ただし，原産地を日本語で正確に表記している場合には，アメリカンビーフ，オージービーフというような表示を併記することができます。

容器に入れられたり**包装**されたりしている場合は，その見やすい箇所に表示します。これに対し，容器・包装がない場合には，**商品に近接した場所**に立て札や段ボールの掲示板などを使って表示します。

流通業者（卸売業者，輸入業者等）の場合は，容器もしくは包装の見やすい箇所，送り状，納品書などに

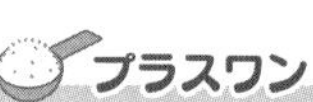

農協（JA）に出荷する場合

農協が消費者への販売まで委託されているものと考えられるため，生産者から農協に出荷する時点では，原産地の表示などはしなくてもよい。

表示すれば，表示義務を果たしたものとされます。

なお，生産者が生産したその場で一般消費者に直接販売する場合や，レストランなどで提供する生鮮食品については，表示制度の適用範囲外となります。

2 農産物の表示

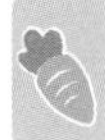

国産品には都道府県名，輸入品には原産国名を表示するのが原則。

(1) 農産物とは

野菜（きのこ類・山菜類を含む）や果実のほかに，米穀（玄米，精米），麦類，豆類，雑穀（とうもろこし，そば等）などが農産物に含まれます。

(2) 原産地表示について

■農産物の表示の例

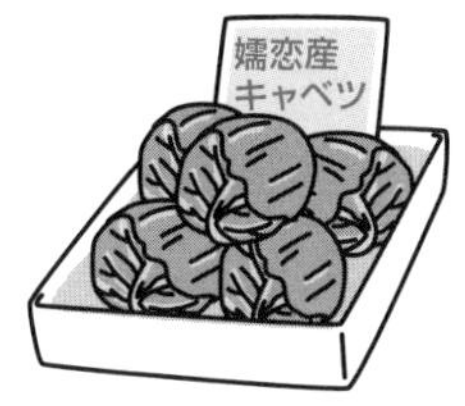

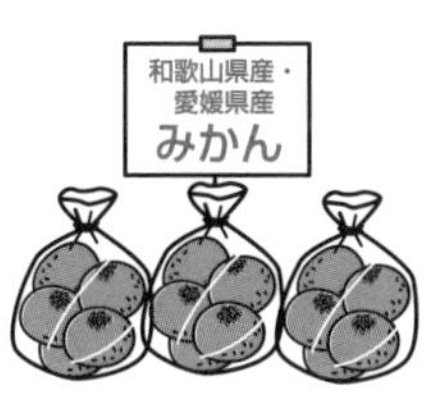

国産品は原則として**都道府県名**を表示します。ただし，市町村名や旧国名その他一般に知られている地名（信州，津軽，下仁田，淡路島など）を原産地として表示することもできます。輸入品の場合は**原産国名**を表示しますが，やはり一般に知られた地名（カリフォルニアなど）を原産地として表示することができます。

農産物の原産地表示については，同じ種類であっても複数の原産地のものを一緒にしている場合，全体の**重量**に占める割合が高い**原産地**から表示します。占める割合が低い場合でも，「その他」や「他」というよ

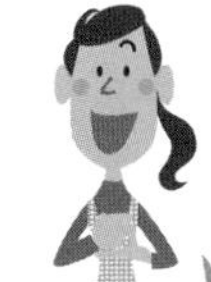

きのこ類や山菜類などの林産物も，食品表示基準では農産物に含まれます。

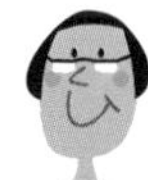

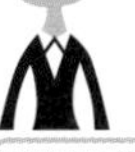

果実類などを店舗内でカットして，その場で飲食用として販売するような場合は表示義務の対象となりません。

うな表示はできず，すべての原産地の名称を表示しなければなりません。

また，販売店が店内で次亜塩素酸ナトリウムなどによる殺菌洗浄処理を行っていても，農産物に変化を与えないため，生鮮食品の扱いになります。

（3）袋詰めされた米穀

玄米，精米で容器包装やパック詰め，袋詰めされたものは，生鮮食品に含まれます。このため，「玄米及び精米品質表示基準」に基づいて，名称と原料玄米など決められた表示をしなければなりません。

「新米」と表示することができるのは，生産された年の12月31日までです。翌年の１月１日からは表示できません。

原料玄米とは，精米して白米にすることを前提としている玄米をいいます（白米の原料という意味から）。

■米穀の表示項目

名称
原料玄米(単一原料米であるか複合原料米であるか)
内容量
調製，精米あるいは輸入された年月日
販売者の氏名または名称，住所，電話番号

・単一原料米…産地，品種，生産年が同じ原料玄米を使用しているという証明を受けた米

■単一原料米の表示

原料玄米	産地	品種	産年
	単一原料米		
	A県	○○○	○年度

・複合原料米…産地，品種，生産年が複数にわたる原料玄米を使用している米。混合しているという意味でブレンド米と呼ばれる

■複合原料米の表示

	産地	品種	産年	使用割合
原料玄米	複合原料米			
	国内産			100%
	A 県	○○○	○年度	70%
	B 県	△△△	△年度	30%

3 畜産物の表示

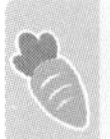

国産品には「国産」と表示するのが原則。輸入品には原産国名を表示する。

(1) 畜産物とは

牛，豚，鶏などの肉類のほか，鶏卵などの食用鳥卵（殻付きのものに限る），乳などが含まれます。

(2) 原産地表示について

国産品には「**国産**（または国内産）」と表示します。ただし，国産品に限り，主たる飼養地（最も長く飼養されていた場所）の属する都道府県名や市町村名，旧国名その他一般に知られている地名を原産地として表示することができ，この場合「国産」の表示は省略できます。

神戸牛，松阪牛などの地名を冠した**銘柄名**を表示する場合は，銘柄名に含まれている地名が主たる飼養地と同一であれば，国産である旨の表示を省略できます。

輸入品は必ず**原産国名**を表示します。ただし，生体で輸入して日本国内でも飼養した場合は，飼養期間の長さによって原産地が決まります。つまり，「国産」「国内産」と表示されていても，日本国内で生まれ，育ったということを意味していない場合があるということになります。

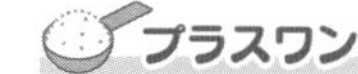

パック詰めの鶏卵

名称と原産地のほかにアレルゲン（特定原材料由来の添加物を含むものに限る），保存方法，賞味期限，使用の方法なども表示する。生食用のものは10℃以下で保存することが望ましい旨も表示する。

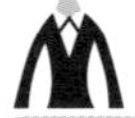

地卵＝赤玉ではありません。卵の殻の色は鶏の品種によるもので，また，栄養価は地卵も赤玉も白玉と変わりません。

プラスワン

鶏卵のサイズ

重量によって，LL，L，M，MS，S，SSの6つの段階に区分されている。

3章 食品学

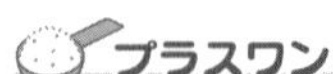

パック詰めの食肉
名称と原産地のほかにアレルゲン（特定原材料由来の添加物を含む場合に限る），保存方法，消費期限または賞味期限，添加物なども表示する。

①A国での飼養期間のほうが長い→原産地：A国

A国 （18か月）	国内 （12か月）

原産国名として「A国」と表示

②国内での飼養期間のほうが長い→原産地：日本

A国 （12か月）	国内 （18か月）

「国産」と表示

なお，牛肉，豚肉等の名称のほかに，部位（もも，ロースなど）や用途（焼き肉用など）が業界ルール等によって表示されます。

■食肉の食品表示の例

- 国産　豚ロース肉
- 黒毛和牛　ステーキ用（宮崎県産）
- 米沢牛　切り落とし
- 豪州産　牛肩ロース

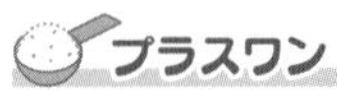

黒豚
純粋のバークシャー種の豚の肉。もともとはイングランド原産。

SPF豚
特定の病原菌を持っていないことが証明された豚のこと。無菌豚ではない。

「和牛」とは，黒毛和種，褐毛和種，日本短角種，無角和種の４品種と，４品種の交配によって生まれた交雑種で，国内で出生し，国内で飼養されたものをいいます。「国産牛」と同じ意味ではないことに注意しましょう。また，「和牛」と表記しただけでは原産地を示していることにはならず，上記の黒毛和牛の例のように別に原産地表示が必要になります。

4 水産物の表示

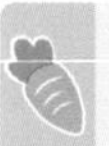

国産品には水域名を表示するのが原則。輸入品には原産国名を表示する。

(1) 水産物とは

魚介類や海藻類などのほか，海産ほ乳類も含まれます。

(2) 原産地の表示

国産品は，漁獲した**水域名**（銚子沖，玄界灘など）を原産地として表示します。マグロのように広範囲に回遊する魚種もありますが，たとえば北太平洋で漁獲したことが確認できるのであれば「北太平洋」と表示します。ただし，漁獲した水域の特定が困難な場合に限り，**水揚げ港**またはその属する**都道府県名**を表示することができます。養殖の場合は，主な養殖場が属する都道府県名です。輸入品は**原産国名**を表示します。

なお，水域名に水揚げ港または都道府県名を併記することや，原産国名に水域名を併記することは認められています。水産物のうち，貝類については，「砂ぬき」をした場所ではなく，その貝を獲った場所が原産地となります。輸入品の場合，「砂ぬき」を国内でしても，獲った国を原産国として表示しなければなりません。

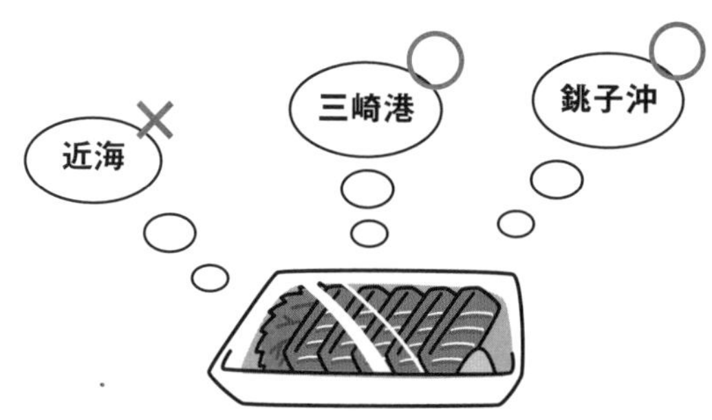

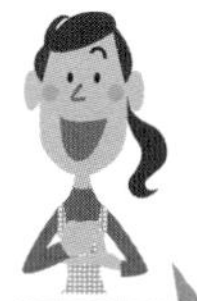

養殖でないものについて「天然」と表示することは認められていますが，表示の義務はありません。

(3) その他の表示

名称と原産地のほか，凍結させた水産物を解凍したものには「**解凍**」（「冷凍」ではないので注意），また養殖されたものには「**養殖**」と表示しなければなりません。

プラスワン

パック詰めの切り身・むき身にした魚介類

名称と原産地のほかにアレルゲン（特定原材料由来の添加物を含む場合に限る），保存方法，消費期限または賞味期限，添加物なども表示する（なお，フグには特別の表示が必要）。

なお，単品の刺し身に「つま」が添えられていても，主たる商品である刺し身について名称・原産地の表示があればよく，添え物についての表示は不要です。

■水産物の食品表示の例

国産品	•ニシン　石狩湾 •シジミ　宍道湖 •アユ　四万十川 •サンマ　三陸沖（大船渡港） •スルメイカ　日本海（新潟県） •ミナミマグロ　解凍　焼津港 •養殖　ブリ　鹿児島県産
輸入品	•キングサーモン　カナダ •ハマグリ　中国 •タコ　モロッコ（大西洋） •タラバガニ　ロシア（オホーツク海）

チェック&テスト

キーポイント	できたらチェック ☑
食品表示制度	□ 1　単に洗浄したり切断したり，凍結させたものは生鮮食品として扱われる。
	□ 2　生鮮食品で容器や包装がない場合，名称や原産地の表示はしなくてもよい。
農産物の表示	□ 3　国産品の原産地は，市町村名で表示するのが原則である。
	□ 4　輸入品でも，一般に知られた地名を原産地として表示できる。
畜産物の表示	□ 5　国産品の場合，都道府県名を原産地表示とすることもできる。
	□ 6　輸入品に「国産」と表示してはいけない。
水産物の表示	□ 7　国産品には，水揚げ港を表示するのが原則とされている。
	□ 8　凍結させた水産物を解凍したものには，「解凍」と表示する。

解 答　1.○／2.× 立て札などを使い，商品に近接した場所に表示しなければならない／3.× 市町村名ではなく，都道府県名が原則である／4.○／5.○／6.× 生体で輸入してから日本国内での飼養期間のほうが長いものについては「国産」と表示する／7.× 水揚げ港ではなく，水域名が原則である／8.○

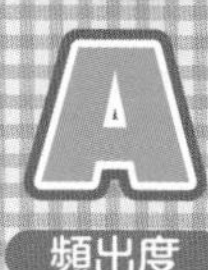

Lesson 5 加工食品の表示

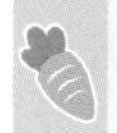

頻出度 A

食品表示基準による加工食品の表示を中心に学習します。特にどのような加工食品が表示対象となるのか，複合原材料とは何か，原料原産地名の表示が必要となるのはどんな場合か，などが重要です。

1 表示の対象となる範囲

表示対象となる加工食品は，容器に入れられたもの，包装されたものに限られる。

すべての加工食品に表示が義務づけられているわけではなく，一般消費者に販売される加工食品のうち，**容器**に入れられたもの，または**包装**されたものが表示の対象となります。ただし，飲料食品を製造加工して**直接販売**する場合には，たとえ包装パックなどの容器に入れても表示の対象外です。

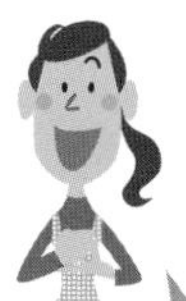

生鮮食品は，包装などがされていなくても表示が義務づけられています。➡ P.106参照

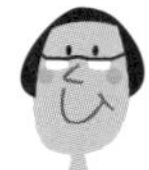

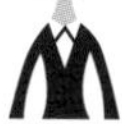

製造加工して直接販売する店の場合，品質はその店に聞けばわかるので，食品表示基準による表示は免除されるのです。

■加工食品の表示例

(表示対象)
- 工場で製造した総菜をスーパーが仕入れて小売する場合
- コンビニで販売しているお弁当

(表示対象外)
- バックヤードで製造した総菜など
- 製造・加工された同一敷地内で提供される飲食物
- ファストフードのテイクアウト
- 宅配ピザや寿司の出前などのデリバリー形態

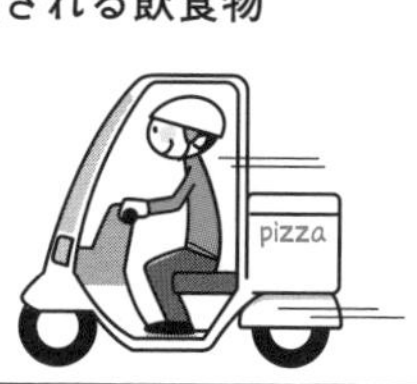

2 表示する事項

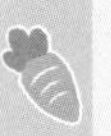

加工食品は，「名称」「原材料名」「消費期限または賞味期限」などの表示が義務づけられている。

(1) 基本的な義務表示事項

次の①～⑥の６項目が義務表示事項とされます。

■加工食品の表示例

名　称	お弁当
原材料名	ご飯（国産），煮物（じゃがいも，にんじん，しいたけ，その他），厚焼卵，キャベツ，のり／調味料（アミノ酸等），酸化防止剤（V.C）
内容量	250 g
消費期限	20XX.10.15
保存方法	直射日光，高温多湿を避け，お早めにお召し上がり下さい
製造者	○○株式会社　○○県○○市○○町…

①名称

一般的な名称を表示します。

②原材料名・添加物

原材料名を**重量の割合が高い順**に表示し，**添加物**を原材料と明確に区別して**重量の割合が高い順**に表示します（上記表示例では，原材料名のあとに，改行して添加物〔調味料など〕を表示）。

なお，上記表示例の「煮物」のように２種類以上の原材料からなる原材料を「**複合原材料**」といいます。複合原材料名のあとにカッコを付け，複合原材料に占める割合が高い原材料から順に表示します。ただし，省略が認められる場合もあり，たとえば，複合原材料の原材料が３種類以上ある場合，複合原材料に占める重量の割合が３位以下で，かつその割合が５％未満の

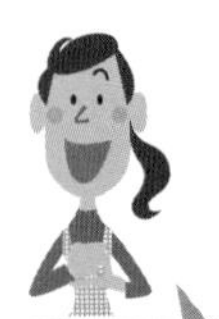

商品名が一般的な名称である場合は，商品名を名称として表示することもできます。

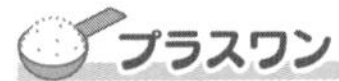

原材料名と添加物とを明確に区別するための方法

- 改行する
- スラッシュ等で区分する
- 原材料名とは別個に添加物の欄を設ける

原材料は「その他」とすることができます。

③内容量

食品の重さ，体積，または個数を表示します。

④期限表示

品質が急速に劣化しやすい食品には「**消費期限**」であることを示す年・月・日を表示し，それ以外の食品には「**賞味期限**」であることを示す年・月・日（3か月を超える場合は年・月のみでもよい）を表示します。

消費期限，賞味期限については，「定められた方法で保存する」「容器包装が開封されていない」という条件下での期限になります。冷蔵保存のものを常温で保存していたり，開封したものを保存していたなどの場合，表示されている期限は適用されず，できるだけ早く食べることが大切です。なお，消費期限や賞味期限は，法的に決められているわけではありません。化学的・合理的根拠に基づき，安全も考慮したうえで，製造業者等が独自に決めて表示しています。

■消費期限と賞味期限

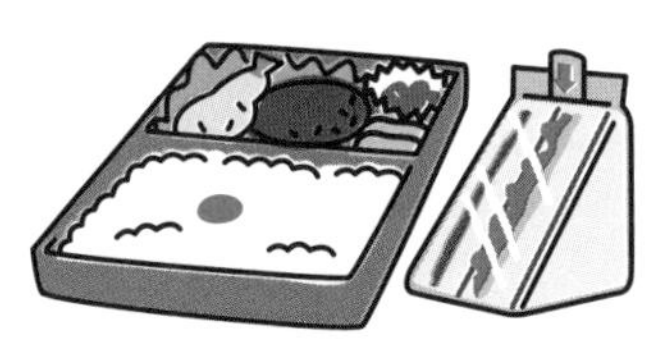

消費期限

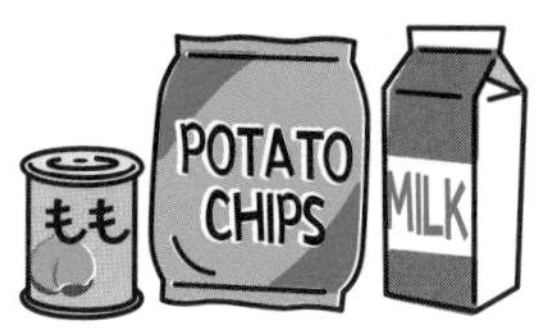

賞味期限

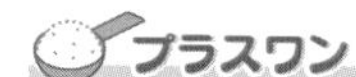

プラスワン

製造年月日など

かつては製造年月日の表示が義務づけられていたが，現在では製造年月日（または加工日）の表示は義務づけられていない。

また，「品質保持期限」という用語も現在では使われていない。

3章　食品学

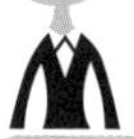

製造日，加工日や製造時間が表示されていることがありますが，それらは任意であり，法律で定められていたり推奨されているわけではありません。

	消費期限	賞味期限
意味	定められた方法で保存した場合，腐敗等の品質の劣化により安全性を欠くこととなるおそれがないと認められる期限	定められた方法で保存した場合，期待されるすべての品質の保持が十分可能であると認められる期限
表示方法	「年・月・日」で表示	原則「年・月・日」。期間3か月超の場合は「年・月」でも可
対象食品	弁当，総菜，サンドイッチ，生菓子など	缶詰，スナック菓子，牛乳，冷凍食品など
期限超過の場合	期限を過ぎたら食べないほうがよい	期限を過ぎても食べられないわけではない

⑤保存方法

開封前の保存方法として「10℃以下で保存する」,「直射日光を避ける」などの表示をします。

⑥食品関連事業者の氏名等・製造所の所在地等

製造業者，輸入業者などのうち，表示内容に責任を有する者の氏名（または名称）と住所を表示します。

製造所または加工所の所在地のほか，製造者または加工者の氏名（または名称）を表示します。

(2) 原料原産地名が必要な場合

加工食品の中には，カット野菜ミックスなどのように生鮮食品と区別しにくいものも含まれています。そこで，このような生鮮食品に近いもの（「**対象加工食品（22食品群）**」という）については，主な原材料のみ原料原産地名の表示が義務づけられています。「主な原材料」とは，原材料に占める重量の割合が最も多い生鮮食品であって，かつ，その割合が**50%以上**のものを指します。

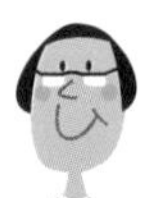

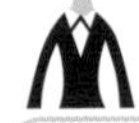

対象加工食品の原料原産地名の表示義務は，主な原材料についてのみです。すべての原材料についてではありません。

■対象加工食品の例

区分	内容
農産物	①乾燥キノコ類，乾燥野菜，乾燥果実（フレーク状，粉末状にしたものを除く）
	②塩蔵したキノコ類，塩蔵野菜，塩蔵果実
	③ゆでたキノコ類，蒸したキノコ類，ゆでた野菜，蒸した野菜，ゆでた豆類，蒸した豆類，餡
	④異種混合したカット野菜，異種混合したカット果実，異種混合したカット野菜・果実・キノコ類
	⑤緑茶，緑茶飲料
	⑥餅
	⑦炒りさや落花生，炒り落花生，あげ落花生，炒り豆類
	⑧黒糖および黒糖加工品
	⑨コンニャク
水産物	⑩素干魚介類，塩干魚介類，煮干魚介類，昆布，干し海苔，焼き海苔，その他干した海藻類
	⑪塩蔵魚介類，塩蔵海藻類
	⑫調味した魚介類および海藻類
	⑬昆布巻
	⑭ゆでた魚介類，蒸した魚介類，ゆでた海藻類，蒸した海藻類
	⑮表面をあぶった魚介類
	⑯フライ種として衣を付けた魚介類
畜産物	⑰調味した食肉
	⑱ゆでた食肉，蒸した食肉，ゆでた食用鶏卵，蒸した食用鶏卵
	⑲表面をあぶった食肉
	⑳フライ種として衣を付けた食肉
	㉑合い挽き肉，その他異種混合した食肉
その他	㉒上記④異種混合したカット野菜，異種混合したカット果実，異種混合したカット野菜・果実・キノコ類，上記㉑合い挽き肉，その他異種混合した食肉のほか，生鮮食品を異種混合したもの（切らずに詰め合わせたものを除く）

上記の対象加工食品のほか，**原料原産地表示が必要**な個別食品として，次の**個別５品目**が挙げられています。

■個別5品目

- ・農産物漬物
- ・うなぎ加工食品
- ・かつお節
- ・野菜冷凍食品
- ・おにぎり（米飯類を巻く目的で，のりを原材料として使用しているものに限る）

おにぎりは，2017（平成29）年に始まった，新たな原料原産地表示制度で個別品目に追加されました。この制度では，輸入品以外のすべての加工食品への原料原産地名の表示が義務づけられることになりました。

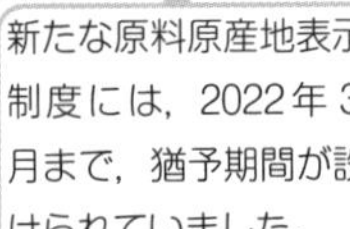

新たな原料原産地表示制度には，2022年3月まで，猶予期間が設けられていました。

おにぎりの対象となるのは，消費者が購入する際にすでにのりが巻かれているもの，食べる前に自らのりを巻くような形態のものです。ただし，太巻きや軍艦巻きなどの寿司は対象となりません。

対象加工食品と5種類の個別品目の場合，表示義務が発生するのは，重量割合が上位1位の原材料であり，重量比率が50%以上のものについてです。

新たな原料原産地表示制度では，輸入品を除くすべての加工食品の原材料のうち，重量比率が1位になるものを対象としています。

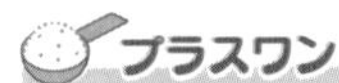

輸入品の場合

加工食品が輸入品である場合は，輸入業者の氏名（または名称）と営業所の所在地を表示するほか，その食品を最終的に加工した国の名称を原産国名として表示する。

(3) 表示事項の一部を省略できる主な場合

次の①～⑥の場合，右の表示事項を省略できます。

①	容器包装の表示可能面積が30cm²以下であるもの	原材料名，添加物，原料原産地名等
②	原材料が1種類のみのもの（缶詰，食肉製品除く）	原材料名

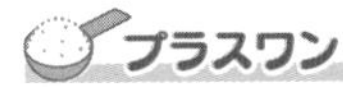

業務用加工食品の場合

消費者向けの一般用とは異なり，業務用加工食品については内容量や栄養成分表示が必要とされていない反面，アレルゲン等の表示が義務づけられている。

③	常温で保存すること以外に保存方法に留意すべき事項がないもの	保存方法
④	内容量を外見上容易に識別できるもの	内容量
⑤	品質の劣化が極めて少ないチューインガムなど	期限表示
⑥	表示内容に責任を有する者の住所等が製造所の所在地等と同一である場合	製造所の所在地等

3 牛乳の表示

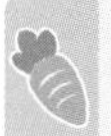

牛乳は，殺菌方法によって期限表示が異なる。

(1) 牛乳の殺菌方法

原料が生乳100％のものだけが，牛乳と表示することができます。

また，殺菌方法によって，消費期限，賞味期限の表示が異なります。これは，食品衛生法に基づいて定められている「乳及び乳製品の成分規格等に関する省令」で決められています。

■牛乳の主な殺菌方法と期限表示

- 低温長時間殺菌法…63～65℃で30分間加熱。パスチャライズと呼ばれる。熱処理による成分の変性が少ない。消費期限を表示。
- 超高温殺菌法…120～150℃で1～4秒間加熱。賞味期限を表示。

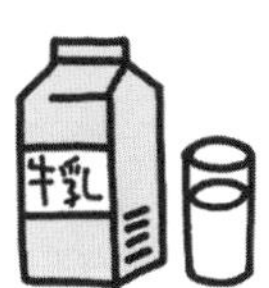

用語

公正競争規約
景品表示法に基づいて認定された業界の自主ルールのこと。飲用乳は食品表示基準に基づく表示のほかに，牛乳業界が定めた「飲用乳の表示に関する公正競争規約」に基づく表示が必要とされる。

(2) 飲用乳の表示

公正競争規約に従って表示されます。

■牛乳（成分無調整）の表示例

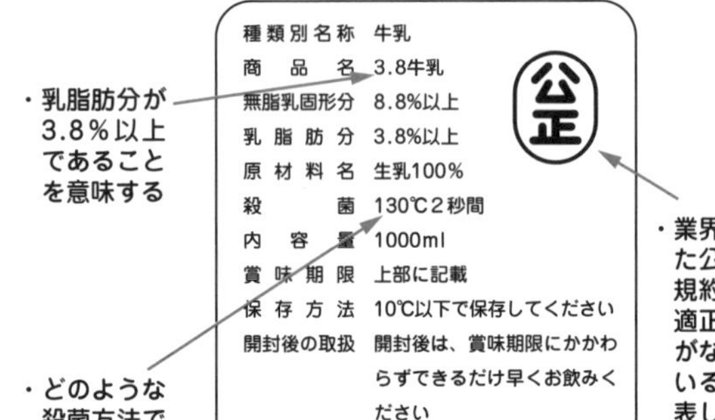

チェック&テスト

キーポイント	できたらチェック☑	
表示の対象となる範囲	□ 1	食品表示基準に基づく表示が義務づけられる一般用加工食品は，容器に入れられたもの，または包装されたものである。
	□ 2	飲食料品を製造加工して一般消費者に直接販売する場合も表示対象となる。
表示する事項	□ 3	「複合原材料」とは，２種類以上の原材料からなる原材料をいう。
	□ 4	弁当や総菜など，品質の劣化が早い食品には賞味期限を表示する。
	□ 5	生鮮食品に近い加工食品については，原材料のすべてに原料原産地名の表示が義務づけられている。
	□ 6	原材料と添加物は，両方合わせて重量の割合が高い順に並べる。
牛乳の表示	□ 7	原料が生乳100%でなければ名称を「牛乳」と表示できない。

解答 1.○／2.× 製造加工して一般消費者に直接販売する場合は対象外／3.○／4.× 品質の劣化が早い食品には消費期限を表示する／5.× 主な原材料にのみ義務づけられている／6.× 原材料と添加物は明確に区別して，それぞれ重量の割合が高い順に表示する／7.○

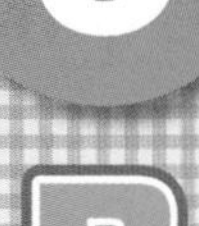
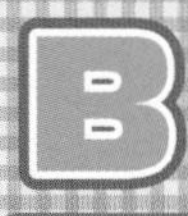

Lesson 6 さまざまな食品表示

B 頻出度

「有機」と表示できるのはどのような場合か，遺伝子組換え表示やアレルギー表示が義務づけられている食品は何か，などが重要です。また，栄養成分表示についても理解しましょう。

1 いろいろな食品マーク

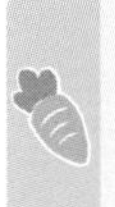

JAS（日本農林規格）に関するマークはいくつかあるが，そのうち3つのマークを統合し，新しい特色JASマークとなった。

(1) JAS法に基づいたマーク

①JASマーク

JAS規格に合格した食品（カップ麺やしょうゆ，果実飲料など）に表示することができます。表示は義務ではありません。

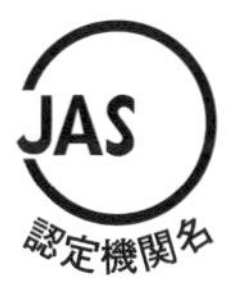

②特色JASマーク

特色のあるJASのマークとして，これまであった３種類のマーク（特定JASマーク，生産情報公表JASマーク，定温管理流通JASマーク）を統合して，**特色JASマーク**ができました。

日本産品やサービスのさらなる差別化・ブランド化に向け，消費者に対し高い付加価値やこだわり，優れた品質や技術などをわかりやすくアピールすることが期待されます。

用語

JAS
Japanese Agricultural Standardの頭文字。「日本農林規格」の略称であり，JAS規格はJAS法によって定められた制度である。

特定JASマーク：特別な生産方法や製造方法についての特定JAS規格を満たす食品や品質等に特色がある製品に表示	生産情報公表JASマーク：肥料や農薬の使用状況など，JAS規格に定める生産情報を公表している食品に表示	定温管理流通JASマーク：製造から販売まで一貫して一定の温度を保つなど流通の方法に特色のある食品に表示
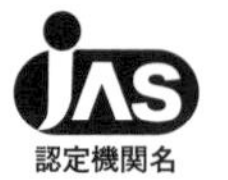	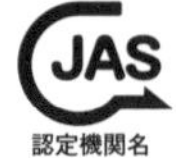	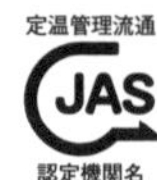
熟成ハム類，りんごストレートピュアジュースなど	牛肉，豚肉，農産物，養殖魚など	米飯を使った弁当類など

統合

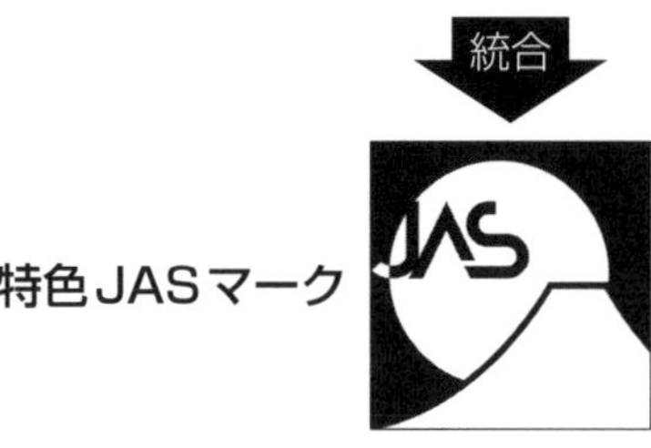

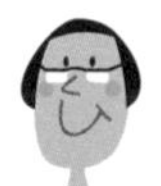

有機JASマークが付けられたものでなければ「有機」または「オーガニック」などの表示ができません。

③有機JASマーク

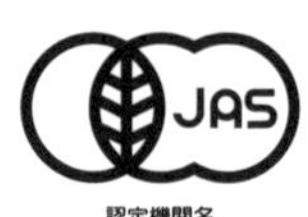

有機農産物のほかに，有機飼料，有機畜産物，有機加工食品にも付けることができます。

有機農産物とは，堆肥などで土づくりを行い，栽培中だけでなく種まきや植えつけ前2年以上（多年生作物は収穫前3年以上），原則として農薬と化学肥料を使わず，遺伝子組換え技術を用いずに生産した農産物をいいます。事業者の申請に基づいて登録認定機関が検査し，認定された事業者のみが有機JASマークの表示を許されます。

④特別栽培農産物

特別栽培農産物は，その農産物が栽培されている地域で習慣的に行われている農薬の散布，肥料の施肥と比較して，農薬の使用回数や化学肥料の窒素成分量が50％以下（減農薬・減化学肥料）で栽培されたものを

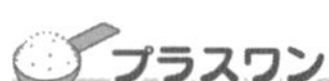

特別栽培農産物
2004年4月以降，「特別栽培農産物に係る表示ガイドライン 改正版」で表記が統一され，「無農薬栽培」「無化学肥料栽培」「減農薬栽培」「減化学肥料栽培」などの表示は禁止となった。

いいます。基準を満たしたうえで都道府県から認証されると，特別栽培農産物と表示することができます。

(2) 保健機能食品

保健機能食品とは，おなかの調子を整える，脂肪の吸収をおだやかにするなど，特定の保健の目的が期待できる（健康の維持および増進に役立つ）という機能性を**表示**できる食品です。次の３種類があります。

①特定保健用食品

健康の維持増進に役立つことが科学的根拠に基づいて認められ，「コレステロールの吸収を抑える」などの表示が許可されている食品です。表示されている効果や安全性については国が審査を行い，**食品ごと**に消費者庁長官が**許可**します。右のマークが付されます。

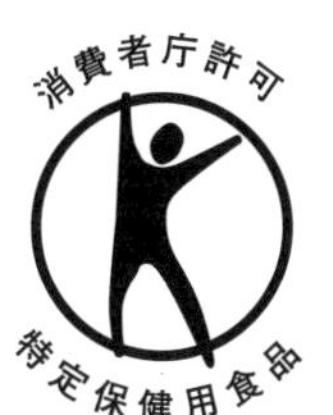

②栄養機能食品

栄養成分（ビタミン・ミネラルなど）の補給のために利用される食品であり，栄養成分の機能を表示できます。**国が設定した基準**を満たせば，**届出や許可**は必要ありません。

③機能性表示食品

2015（平成27）年度から始まった制度により，科学的根拠に基づいた機能性を，事業者の責任において表示した食品です。国による審査や許可は受けませんが，安全性と機能性の根拠に関する情報などを販売前に消費者庁長官に届け出る必要があります（**届出制**）。

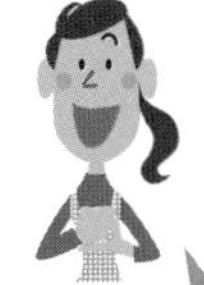

特定保健用食品は，一般的に「トクホ」と呼んでいます。

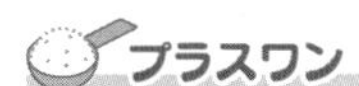

栄養機能食品
n－３系脂肪酸１種，ミネラル６種，ビタミン13種についての基準に適合していると表示できる。また生鮮食品（鶏卵以外）も栄養機能食品の基準の適用対象となった。

機能性を表示できる食品は特定保健用食品と栄養機能食品に限られていましたが，機能性をわかりやすく表示した商品を増やすため，2015（平成27）年度から機能性表示食品の制度がはじまりました。

(3) 特別用途食品

乳児，幼児，妊産婦，病者などの発育，健康の保持・回復などに適するという特別な用途について表示します。**健康増進法**を根拠とする制度で，特別用途食品として販売するには**国の許可**が必要です。右のマークが付されます。

(4) 健康補助食品

国による上記の制度のほかにも，健康補助食品やサプリメントなどと称してさまざまな商品が出回っています。そこで，公益財団法人日本健康・栄養食品協会では**健康補助食品**について規格基準を設定し，その食品の安全面や衛生面，表示内容などを審査して，基準に適合したものに右のような認定マークの表示を許可しています。

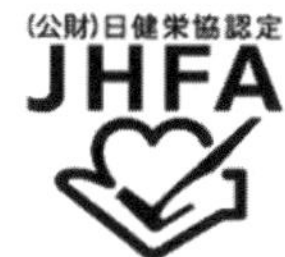

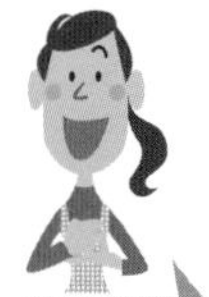

JHFA（日本健康・栄養食品協会の頭文字）のマークは健康補助食品の安全性を保証するものです。

(5) その他のマーク

①Eマーク（地域特産品認証制度）

都道府県が認証した地域の特産品に表示します。その土地でとれた食材を使用した加工食品や，伝統的手法を用いるなど生産方法に特徴がある加工食品です。

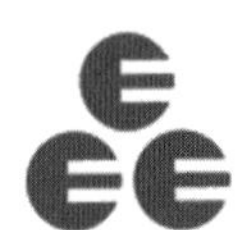

②飲用乳の公正マーク

全国飲用牛乳公正取引協議会が適正な表示をしていることを認めたものに表示します。

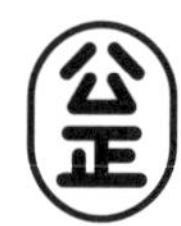

2　遺伝子組換え食品の表示

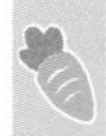

豆腐，納豆，みそは遺伝子組換え表示の対象であるが，しょうゆ，食用油は対象とされない。

(1) 表示対象となる食品

食品表示基準に基づき，**9農産物**またはそれらを**主な原材料**（重量が**上位3位以内**で，かつ全原材料に占める割合が**5%以上**のもの）とする場合，表示が義務づけられています。

(2) 表示方法

①分別生産流通管理を行っている遺伝子組換え食品の場合

（表示例）・大豆（遺伝子組換え）
　　　　　・大豆（遺伝子組換えのものを分別）

②遺伝子組換え食品と遺伝子組換えでない食品の分別生産流通管理を行っていない場合

（表示例）大豆（遺伝子組換え不分別）

上記①と②は**義務表示**ですが，以下の③と④のような遺伝子組換えでない旨の表示は**任意表示**です。

③遺伝子組換えでない食品を，分別生産流通管理のもとに使用している場合

（表示例）・大豆（遺伝子組換えでない）
　　　　　・大豆（遺伝子組換えでないものを分別）

④組換えられた遺伝子およびそれによって生じたたんぱく質が，製造過程において存在しなくなる場合

（表示例）・大豆（遺伝子組換えでない）

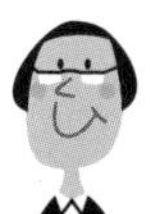
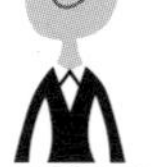

遺伝子組換えの表示は，飲食店などで調理して出すような場合には必要ありません。

プラスワン

遺伝子組換え食品の表示対象「9農産物」
①じゃがいも
②大豆
③てんさい
④とうもろこし
⑤菜種
⑥綿実
⑦アルファルファ
⑧パパイヤ
⑨からしな

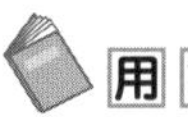

用語

分別生産流通管理
遺伝子組換え農産物と遺伝子組換えでない農産物とを，生産･流通･加工の各段階で相互に混入しないように管理し，そのことが書類等によって証明されていること。

プラスワン

しょうゆ，大豆油など
組換えられた遺伝子等が加工後に検出されないため，遺伝子組換え表示の対象とされていない。

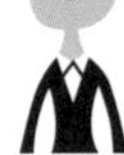

食物アレルギーは有効な治療法がないため，アレルゲンを含む食品を摂取しないことによって防止するしかありません。

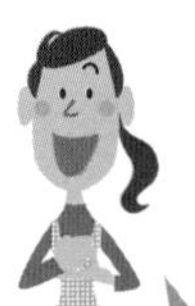

店頭で量り売りされる総菜やパン，外食店のメニュー等には必ずしも表示されないので，注意が必要です。

プラスワン

くるみ

くるみは2023年３月に特定原材料に準ずる品目から特定原材料に変更された。2024年度末まで経過措置期間が設けられている。

3 アレルギー表示

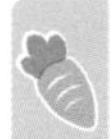

必ずアレルギー表示をする特定原材料は，卵・乳・小麦・エビ・カニ・くるみ・そば・落花生の８品目。

(1) 食物アレルギーと表示制度

食物に含まれる**アレルゲン**（アレルギーの原因となる物質）を異物と認識し，からだが自分自身を防御するために過敏な反応を起こすことを**食物アレルギー**といいます。具体的には，かゆみ，じんま疹(しん)，まぶたの腫(は)れ，腹痛，おう吐，ぜんそく等の症状が現れます。**アナフィラキシーショック**と呼ばれる最も激烈なタイプでは呼吸困難，血圧低下，意識消失などの症状が起こり，死に至る場合もあります。

そこで，特定のアレルギー体質をもつ人の健康被害を防止するため，食品表示基準では，アレルゲンを含む一定の原材料について，表示を行う制度を定めています。

(2) アレルギー表示の対象となる食品

現在，アレルギー表示の対象品目は28品目です。

■アレルギー表示の対象品目

区分	品目	表示
特定原材料 ８品目	卵，乳，小麦，えび，かに，くるみ，そば，落花生（ピーナッツ）	表示を 義務づけ
特定原材料に準ずる20品目	アーモンド，あわび，いか，いくら，オレンジ，キウイフルーツ，牛肉，ごま，さけ，さば，大豆，鶏肉，豚肉，まつたけ，もも，やまいも，りんご，ゼラチン，バナナ，カシューナッツ	表示を 推奨

(3) アレルギー表示の方法

原則は「植物油脂（大豆を含む）」というように個々の原材料・添加物ごとに「～を含む」などと表示します（**個別表示**）。ただし，例外として「一部に大豆・卵・乳成分を含む」などと，最後に**一括表示**することも認められます。

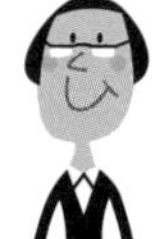

個別表示をする場合，同じアレルギー物質が何度も出てくる場合には，二度目以降のものは省略することができます。

4 栄養成分表示

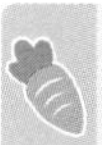

熱量，たんぱく質，脂質，炭水化物，食塩相当量が栄養成分表示の主要５項目。

容器包装に入れられた一般用加工食品と添加物について，**栄養成分表示**が義務化されました。**主要５項目**である①**熱量（エネルギー）**，②**たんぱく質**，③**脂質**，④**炭水化物**，⑤**食塩相当量**の含有量を，この順番で表示します。特にナトリウムの量について，食塩相当量で表示することに注意しましょう。

■栄養成分表示の例（「牛乳」の場合）

栄養成分表示 1本（200ml）当たり	
エネルギー	139kcal
たんぱく質	6.8g
脂　　質	8.0g
炭水化物	10.0g
食塩相当量	0.2g
カルシウム	227mg

表示が義務づけられている栄養成分以外の成分が表示されていることもある

主要５項目以外にも，飽和脂肪酸や食物繊維は表示が推奨されているほか，カルシウム等のミネラルや，ビタミンなどの量も任意で表示することができます。

なお，ナトリウムの量は，ナトリウム塩を添加して

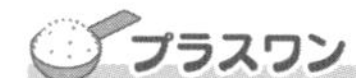

強調表示

「ノンカロリー」「鉄分強化」など健康の保持増進に関わる栄養成分を強調する場合は，その含有量が一定の基準を満たしている必要がある。

食塩相当量の計算方法

食塩相当量（g）＝ナトリウム（mg）×2.54÷1000

いない食品に限り表示できますが，この場合もカッコ内に食塩相当量を併記することとされています。

■許容表示の例（前出「牛乳」の栄養成分表示の場合）

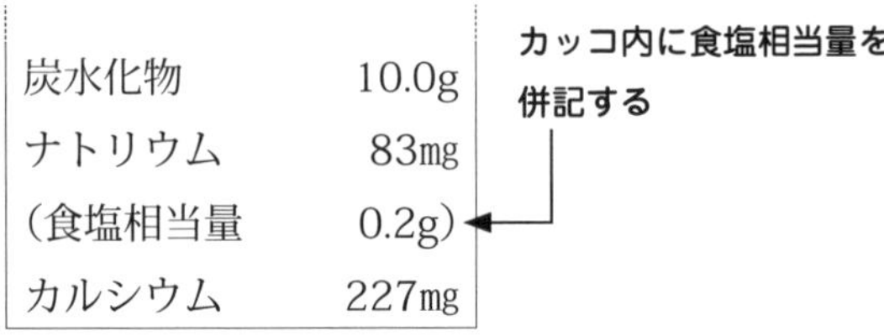

チェック&テスト

キーポイント	できたらチェック☑	
いろいろな食品マーク	□ 1	登録認定機関の検査に合格した事業者は，有機JASマークを付けることにより，「有機○○」の表示ができる。
	□ 2	特定保健用食品，栄養機能食品，機能性表示食品は，食品の機能性を表示することが認められている。
	□ 3	特別用途食品は，食品衛生法を根拠としている。
	□ 4	JHFA認定マークの表示許可は，健康補助食品に関する国の制度である。
遺伝子組換え食品の表示	□ 5	大豆は，遺伝子組換え表示の対象とされる農産物の1つである。
	□ 6	しょうゆは，遺伝子組換え表示の対象となる加工食品である。
アレルギー表示	□ 7	卵，乳，大豆は，いずれも特定原材料に含まれている。
	□ 8	アナフィラキシーショックが起こると，死に至ることもある。
栄養成分表示	□ 9	栄養成分表示が義務化されたのは，熱量（エネルギー），たんぱく質，脂質，炭水化物，食塩相当量の5項目である。
	□ 10	「ノンカロリー」等の表示は，含有量と関係なく認められる。

解答 1.○／2.○／3.×食品衛生法ではなく，健康増進法である／4.×国の制度ではなく，公益財団法人日本健康・栄養食品協会の事業である／5.○／6.× しょうゆは，組換えられた遺伝子等が加工後に検出されないため，表示対象とされていない／7.× 大豆は特定原材料ではなく，特定原材料に準ずるものである／8.○／9.○／10.×「ノンカロリー」等の強調表示は，含有量が一定の基準を満たしていない限り認められない

4章

衛生管理

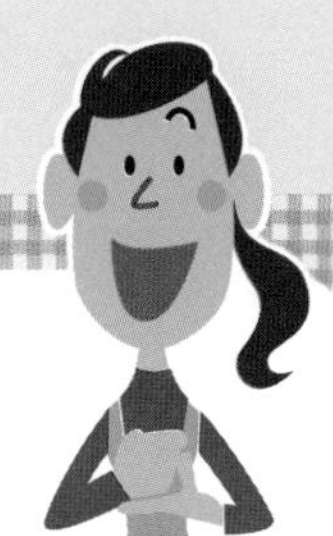

Lesson 1　食中毒とは ……………………… 130

Lesson 2　食中毒の予防 …………………… 138

Lesson 3　食品の変質と衛生管理の手法 …… 143

Lesson 4　食の安全 ………………………… 149

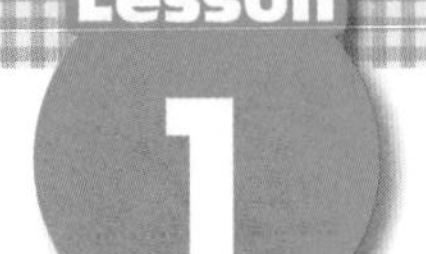

食中毒とは

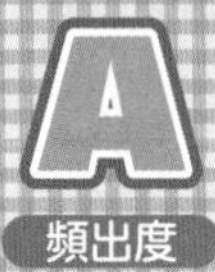

頻出度

食中毒の原因となる物質について学習します。細菌性食中毒の感染型と毒素型の分類，個々の細菌やウイルスの特徴をしっかり押さえましょう。

1 食中毒の症状と原因物質

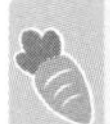

食中毒の原因物質は，細菌，自然毒，ウイルス，化学物質，その他に分類できる。

(1) 食中毒とその症状

飲食物に含まれている有害な物質を摂取することなどによって発症する健康障害を**食中毒**といいます。一般には，おう吐・腹痛・下痢などの急性の**胃腸障害**を引き起こしますが，頬(ほお)や目の下がピクピクする，力が入らない，声が出ないといった**神経系の症状**が出る場合もあります。

家庭では，初期症状が軽い場合は，単なる体調不良や風邪などと勘違いされがちですが，食中毒から死に至るケースもあるため油断は禁物です。

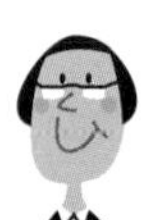

食中毒は，原因物質が包装容器や調理器具，食器などに付着していたことによって発生する場合もあります。食あたりともいいますね。

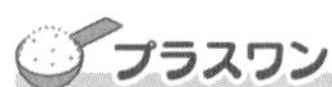

栄養障害

栄養素の摂取量の不足や過剰が原因で起こる状態は，「栄養障害」であり，食中毒とは異なる。

(2) 食中毒の原因物質

食中毒は，その原因物質によって細菌性食中毒，自然毒食中毒，ウイルス性食中毒，化学物質による食中毒，その他のものに分類されます。

①細菌性食中毒

細菌性食中毒は，**感染型**と**毒素型**に分類されます。

病原菌が増殖する条件は，**温度**（種類によるが，最も増殖しやすいのは30 ～ 40℃），**湿度**（水分が多い

ほど増殖しやすい），栄養素（たんぱく質，糖質，ビタミンなど）が必要です。

■細菌性食中毒の種類

感染型	食品内である程度増殖した原因菌が食品とともに体内に取り込まれ，腸管内でさらに増殖して症状を引き起こすもの 例）腸炎ビブリオ，カンピロバクター， サルモネラ属菌 など
毒素型	**①食品内毒素型** 食品内で原因菌が増殖し，そこで産生した毒素が原因物質となるもの 例）黄色ブドウ球菌，ボツリヌス菌， セレウス菌（おう吐型）など **②生体内毒素型** 体内に取り込まれた菌が腸管内で増殖し，産生した毒素が原因物質となるもの 例）腸管出血性大腸菌，ウエルシュ菌， セレウス菌（下痢型）など

②自然毒食中毒

動物性自然毒と植物性自然毒に分けられます。

■主な自然毒とその毒素名

	主なもの	毒素名
動物性	フグ（フグ毒）	テトロドトキシン
	二枚貝（貝毒）	サキシトキシン
	巻貝（貝毒）	テトラミン
植物性	トリカブト	アコニチン
	毒きのこ	アマトキシン，ムスカリン
	じゃがいもの芽	ソラニン
	青梅	アミグダリン

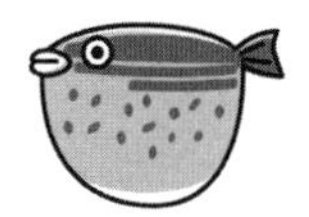

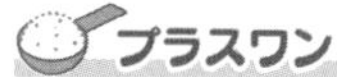

細菌とウイルス

細菌は自らが細胞であり，分裂によって増殖する。一方，ウイルスは遺伝子だけの小さな粒子であり，他の生物に感染して，その細胞中のたんぱく質合成やエネルギーを利用して初めて増殖できる。

バクテリア

一般には細菌類のことを指す。もとは「微小なもの（原核生物）」という意味。

自然毒

動物や植物の有毒成分。

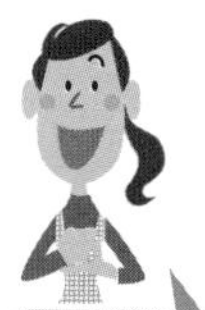

きのこは植物ではなく菌類ですが，一般には植物の仲間と思われているため，食中毒統計では植物として扱われています。

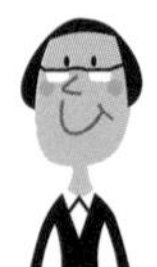

ノロウイルスは，かつて小型球形ウイルス（SRSV）と呼ばれていました。

③ウイルスによる食中毒

ノロウイルスが代表的ですが，A型肝炎やE型肝炎などのウイルスの増殖によって起こることもあります。

④化学物質による食中毒

洗剤や漂白剤，農薬（殺虫剤，除草剤など）の誤飲・誤用，有害金属（水銀，ヒ素など）やシアン化合物による食品汚染などがあります。また，鮮度が低下した魚介類（加工品も含む）に大量に含まれるヒスタミンも食中毒の原因となります。

本来，食品やその原料に含まれていない有害な化学物質を摂取したことによる食中毒を化学性食中毒といいます。

⑤その他の食中毒

寄生虫のほか，**カビ毒**（マイコトキシンともいう）があります。カビ毒の一種であるアフラトキシンは，アーモンド，とうもろこし，ピスタチオ，香辛料などから汚染事例が報告されており，高い発ガン性があるといわれています。

食品への異物混入を原因とする物理的障害についても食中毒として扱われます。

2 主な細菌性食中毒，ウイルス性食中毒

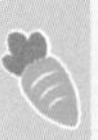

腸炎ビブリオ，カンピロバクター，サルモネラ属菌は感染型の細菌性食中毒である。

日本で発生する食中毒の大部分は，細菌やウイルスによるものです。細菌性食中毒は，感染型，食品内毒素型，生体内毒素型のいずれも，次の３要件が整うと爆発的に増殖します。

■細菌が増殖する３要件

温度	30～40℃（細菌によって異なる）
湿度	水分を多く含む食品ほど増殖しやすい
栄養素	たんぱく質（アミノ酸），糖質，ビタミンなどが必要

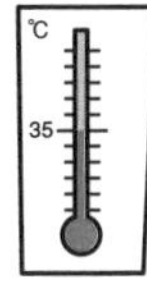

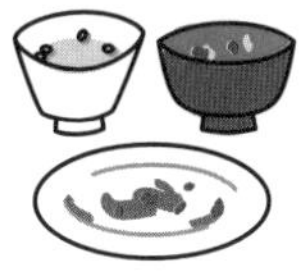

主な原因ごとにその特徴をみておきましょう。

(1) 腸炎ビブリオ（細菌：感染型）

海の魚介類を介して食中毒を引き起こすため，かつて日本人が魚を多く摂取していたころには発生件数の第１位でしたが，近年は減少傾向にあります。

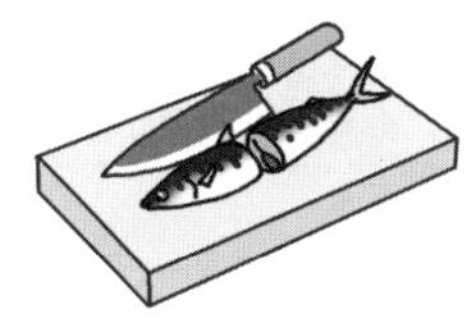

特徴	塩分を好み，海水程度の濃度３～５％で増殖する。夏～秋に多発。他の細菌と比べて増殖速度が速いが，真水や熱に弱い
潜伏期間	10～18時間
主な症状	腹痛（上腹部），下痢，発熱，おう吐
原因食品	魚介類（刺し身，寿司，魚介加工品）のほか，二次汚染による各種食品（塩辛など）
予防法	魚介類は新鮮なものでも真水でよく洗う。短時間でも冷蔵庫に保存し，増殖を抑える。60℃，10分間の加熱で死滅する

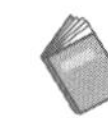

用語

潜伏期間
病原菌に感染してから身体に症状が現れるまでの時間。

二次汚染
細菌やウイルスが，調理器具（包丁，まな板など）や人間の手を介して，ある食品（肉，魚など）から別の食品（野菜など）へ移行すること。

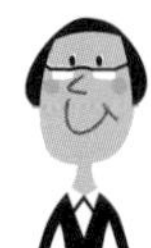

カンピロバクターには少量の酸素（酸素濃度5～15%）という特殊な条件下で増殖する特徴（微好気性）があります。また，菌数が少量でも食中毒を発症します。

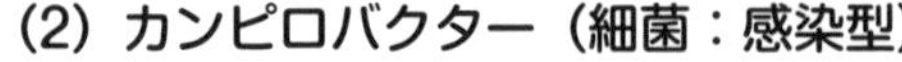

(2) カンピロバクター（細菌：感染型）

ここ数年，日本で最も発生件数の多い食中毒です。また，患者数が1名だけの事例が多いことも特徴です。

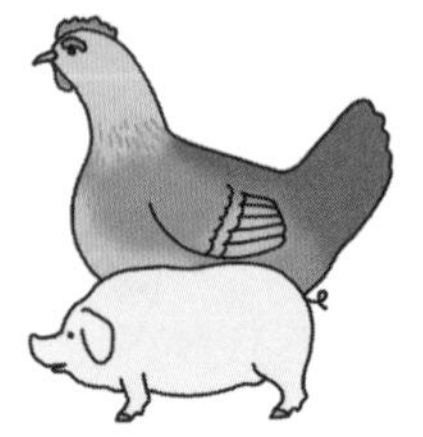

特徴	家禽（鶏）や家畜（牛·豚）の腸管内に生息して，食肉を汚染する。乾燥にきわめて弱く，常温の空気中では徐々に死滅する。また，通常の加熱調理で死滅する
潜伏期間	48～168時間（2～7日）
主な症状	腹痛，下痢，発熱など。倦怠感や頭痛などが起こることもあり，風邪と間違いやすい
原因食品	食肉，飲料水，生野菜など。近年は，食肉（特に鶏肉）によるものが増加傾向にある
予防法	調理器具を熱湯消毒し，よく乾燥させる。肉と他の食品との接触を避ける。食肉に十分な加熱をする。飲料水は煮沸する

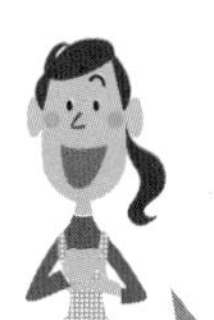

卵の生食は新鮮なものに限ります。家庭の手作りケーキや手作りマヨネーズなどから，サルモネラ属菌の食中毒が発生した事例もあります。

(3) サルモネラ属菌（細菌：感染型）

人や動物の消化管に生息する腸内細菌であり，家庭で飼われるペットから検出されることもあります。

特徴	動物の腸管，自然界（河川，下水など）に広く分布。鶏卵は殻から中身まで汚染されていることもある。熱に弱い
潜伏期間	8～48時間
主な症状	激しい腹痛（へそ周辺），水様下痢，発熱，おう吐，脱力感
原因食品	鶏卵，食肉（牛レバー刺し，鶏肉）など
予防法	肉·卵は十分加熱する（75℃で1分以上で死滅）

(4) 黄色ブドウ球菌（細菌：食品内毒素型）

菌自体は熱に弱いのですが，増殖するときに産生する毒素（**エンテロトキシン**）には**耐熱性**があり，多少の加熱では無毒化されません。

特徴	人や動物の化膿創（かのうそう），鼻咽頭（びいんとう）などに分布する。**化膿菌**とも呼ばれる
潜伏期間	1～3時間
主な症状	吐き気，おう吐，腹痛，下痢
原因食品	おにぎり，サンドイッチ，弁当，生菓子など食品全般
予防法	手指を洗浄消毒する。傷や化膿創があるときは，食品に直接触れないようにする

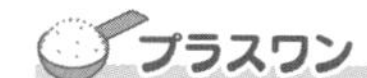

MRSA
黄色ブドウ球菌の一種で，「メチシリン耐性黄色ブドウ球菌」の略。抗生物質に対して耐性を持っているため病院などで集団感染しやすい。

(5) ボツリヌス菌（細菌：食品内毒素型）

食品内で産生するボツリヌス毒素（A～G型，特にA，B，E，F型）によって食中毒になります。致死率が高いことで知られています。

特徴	土壌中，河川，動物の腸管など，自然界に広く生息。酸素のないところで増殖する。易熱性の神経毒で毒性が強い
潜伏期間	12～36時間
主な症状	おう吐，頭痛，手足の痛み，視覚障害，呼吸困難
原因食品	ソーセージ，ハム，肉類の缶詰，いずしなど
予防法	十分に加熱して調理し，保存は低温で行う

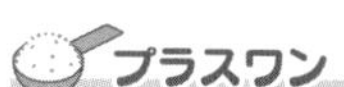

ボツリヌス菌食中毒の原因食品
日本では「いずし（魚とご飯を一緒に漬けこみ，発酵させたもの）」による発生が多いので注意が必要。

易熱性
熱に不安定なこと。熱に強い耐熱性の反対語として使われる。

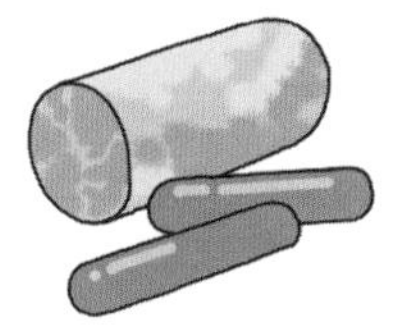

用語

芽胞
特定の菌がつくる細胞構造の一種。生育環境が増殖に適さなくなると菌体内に形成され，発育に適した環境になると本来の細胞となって再び増殖する。

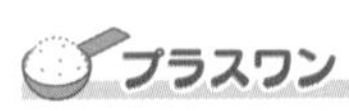
プラスワン

O157の意味
大腸菌はO抗原（細胞壁由来）とH抗原（べん毛由来）により細かく分類されており，O157はO抗原として157番目に発見されたものという意味。

(6) セレウス菌（細菌：食品内および生体内毒素型）

おう吐型（毒素：セレウリド）と下痢型（毒素：エンテロトキシン）に分けられます。芽胞（がほう）を形成するため，加熱や乾燥に強い抵抗性を示します。

特徴	土壌，水中，ほこりなど自然界に広く生息
潜伏期間	下痢型：8～16時間，おう吐型：1～5時間
主な症状	おう吐型：吐き気，おう吐，腹痛 下痢型：下痢，腹痛
原因食品	おう吐型：チャーハン，ピラフ，スパゲティなど 下痢型：食肉，スープ，ソース，プリンなど
予防法	米飯や麺類を室温で放置せず，調理した後，速やかに食べる

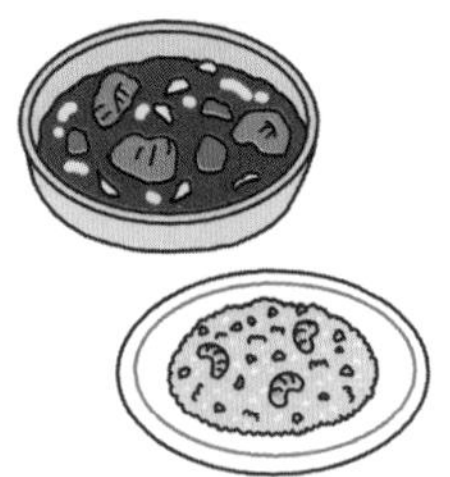

(7) 腸管出血性大腸菌（細菌：生体内毒素型）

ベロ毒素を産生する病原性大腸菌による食中毒で，原因となっている種類はO157（オー）がほとんどです。

特徴	動物の腸管内に生息し，糞尿を介して食品や飲料水を汚染する（飛沫（ひまつ）感染はしない）。集団食中毒を引き起こしやすい
潜伏期間	24～216時間（1～9日）
主な症状	腹痛と大量の新鮮血を伴う血便，尿毒症，意識障害。短期間で死に至る場合もある
原因食品	飲料水，焼き肉，牛レバーなど
予防法	加熱（75℃で1分以上）や消毒薬により死滅する。通常の食中毒対策を確実に実施することで十分に予防可能といえる

(8) ウエルシュ菌（細菌：生体内毒素型）

食物とともに腸管に達すると増殖して毒素（エンテロトキシン）をつくります。

特徴	人や動物の腸管や土壌，下水に広く生息。芽胞は100℃で1～3時間の加熱に耐える
潜伏期間	8～20時間
主な症状	下痢，腹痛
原因食品	肉・魚・野菜を使用した煮物，カレーなど
予防法	清潔な調理を行い，調理後，速やかに食べる

(9) ノロウイルス（ウイルス）

冬季（12～1月）に多発します。

特徴	食品取扱者を介した二次汚染が多い
潜伏期間	24～48時間
主な症状	下痢，おう吐，吐き気，腹痛，微熱
原因食品	カキ等の二枚貝，二次汚染された食品
予防法	食材を中心部まで加熱（85～90℃で90秒以上）。手指の洗浄，調理器具の熱湯消毒

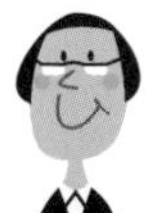
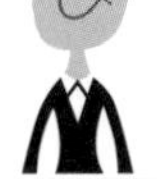

食品を加熱調理してもウエルシュ菌の耐熱性芽胞は生き残り，食品の温度が発育に適した温度まで下がると発芽し急速に増殖します。このため大量の食品を加工する施設での発生（学校給食での集団食中毒など）が多くみられます。

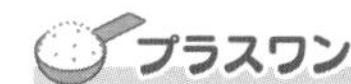

ノロウイルス感染時期
多発するのは寒い時期だが，年間を通じて発生が報告されている。

4章 衛生管理

チェック&テスト

キーポイント	できたらチェック ☑
食中毒の症状と原因物質	□ 1　食中毒の原因物質は細菌，ウイルス，自然毒，化学物質などに分類できる。
	□ 2　ウイルス性食中毒は，感染型と毒素型に分けられる。
	□ 3　テトロドトキシンは，フグに含まれる毒素である。
主な食中毒	□ 4　カンピロバクターは食肉が主な原因食品とされている。
	□ 5　サルモネラ属菌および黄色ブドウ球菌は，どちらも毒素型である。
	□ 6　O157や腸炎ビブリオ，サルモネラ属菌は，加熱によって死滅する。

解答　1.○／2.× 感染型と毒素型はウイルス性食中毒ではなく，細菌性食中毒の分類である／3.○／4.○／5.× 黄色ブドウ球菌は毒素型であるが，サルモネラ属菌は感染型である／6.○

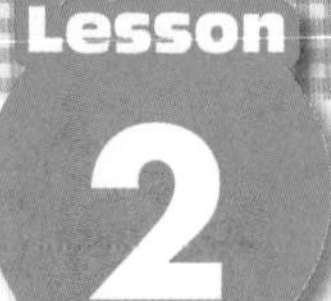

食中毒の予防

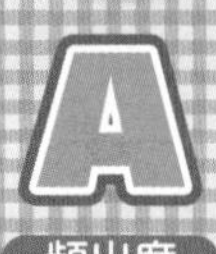

食中毒の発生状況を踏まえたうえで，食中毒の予防法について学習していきます。また，「滅菌」「除菌」などの意味の違いも理解しましょう。

1 食中毒事故

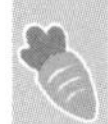

食中毒の発生には，気候風土や消費者のライフスタイルなど，さまざまな要因が影響している。

(1) 食中毒の発生状況

食中毒はその多くが**細菌**または**ウイルス**を原因として起こります。

食中毒の発生状況は，その地域の気候風土や，医療を含めた社会環境によっても大きく左右されることがあります。また，食品の製造・加工過程だけでなく，流通形態や消費者のライフスタイルなど，さまざまな要因が影響しています。近年，食生活の欧米化とともに肉食が増え，**カンピロバクター**を原因とする食中毒事件が多くなっているのもその一例といえます。

細菌が増殖するための条件は，**栄養素・湿度・温度**の３つです。梅雨時期から高温多湿の夏場にかけては細菌が増殖しやすく，細菌性の食中毒は６月～10月に発生件数が多くなります。細菌性の食中毒以外では，毒きのこによるものが秋，フグ毒を原因とするものは冬に集中します。ノロウイルスを原因とする食中毒は冬季を中心に多く発生しますが，年間を通じての発生も報告されています。

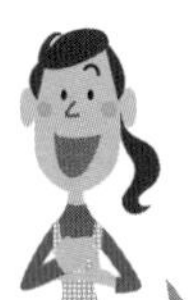

厚生労働省の「食中毒統計調査」をみると，事件の概要（原因や患者数など）がわかります。

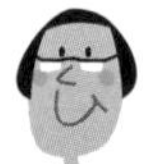
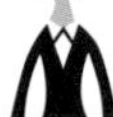

細菌は，栄養素･湿度･温度など一定の条件や環境が整えば，爆発的に増殖します。冬季でも空調設備などにより細菌性食中毒の発生に適した温度になることがあるので注意しましょう。

(2) 食中毒の届出

患者を食中毒と診断した**医師**は，最寄りの**保健所**に届け出ることが**食品衛生法**で義務づけられています。原因物質や感染経路を判明させることと，二次感染を防ぐことが目的です。また，これにより全国規模での集計が行われます。ただし，届出があったものに限られるため，食中毒発生の実態をすべて把握することは難しいとされています。

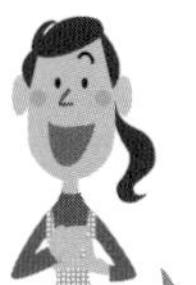

食中毒が発生したときには，原因と思われる食物や包装容器，購入した店のレシート等を保管しておくと，原因の究明に役立ちます。

2 食中毒の予防

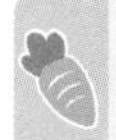

細菌を「つけない」「増やさない」「殺す」の3つを食中毒予防の3原則という。

(1) 食中毒予防の3原則

①細菌をつけない（清潔）

細菌が手指や調理器具などを介して他の食品を汚染しないよう，手洗いを励行し，調理する環境を**清潔**に保ちます。

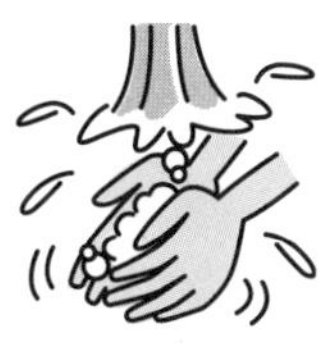

■手洗いの手順

- 手を水で濡らしてから普通の石鹸をつける
- 30秒以上かけて，手全体，指，指の間，指先をハンドブラシを使って洗う
- 20秒以上かけて石鹸を流水で洗い流す
- **逆性石鹸液**をつけてもみ洗いする
- 20秒以上かけて流水ですすぐ
- ペーパータオルや温風器で手の水気をとる

プラスワン

逆性石鹸

洗浄力はないが殺菌力が強い。無色，無味，無臭で刺激も少ないので，手指の消毒に適している。普通の石鹸と同時に使用すると殺菌力がなくなるため，よく水ですすいでから使用する。

②細菌を増やさない（迅速・冷却）

細菌を増殖させないよう，調理を**迅速**に行い，速やかに食べることが大切です。また，細菌の多くは**冷却**

プラスワン

冷蔵庫・冷凍庫の温度

冷蔵庫は10℃以下，冷凍庫は－15℃以下が目安。細菌の多くは10℃で増殖がゆっくりとなり，－15℃で増殖が停止する。ただし，細菌が死滅するわけではないため，食品は早めに使い切るようにする。

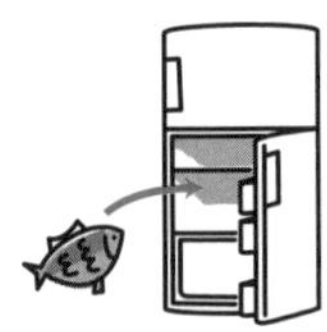

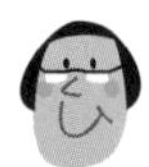

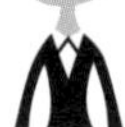

低温保存（冷蔵・冷凍）や加熱処理を行ってもすべての細菌が死滅するわけではないことを忘れてはなりません。

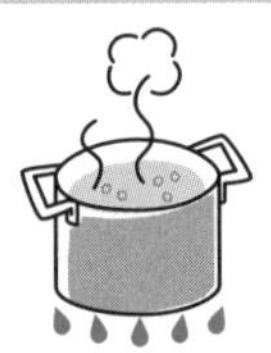

プラスワン

煮沸殺菌（消毒）

煮立てた湯のなかに調理器具や食器を沈め，加熱することにより微生物を殺菌する方法。消毒や殺菌するときに用いられる。

により増殖しにくくなるため，**冷蔵庫**で食品を保存（10℃以下）するようにします。

③細菌を殺す（加熱・消毒）

細菌は一般に熱に弱いため，中心部まで十分に**加熱**（食品の中心温度75℃で1分以上。ノロウイルス対策としては，食品の中心温度85～90℃で90秒以上）することが大切です。また，調理器具を洗浄したあとは，熱湯や塩素剤などで**消毒**すると効果的です。

■3原則を踏まえた調理の際のポイント

- 生の肉，魚，卵を取り扱ったあとは，必ず手を洗う。また，途中で動物に触ったり，トイレに行ったり，鼻をかんだりしたあとの手洗いも必ず行う
- 肉や魚の汁（ドリップ）が，果物やサラダなど生で食べる食品や調理済みの食品にかからないようにする
- 生の肉や魚を切ったあとは，包丁やまな板を洗って，熱湯をかけたのちに使うことが大切（そのまま，果物や野菜など生で食べる食品や調理済みの食品を切らない）
- 包丁やまな板は，肉用・魚用・野菜用を別々に揃えて，使い分けることが望ましい。必ず洗浄し，こまめに熱湯消毒を行う
- ラップや包装されている野菜やカット野菜であっても，調理の際はよく洗ってから使用する
- 冷凍食品の解凍は，冷蔵庫の中や電子レンジで行う

(2) 微生物の制御に関する用語

殺菌とは一般には，微生物を死滅させる操作（加熱，薬剤処理など）をいい，次の方法も含まれます。

消毒	有害な微生物を死滅または減少させ，感染力のない安全な状態にすること
除菌	有害な微生物の死滅を伴わず，洗浄・ろ過・沈殿などの物理的方法によって取り除くこと

滅菌	対象物からほとんどの微生物を死滅させて，ほぼ無菌状態にすること
静菌	微生物の活動を抑え，それ以上繁殖させないようにすること。低温貯蔵や塩蔵などの方法がある
抗菌	微生物の発生・生育・増殖を阻止したり，抑制したりすること

(3) 衛生管理の「5S活動」「7S活動」

食品製造工場や調理場，食品倉庫，食品売り場などで食中毒事故を予防するには，次の5つの事項の実践が重要とされます。これを「5S活動」といいます。

なお，食品製造工場などでは，さらに2つを加えた「7S活動」の実践が行われています。

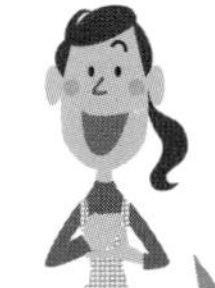

「せいり」「せいとん」「せいそう」など，すべて頭文字が「S」であることから「5S活動」と呼ばれています。

①整理…不必要なものを明確にし，それを取り除く
②整頓…必要なものを決められた場所に置く
③清掃…ゴミやほこりを取り除く
④清潔…衣類・毛髪など，身だしなみを整える
⑤躾（しつけ）…衛生管理に関する教育・指導を行う
5S活動

⑥殺菌　⑦洗浄
7S活動

(4) 洗浄や消毒に使用する薬剤

①食器・野菜用中性洗剤

界面活性剤の作用で，油などの汚れを落とします。

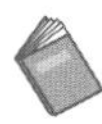

用語

界面活性剤
水と油を混じり合わせることができる物質。汚れを落としやすくする作用がある。

②エタノール製剤

細菌の細胞膜を溶かします。アルコールが主成分なので，調理器具のほか食品や手指にも使用できます。

③塩素系洗剤

次亜塩素酸ナトリウムが主成分。殺菌剤として洗濯やキッチン用に使用されるほか，野菜などの食品にも

プラスワン

消毒に用いるその他の薬剤

・クレゾール
殺菌・消毒の効果はあるが，臭いが強いため，調理器具や食器などには不向きである。

・ホルムアルデヒド
シックハウス症候群の原因として知られる。水溶液はホルマリンといい，病院や畜産施設などで消毒に使用されている。

逆性石鹸
➡ P.139参照

使われます。

④酸素系洗剤

過炭酸ナトリウムなどが成分。食器やふきんなどの漂白，除菌に使用されます。

⑤逆性石鹸

洗浄作用が弱い反面，**強い消毒力**を持つ石鹸です。

(5) 調理者の衛生管理

食中毒を予防するためには，調理者が発生源にならないことが重要です。皮膚や粘膜に傷があるときには調理を行わないようにします。傷が化膿しているときには黄色ブドウ球菌が繁殖している可能性が高いため，特に注意が必要です。

また，定期的に健康診断を受けたり，月に1度検便を行うなど，健康管理を徹底することも求められています。

チェック&テスト

キーポイント	できたらチェック ☑
食中毒事故	□ 1　患者を食中毒と診断した医師は，最寄りの保健所に届け出ることが義務づけられている。
食中毒の予防	□ 2　食中毒予防の３原則とは，「つけない」「持ち込まない」「殺す」の3つをいう。
	□ 3　５S活動の５つのSは，整理・整頓・清掃・清潔・躾を意味する。
	□ 4　除菌とは，ほとんどの微生物を死滅させてほぼ無菌状態にすることをいう。
	□ 5　次亜塩素酸ナトリウムを成分とする洗剤は，食品には使えない。

解 答　**1**.○／**2**.×「持ち込まない」ではなく「増やさない」。あとの2つは正しい／**3**.○／**4**.×ほとんどの微生物を死滅させてほぼ無菌状態にするのは「滅菌」である。「除菌」は微生物の死滅を伴わない／**5**.× 野菜など食品の洗浄にも使用できる

Lesson

3 食品の変質と衛生管理の手法

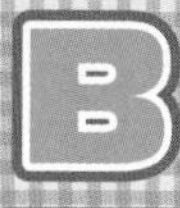

頻出度

食品の変質とは何かについて理解しましょう。腐敗と発酵，変敗，酸敗などの区別がとても重要です。また，衛生管理の手法として，アメリカで開発されたHACCPシステムについて学習しましょう。

1 食品の変質

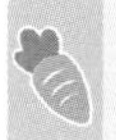

食品が微生物によって分解され，悪臭・有害物質を生じ，食用に適さなくなった状態を腐敗という。

(1) 食品の変質に関連する現象

食品中の成分が時間の経過とともに変化して，色や香り，味などが失われ，食用に適さなくなることを食品の**変質**といいます。変質の原因には，化学作用や物理作用，微生物（カビ，酵母，細菌など）の繁殖などが挙げられます。

食品の変質に含まれる概念のうち，重要なものを整理しましょう。

①腐敗

食品の成分であるたんぱく質や糖質といった有機物質が，**微生物**の作用によって分解され，悪臭や有害な物質を生じて食用に適さなくなった状態（腐った状態）を**腐敗**といいます。

なお，コントロールできない微生物の作用により，食用に適さなくなった場合を腐敗といいますが，逆に，微生物の作用をコントロールして有益な化合物へと変化した場合は**発酵**と呼びます。微生物を利用した発酵食品についてはすでに学習しました。

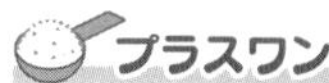

熟成
温度や湿度，時間などさまざまな外的環境によって，食品のうま味や風味が増した状態。熟成させることを「ねかせる」ともいう。

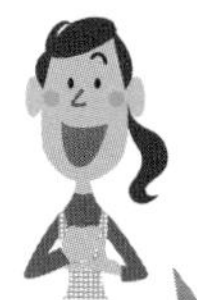

発酵食品は生物的加工に分類されます。
➡ P.96参照

②変敗

食品中の炭水化物や脂肪が，繁殖した微生物の作用によって酵素分解され，劣化する現象を**変敗**といいます。色や味が変わって食用に適さなくなった状態です。たとえば，食用油を繰り返し使用すると，色調の変化や刺激臭などが生じ，食用に適さなくなります。

③酸敗（酸化型変敗）

変敗のうち，熱や光の作用によって空気中の酸素と反応して酸化あるいは分解されることを**酸敗**といいます。光や酸素，金属，放射線などは，油脂の酸化を促進するため注意が必要です。油を長時間あるいは過度に加熱すると，毒性物質（アクロレインなど）が発生します。

④褐変

りんごの皮をむいたまま放置しておくと，りんごなどに含まれるポリフェノールが空気中の酸素に触れ，表面が褐色に変化します。このような現象を**褐変**といいます。品質は低下しますが，有害物質は生じていません。

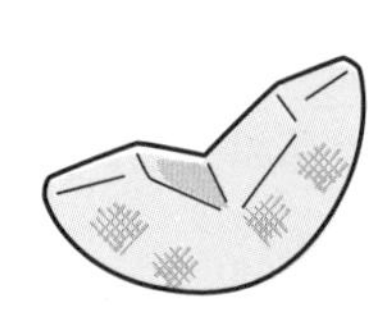

(2) 食中毒と腐敗の違い

細菌性食中毒およびウイルス性食中毒と腐敗は，どちらも微生物の働きによって生じますが，腐敗の場合，変な臭いやすっぱい味がすることで腐敗したことがわかります。ところが食中毒の場合は，微生物が増殖したり毒素を産出したりしていても，臭いや外見，味などは普通と変わらないことがよくあります。

たとえ食品が腐敗していなくても食中毒は発生するため，注意しなければなりません。

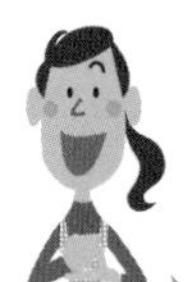

食用油を繰り返し使用すると，酸敗によって食中毒の発生する可能性が高まります。

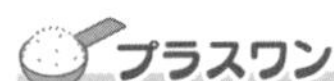

褐変の原因

りんごや桃，バナナなどにはポリフェノールが含まれており，これが空気中の酸素に触れると酸化酵素の働きで褐色に変化する。

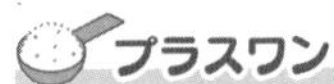

食品の変質を防止する方法

- 塩蔵法，砂糖漬け，酢漬け
- 乾燥法
- 燻煙法
- 空気遮断法
- 紫外線照射法
- 放射線照射法（ジャガイモの発芽防止のみ）

（3）有害微生物と有益微生物

食品にさまざまな変化を起こす微生物には，病気を引き起こす有害微生物と，生物が生きていくために必要で，直接または間接的に働く微生物があります。

①有害微生物

食品を腐敗させるなどによって，病気や食中毒を引き起こす細菌が代表的です。発がん性をもつものもあります。

・消化器系の病気を引き起こすもの…赤痢菌，腸チフス菌，パラチフス菌，コレラ菌など⇒人から人に感染することがある

・食中毒を引き起こすもの…大腸菌，プロテウス菌，セラチア菌など

・発がん性をもつもの…アフラトキシン⇒青かび，毛かび，クモノスかび等が産生する，発がん性をもつカビ毒。糸状菌に分類される。ピーナッツなどの豆類やアーモンド，ピスタチオ，香辛料などに繁殖して蓄積される

②有益微生物

食品を製造，加工，保存する際に有益に働きます。かび，酵母，細菌があります。

・**かび**…自然界に分布し，胞子は空気中に浮遊している⇒コウジかび，青かび，毛かび

・**酵母**…窒素や無機質を含んだ微酸性の糖液のなかで発育⇒ビール酵母，ぶどう酒酵母，パン酵母

・**細菌**⇒納豆菌，酢酸菌，乳酸菌

酸素があると生育するもの，あると生育しないものがあります。また，酸素の有無に関係なく，生育するものもあります。

2 HACCP（ハサップ）

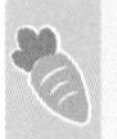

HACCPは予測に基づき定めた重要な製造工程を監視する衛生管理手法である。

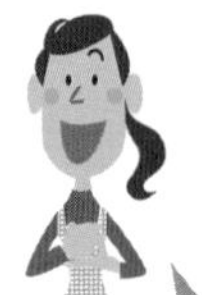

製造された食品の衛生管理については，最終製品の抜き取り検査が行われてきました（ファイナルチェック方式）。でもそれだけでは，危険な食品が市場に出回る可能性を排除しきれません。

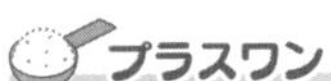

HACCP
日本語訳は，危害分析重要管理点。

(1) HACCPとは

アメリカのNASA（アメリカ航空宇宙局）が開発したHACCPは製造・加工過程における**日常的・自主的な予防処置**に重点を置いた食品衛生管理システムです。高度な安全性を要求される宇宙食開発の中から考え出された，工程管理手法に加えて，その記録を重視するという考え方が，現在のHACCPシステムの基本となっています。

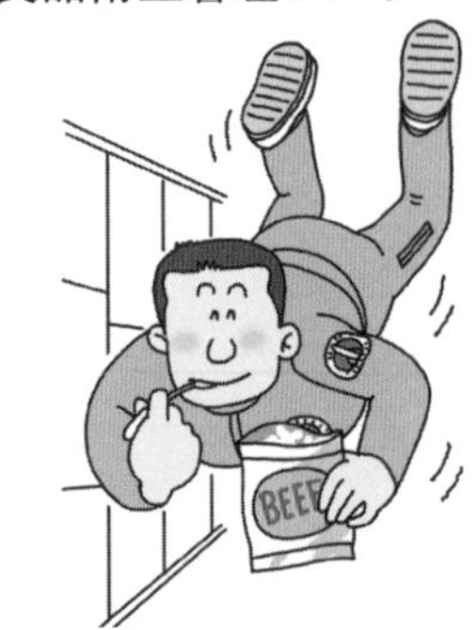

食品の製造・加工工程のあらゆる段階で発生する恐れのある微生物汚染などの**危害分析**（Hazard Analysis）をあらかじめ行い，その結果に基づいて，製造工程のどの段階でどのような対策を講じればより安全な製品を得ることができるかという**重要管理点**（Critical Control Point）を定めておき，これを継続的に監視（モニタリング）・記録することによって製品の安全性確保を図ります。

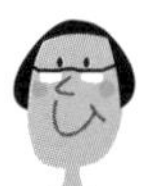

特定したCCPを継続的に監視し，問題があればすぐに対策を講じて解決するため，不良品の出荷を未然に防ぐことができます。なお，重要管理点（CCP）以外の工程は，一般的な衛生管理によって管理します（プロセスチェック方式）。

■食品衛生における３つの危害

生物学的危害	食中毒菌やウイルスなどの病原微生物，腐敗細菌，変敗微生物，寄生虫などによる危害
化学的危害	動植物の自然毒や食品添加物，農薬などの化学物質による危害
物理的危害	異物混入（金属片など）による危害

■HACCPによる衛生管理の例

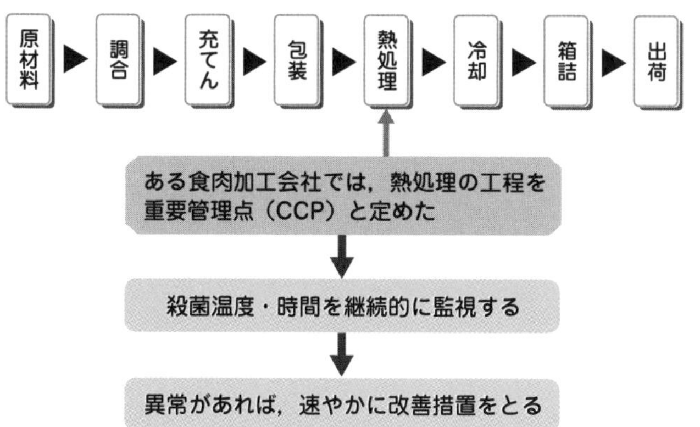

(2) HACCPの７原則

■HACCPの７原則

①危害分析（HA）の実施
②重要管理点（CCP）の設定
③各CCPにおける管理基準の設定
④管理基準に対する監視・測定（モニタリング）方法の設定
⑤管理基準から逸脱した場合の改善措置の設定
⑥検証方式の設定
⑦すべての記録の文書化と保管規定の設定

HACCPを導入することによって，これまで各現場それぞれで，経験に従って行ってきたことに，科学的な裏付けができます。

(3) 家庭に取り入れるHACCPの考え方

HACCPの考え方は，消費者が各家庭で行う食品衛生管理にも取り入れることができます。

①購入……食に適しているかどうかをチェックする。生鮮食品は鮮度を，加工食品は消費期限を確認する。

②保管……保管場所や温度などをチェックする。床に直接置かない，その食品に適した温度で保存する。

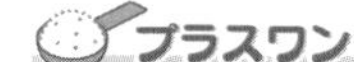

2018年の食品衛生法改正

原則，すべての食品等事業者に，一般衛生管理に加えてHACCPに沿った衛生管理の実施が制度化された。

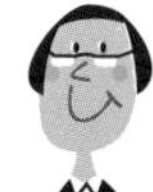

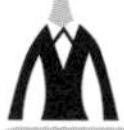

冷蔵庫は，適切な温度管理（冷蔵10℃以下，冷凍-15℃以下）とともに，庫内へ詰め込みすぎないようにすることもポイントです。容量の70%程度に抑えます。

③**調理**……調理環境や食品の取り扱いをチェックする。調理器具や食品，調理する人の手指の洗浄などを行う。

④**食べるとき**……調理とのタイミングをチェックする
調理したものはできるだけ速やかに食べる。室温で長く放置しない。

⑤**片付け**……使った調理器具や食器などが放置されていないかチェックする。ゴミの処理も適切に行う。

⑥**保存**……食べ残した料理の取り扱いをチェックする。清潔な食器で保存する。残った料理を再加熱するときは，十分に加熱する。

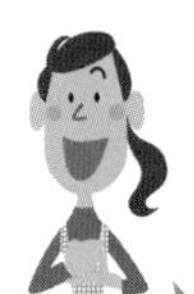

残った料理は，少しでもおかしいと思ったら，処分しましょう。

チェック&テスト

キーポイント	できたらチェック☑		
食品の変質	□	1	食品中の成分が，色・香り・味を失い，食用として適さなくなることを食品の変質という。
	□	2	発酵とは，食品中の油脂などが，酸化されたり分解されたりして食用に適さなくなることをいう。
	□	3	細菌性食中毒の場合も腐敗と同様，食品に臭いや外見上の変化が必ず現れる。
HACCPとは	□	4	HACCPは「危害分析重要管理点」と訳されている。
	□	5	新しい衛生管理システムとして，日本の食品メーカーがHACCPを開発した。

解 答 1.○／2.× 設問の記述は発酵ではなく酸敗の説明／3.× 細菌性食中毒の場合は腐敗と異なり，臭いや外見上の変化が見られないことが多い／4.○／5.× 日本の食品メーカーではなく，NASA（アメリカ航空宇宙局）が開発した

Lesson 4

食の安全

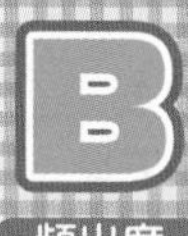

頻出度

食の安全に関して遺伝子の組換え，食品添加物および感染症について学習します。遺伝子組換え技術の意義や，すでに安全性が確認されている食品，食品添加物の分類などが重要です。

1 遺伝子組換え食品

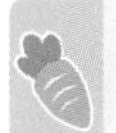

害虫抵抗性じゃがいも，除草剤耐性なたねなどは，安全性を確認された遺伝子組換え食品である。

(1) 遺伝子の組換えとは

生物の細胞から役に立つ性質を持った遺伝子を取り出し，植物などほかの生物の遺伝子に組み込むことにより，新しい性質を持たせることを**遺伝子組換え**といいます。たとえば，除草剤成分を分解できる細菌からその性質を発現する遺伝子を取り出し，これを植物に組み込むことで，除草剤に強い作物をつくり出すことができます。

遺伝子組換え技術は，このように農産物を除草剤に対して枯れにくくしたり，害虫に食われにくくしたり，日持ちをよくしたりするなどの目的で開発されました。それ以前にも**交配**（掛け合わせ）の手法による品種改良が行われていましたが，遺伝子組換え技術では，組み込む遺伝子が種（しゅ）を超えていろいろな生物から得られる，生産者・消費者の求める性質を効率よく持たせることができるなどの点で優れています。また低温や乾燥といった不良環境でも生育できる農産物が開発されれば，食料問題の解決にも貢献できます。

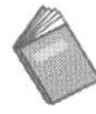

用語

遺伝子
生物の形や特徴を決める設計図のようなものであり，すべての生物の細胞内に存在している。DNA（デオキシリボ核酸）という物質からできている。

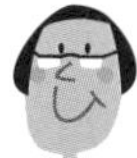

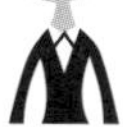

除草剤への耐性（抵抗性）ができれば，その作物以外の雑草だけを効果的に駆除することが可能となり，農薬を散布する回数が少なくて済みます。

(2) 遺伝子組換えに対する懸念

一方で，安全性や環境への悪影響などを懸念する声も根強くあります。

■問題視されている点

- 組換えられた遺伝子が，周辺の農産物等にも移行してしまわないか
- 遺伝子組換えの種子が雑草と交配し，昆虫などが減少して生態系に支障をきたさないか
- 害虫抵抗性のものは，標的とした害虫以外の生物にまで危険を及ぼすのではないか
- 微生物に移行すると，突然変異などによって新たな微生物が生まれるのではないか
- 特定の企業による農業支配につながらないか

(3) 食品としての安全性の確保

遺伝子組換え食品は，安全性の確認されたものだけが製造・輸入・販売等を許される仕組みとなっており，安全性が確認された遺伝子組換え農産物とその加工食品については，食品表示基準に基づいて表示が義務づけられています。

■安全性が確認された主な遺伝子組換え食品

- じゃがいも（害虫抵抗性，ウイルス抵抗性）
- 大豆（除草剤耐性，高オレイン酸形質）
- とうもろこし（害虫抵抗性，除草剤耐性）
- なたね（除草剤耐性） など

ただし，栽培が承認されている品種はあるものの，消費者の強い抵抗もあり，国内で商業栽培は行われていません。また，トリプトファンと呼ばれるアミノ酸の含有量を増やした飼料用イネを開発するなどの動きはありますが，研究の段階にとどまっています。

プラスワン

GM食品
遺伝子組換え作物を原材料とする食品のこと。GMはGenetically Modified（遺伝子組換え）の頭文字。

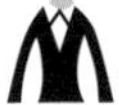

遺伝子組換え食品を食べても，ほかの遺伝子と同様，消化管のなかで原形をとどめない形で消化吸収されるため，その遺伝子の情報が体内に伝わることはありません。

遺伝子組換え食品の表示
➡ P.125参照

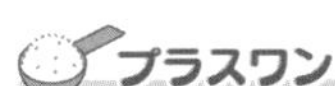

スターリンク
とうもろこし（遺伝子組換え）の品種名。アメリカで飼料用として安全性が確認されているが，日本の安全性審査はまだ終了していない。

青色カーネーション
遺伝子組換え技術により日本の企業が開発した。青いバラも開発されている。

2 食品添加物

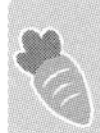

食品添加物には，化学的合成品だけでなく，天然物も含まれる。

食品添加物とは，食品の製造過程において，または食品の加工や保存の目的で，食品に添加・混和・浸潤その他の方法によって使用するものをいいます。

食品衛生法上，原則として安全性と有効性を確認して厚生労働大臣が指定する**指定添加物**だけを使うことができます。そのほか，使えるのは，長年使用されてきた天然添加物として品目が決められている**既存添加物**，**天然香料**，**一般飲食物添加物**だけです。今後新たに使われる食品添加物は天然物でも化学的合成品でも，すべて指定添加物として指定を受けます。

使用目的別に，食品添加物を分類してみましょう。

■食品添加物の使用目的別分類

①食品の製造・加工のために必要なもの 豆腐を固めるための**凝固剤**（にがり）など
②食品の保存性を高めるもの かびや細菌の増殖を抑え食中毒を防ぐ**保存料**，酸化を防ぎ長く保存できるようにする**酸化防止剤**など
③食品の風味・外観をよくするもの 味をよくする**調味料**・**甘味料**，香りをつける**香料**，色をつける**着色料**，食感をよくする**乳化剤**など
④食品の栄養成分を強化するもの アミノ酸，ビタミン，ミネラルを強化する**栄養強化剤**など
⑤食品の品質をよくするもの **増粘剤**，糊料，乳化剤，**pH調整剤**など

原材料の製造・加工で使用された添加物が最終食品まで微量となって持ち越され，食品添加物としての効果を示さない場合を**キャリーオーバー**といいます。キャリーオーバーは食品添加物の表示を免除されます。

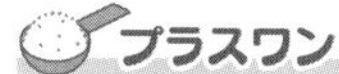

天然添加物
自然界に存在する植物などから必要な成分を抽出したもの。既存添加物，天然香料および一般飲食物添加物が含まれる。

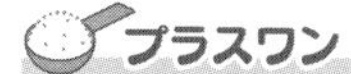

既存添加物
くちなし色素，柿タンニンなど。
天然香料
バニラ香料，カニ香料など。
一般飲食物添加物
果汁や抹茶のように，一般に飲食される食品で，添加物の品目リストにあるもの。

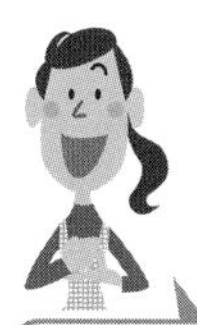

たとえば，せんべいの味つけに保存料を含むしょうゆを使用したとしても，この保存料がごく少量で，せんべいの保存に効果を発揮しない場合，この保存料はキャリーオーバーとみなされます。

食品添加物には，生涯，毎日摂り続けても健康に問題がなく，安全とされる摂取量が示されています。これを1日摂取許容量（ADI）といい，1日当たりの平均値を体重1kg当たりで割って求めます。

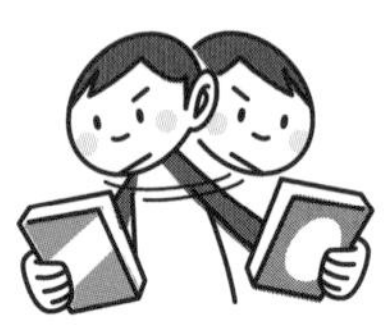

3 感染症

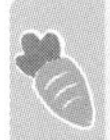

BSEの発生件数が激減した現在も，特定危険部位の除去などの対策は継続されている。

（1）BSE

BSE（牛海綿状脳症）とは，牛の脳組織がスポンジ状になり，起立不能等の症状を示す中枢神経系の病気です。**プリオン**という通常の細胞たんぱくの異常化したものが原因と考えられています。日本では，国産牛に肉骨粉を与えないことや，異常プリオンが蓄積しやすい**特定危険部位**は，と畜処理の工程で除去・焼却することが義務づけられています。特定危険部位とは，**脳**，**脊髄・脊柱**，**眼球**，**扁桃**，**回腸**の5カ所です。危険部位が使用された可能性があった場合に感染源となることが疑われる食品として，牛エキス，牛ブイヨン，牛脂，ゼラチンなどがあげられます。

日本では全頭検査が行われていましたが，2017年4月から，健康な牛のBSE検査は廃止されました。24か月齢以上で，生体検査で神経症状が疑われたり，全身症状があらわれている牛については，BSE検査

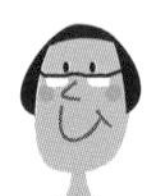

プリオンはBSEやヒトのクロイツフェルト・ヤコブ病の原因であると考えられています。

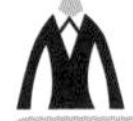

プラスワン

肉骨粉

牛や豚などの骨や臓器を粉状にした飼料。BSEの感染源と考えられる。

を行っています。

また，牛肉トレーサビリティ法によって，国内で生まれたすべての牛と輸入牛に，10桁の個体識別番号の印字された耳標の装着が義務化されました。これにより，消費者に供給されるまでの生産流通履歴情報の把握（トレーサビリティ）が可能となっています。

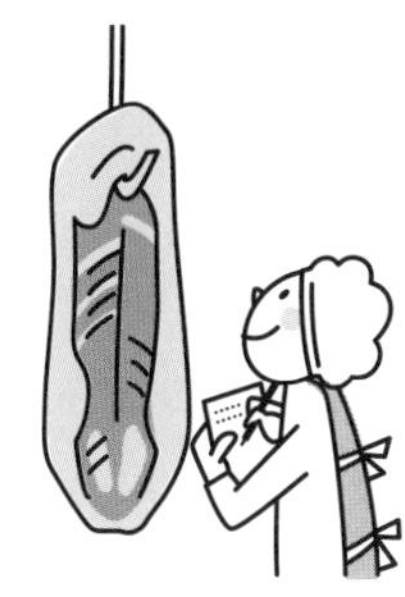

（2）新型インフルエンザ

これまで人間には感染しないとされていた感染症が，人間に感染したという例も報告されています。

その例として，高病原性鳥インフルエンザ（H５N１）およびA（H５A６）があげられます。

鳥インフルエンザが人から人へと感染する可能性もあり，感染発症が起きた場合は，死亡率が高くなるとされています。

また，A型豚インフルエンザ（H１N１）は，すでに2009（平成21）年に人から人に感染して世界的に流行しました。その際には多くの感染者や死亡者が報告されています。

さらに，2019（令和元）年に発生した新型コロナウイルス（COVID-19）は，2020年から世界的な大流行（パンデミック）となり，日本でも流行し多くの感染者や死者が出ました。

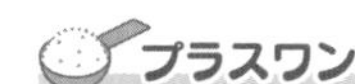

牛肉トレーサビリティ法

正式には「牛の個体識別のための情報の管理及び伝達に関する特別措置法」。個体識別番号は牛肉の商品ラベルにも表示され，番号をインターネットで調べるとその牛の生産履歴がわかる仕組みになっている。

4 環境ホルモン

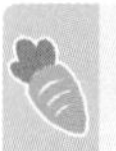

各物質が及ぼす影響や作用の強さなどについて，科学的には解明されていない。

環境ホルモンは，人間が使用している製品の中から合成化合物質が溶け出して土壌や水中，空気中などに放出され，体内に取り込まれたときに，ホルモン作用に影響（刺激）を与える物質です。**外因性内分泌かく乱化学物質**とも呼ばれます。

ダイオキシン類のほか，農薬やプラスチックの原料などのうちの約70種類が，環境ホルモンとして疑われる化学物質に挙げられます。ダイオキシン類は，プラスチックやPCB，ポリ塩化ビニルなどを燃やすと発生する猛毒の物質で，ごみを焼却した際などに空気中に放出されたり，雨で流されて土壌に浸み込んで水や食物を汚染し，人体に影響を与えると考えられています。大気汚染，水質汚濁，土壌汚染のすべてに**環境基準**が設定されています。

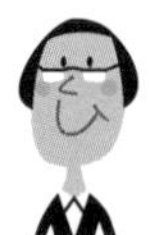

プラスワン

ダイオキシン類
200種類以上ある有機塩素化合物の総称。炭素・水素・塩素・酸素など一般的な元素で構成されている。
水に溶けにくく脂肪に溶けやすい。動物や魚介類の脂肪組織に蓄積される。

ダイオキシンは，体内に取り込まれるとなかなか排出されません。

チェック&テスト

キーポイント	できたらチェック ☑
遺伝子組換え食品	□ 1 遺伝子組換えとは，交配による品種改良技術のことをいう。
	□ 2 除草剤耐性の大豆やとうもろこしは，安全性が確認されている。
食品添加物	□ 3 指定添加物として指定を受けるのは，化学的合成品に限られる。
	□ 4 キャリーオーバーは，食品添加物の表示が免除されている。
感染症	□ 5 牛の特定危険部位には，脳，眼球，舌が含まれる。
環境ホルモン	□ 6 環境ホルモンとして疑われる化学物質の影響は，大気や土のほか，水の汚染などにも考えられる。

解答 1.× 交配（掛け合わせ）による品種改良とは異なる新しい技術である／2.○／3.× 天然物でも指定を受ける／4.○／5.× 舌は特定危険部位ではない／6.○

5章 食マーケット

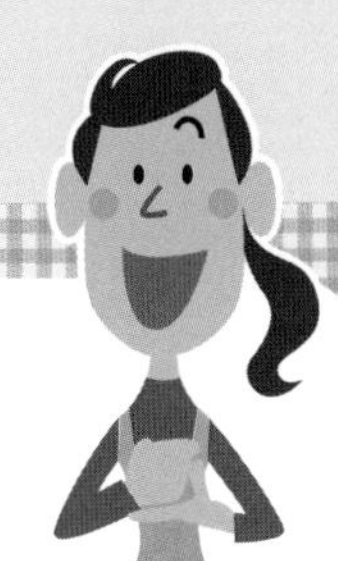

Lesson 1 食生活の変化とミールソリューション …………156

Lesson 2 小売業界 ………………………162

Lesson 3 日本の商慣行 ……………………170

Lesson 4 流通の機能と役割 ………………173

Lesson 5 経営戦略と物流 …………………177

Lesson 6 飲食業の経営管理 ………………182

食生活の変化とミールソリューション

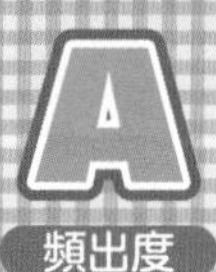

頻出度

外食や中食といった「食の外部化」が進展しています。その背景を探りながら，食に関する問題を解決するためのミールソリューションと，その手法の１つであるHMRについて理解を深めましょう。

1 食事のあり方

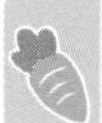

近年では，家族揃って食事をする機会が減少する傾向にある。

(1) 目指すべき食事

食事を通して家族や仲間とのコミュニケーションを図り，食事づくりにも参加して，食生活に関する知識や技術を身につけながら，楽しくおいしく食べられる食事が理想的といえます。

かつては家族が同じ時間に一緒に食事をすることが一般的でした。しかし近年では，ライフスタイルの変化や単身者世帯の増加などに伴い，家族揃って食事をする機会が減少する傾向にあります。

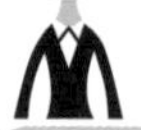

食事を味わって楽しく食べるということが，からだとこころの両方にとって重要であり，生活の質の向上にもつながります。

(2) 問題のある食事

①孤食

一人きりで食事することを**孤食**といいます。核家族で共働きが当たり前となった現在，孤食する人が増えています。**栄養素の摂取**が偏りがちになり，子どもの場合は**こころの状態**にまで影響の出ることが指摘されています。

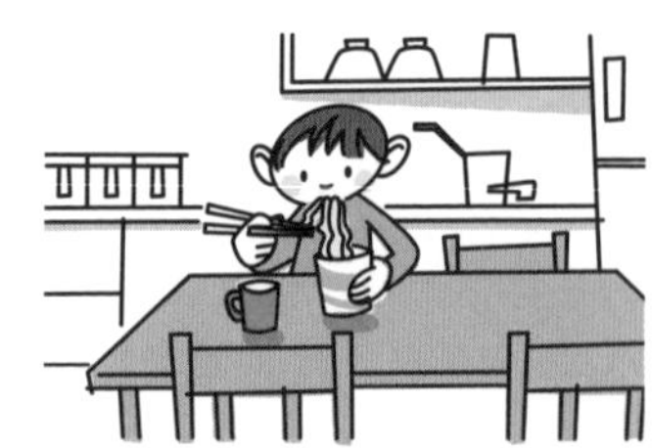

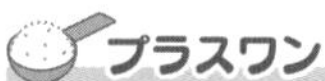

プラスワン

孤独な食事

望んで一人で食べる食事も，一緒に食べる人がいないために一人で食べる食事も孤食という。

②個食

家族が揃っていても，一人ひとりが異なる内容の食事をとることを**個食**といいます。家族間でおいしさを共感する楽しみが減り，**栄養素の摂取**も偏りがちになります。また，一人ひとりが異なる内容の食事をとる理由として食物アレルギー問題などが増えてきたこともあげられます。

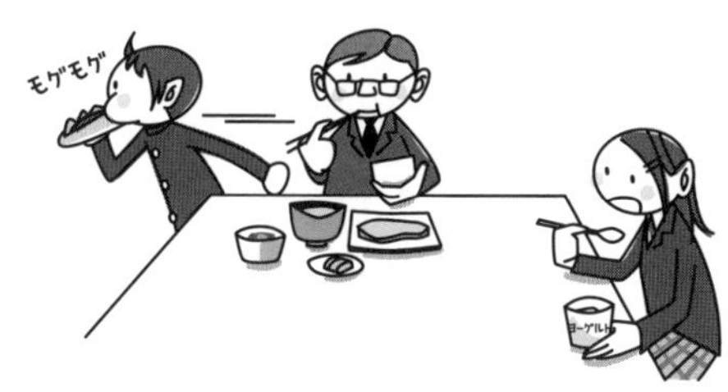

③欠食

食事を抜くことを**欠食**といいます。規則正しい食事が難しくなっていることのほか，ダイエット志向なども要因としてあげられます。とくに，朝食の欠食が増えており，**食生活リズムの乱れ**を助長しています。

(3) 食の外部化

かつては生鮮食品を購入し，それを家庭で調理して家族一緒に食べるというスタイルである家庭内食（**内食**）が一般的でした。ところが，1970年代後半にファミリーレストランやファストフードが普及，定着すると，「**外食**」が産業として発展しました。1980年代初め頃，コンビニエンスストアの増加に伴い，弁当やサンドイッチなどの調理済み食品も広まりました。また，1980年代末頃からは，飲食店のテイクアウトサービスというスタイルも定着しました。さらに1990年代には，内食と外食の中間形態として，スーパーマ

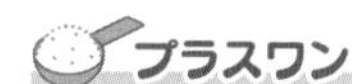

間食

3度の食事では不足する栄養素や水分を補給するものとして重要である。過剰摂取は肥満など生活習慣病につながるため注意が必要であるが，間食そのものが食生活の乱れを招くものではない。

ながら食い

テレビを観ながら，ゲームをしながらというように，何か別のことをしながら食事をとることをいう。食べることに意識が集中していないため，満腹感が得られず，その結果，食べ過ぎを招く。

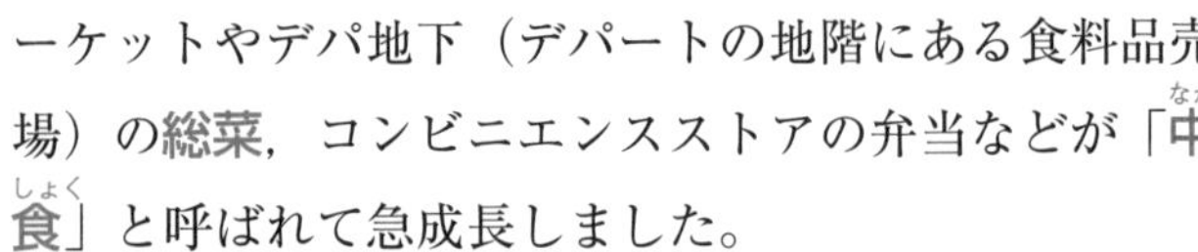

ーケットやデパ地下（デパートの地階にある食料品売場）の**総菜**，コンビニエンスストアの弁当などが「**中食**」と呼ばれて急成長しました。

用語

総菜
主食に対する副食全体を指す。おかず。煮物や和え物などの和風総菜のほか，洋風総菜や中華風総菜，調理パンなども含まれる。

■内食・外食・中食

内食	生鮮食品を購入し，家庭内で調理して，家庭内で食べること
外食	レストランやファストフード店での食事，学校給食など家庭の外で食べること
中食	内食と外食の中間形態。スーパーマーケットやデパ地下の総菜，コンビニエンスストアの弁当を家庭に持ち帰って食べること

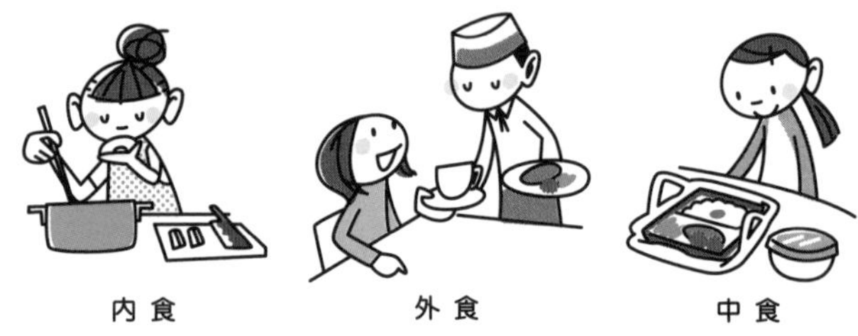

外食や中食といった**食の外部化**が進んだ要因としては，女性の社会進出が挙げられます。そのほか調理に時間をかけられない人にとって，手間をいかにして省くかは切実な問題です。少子高齢社会となり，一人暮らしや夫婦だけの世帯が増えたことも，一因といえるでしょう。

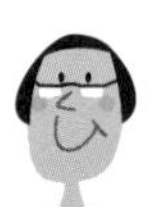
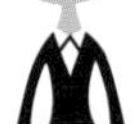

ディンクス（Double Income No Kids）という子どもがいない共働き世帯や，高齢者の独居が増えるなど，世帯人数の減少が続くと，外食や中食のニーズも高まっていきそうですね。

食生活アドバイザー®にとって，消費者が抱えている食の問題点について共に考え，よりよい解決策を提供することは，とても重要な責務です。

2 ミールソリューション

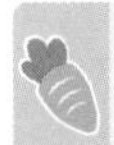

食に関するあらゆる問題について，解決策を提案していくことをミールソリューションという。

食に関するあらゆる問題点について，解決策を提案していく手法を**ミールソリューション**（MS）といい

ます。1990年代，アメリカのスーパーマーケット業界が外食産業に対抗するために打ち出したマーケティング戦略であり，これによって，以前は生鮮食品の提供を中心としてきた小売店が，「**食卓を提案する**」という新しいスタイルへと変化しました。また，品ぞろえや売り場づくりなどにもさまざまな工夫がみられるようになりました。

(1) いろいろなミールソリューション

①デパ地下

デパートの地下にある食料品売り場です。とくに総菜や弁当，スイーツ，酒類が充実しています。有名店がテナントとして出店しているところが多く，集客効果をもたらしています。

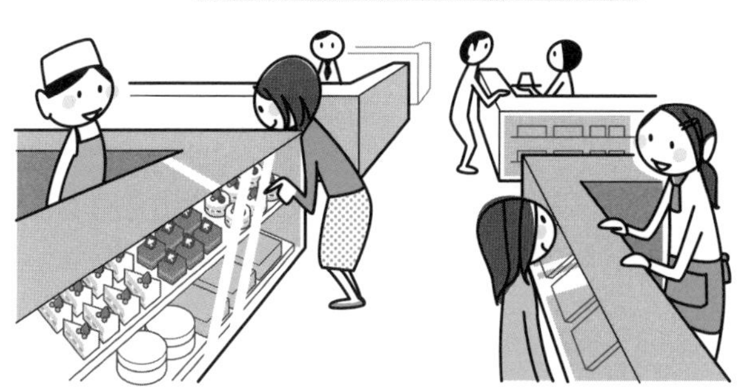

②駅ナカ

電車の駅構内に展開している店舗をいいます。総菜店や高級スーパーなどが出店しているところもあります。通勤途中に利用できるので便利です。

③ホテイチ

ホテルの一階にある，総菜のテイクアウトコーナーのことをいいます。宿泊客でなくても利用することができ，ホテル特有の高級食材を使った総菜や，焼きた

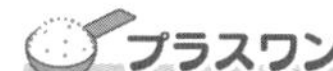

MS
ミールソリューションの頭文字。
Meal＝食事
Solution＝解決策

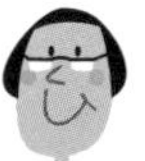
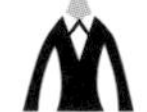

多様化する消費者のライフスタイルに合わせたワントゥワンマーケティング（一人ひとりに焦点をあてて情報を把握する手法）が有効です。

プラスワン

噴水効果
デパ地下を目当てとする買い物客が，上の階でも買い物をする効果のことをいう。

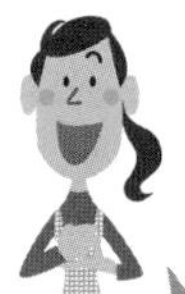

地下鉄（東京メトロ）の駅に付随する地下街をエチカといいます。

てのパンなどが販売されています。

④デリカテッセン

持ち帰り用の洋風総菜やサンドイッチなどを販売する飲食店をいいます。店内がカジュアルレストランやファストフード店になっているところもあります。

(2) ホームミールリプレースメント

ホームミールリプレースメント（HMR）とは，直訳すると「**家庭の食事に代わるもの**」という意味です。

もともとは，アメリカの食品小売業や外食産業が，中食市場に参入したときに使ったキャッチフレーズであり，簡単な調理をするだけ，あるいは盛り付けるだけで食卓に出せる食事のことをいいます。

■HMRの４つの形態

①Ready to Prepare（レシピと食材が準備されている）
②Ready to Cook（下ごしらえまでされている）
③Ready to Heat（温めるだけで食べられる）
④Ready to Eat（盛り付けるだけで食べられる）

単身者の増加，働く女性の増加など，社会的環境の変化のなかで外食や中食の傾向が強くなりましたが，毎日の食事を外食や中食だけで済ますのは，経済的な理由はもちろん，とくに子どもを持つ親にとっては抵抗感が強いものです。そこで，ミールソリューションの１つの手法として，簡単な調理をして食べるHMRが広く利用されるようになりました。

加工食品メーカーも，利便性を追求した冷凍食品やチルド食品を強化し，電子レンジやオーブンで一度に容器ごと加熱して食べられる食品などが数多く登場しています。

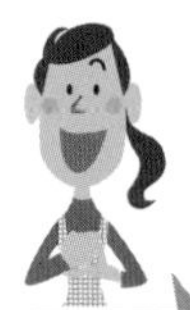

デリカテッセンとは，delikat＝おいしい essen＝食べる という２つのドイツ語を結びつけた言葉で，「デリ」と略すこともあります。

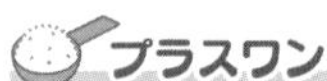

HMR
ホールミールリプレースメントの頭文字。
Home＝家庭
Meal＝食事
Replacement＝代用品

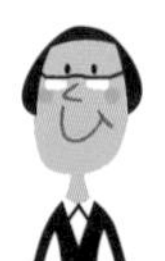

単なる便利さだけで食品を選ぶことはできません。品質や衛生管理は行き届いているか，塩分やエネルギーの過剰摂取にならないか，家族で食卓を囲むことがおろそかにならないかなど，これまで学んできたことを踏まえた提案ができなければ，本当のミールソリューションとはいえません。

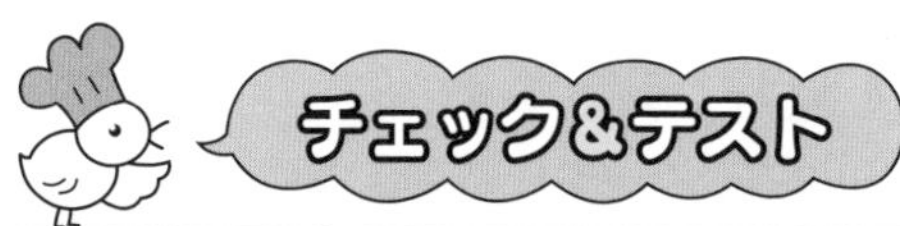

キーポイント	できたらチェック ☑		
食事のあり方	□	1	一人きりでの孤独な食事のことを「個食」という。
	□	2	「欠食」の要因として，ダイエット志向などが挙げられる。
ミール ソリューション	□	3	スーパーの総菜やコンビニ弁当などは，「内食」と呼ばれる。
	□	4	ミールソリューション（MS）とは，「家庭の食事に代わるもの」という意味である。
	□	5	デパートの地下食料品売り場のことを「デパ地下」と呼ぶ。
	□	6	HMRには，Ready to HeatやReady to Eatなどの形態がある。

解答　**1**.× 設問の記述は「個食」ではなく「孤食」である／**2**.○／**3**.×「内食」ではなく「中食」と呼ばれている／**4**.×「家庭の食事に代わるもの」はホームミールリプレースメント（HMR）である／**5**.○／**6**.○

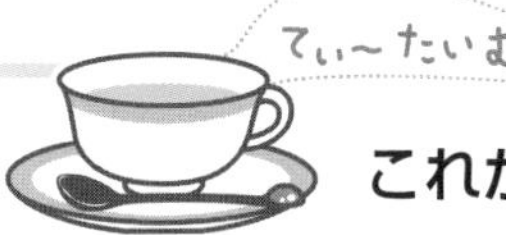

これからのミールソリューション

食品企業の製造工程で発生する規格外品などを引き取り，福祉施設などへ提供するボランティア活動を「フードバンク」といいます。アメリカではすでに40年の歴史があり，日本でも2000（平成12）年以降活動が始まっています。最も規模が大きいNPO法人セカンドハーベスト・ジャパンは，2010（平成22）年，約650社からこうした食品の提供を受け，児童養護・母子支援・障害者支援等の福祉施設や生活困窮者などに無料で提供。その後，2016年には，食品提供企業等が1000社を超えました。

日常生活を送るために，安全かつ栄養のある充分な食べ物を適切な手段によって得られることをフードセキュリティーといい，現在の日本では非常に多くの人々がこのフードセキュリティーを欠いた状況で暮らしているといわれています。

ミールソリューションは，食に関するあらゆる問題点について解決策を提案（もともとは食事の準備にかける時間の短縮が目的）していく手法です。今後はフードバンクのような活動も含め，高齢者や障害のある人向けのサービス，子育て関連のサービスなどを対象としたミールソリューションが重要となってくるでしょう。

Lesson 2

小売業界

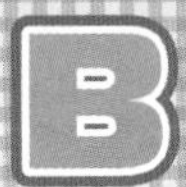

頻出度

小売業には，どのような営業形態があるのか整理しましょう。店舗を構えないオンラインショッピング，コンビニの多くが加盟しているフランチャイズチェーンのほか，業界の再編成などが重要です。

1 小売業の営業形態

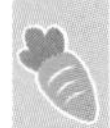

「何を売るか（業種）」よりも，「どのように売るか（業態）」がより重視されている。

八百屋，魚屋など，「何を売るか」という取扱商品の種類によって分類したものを業種といいます。

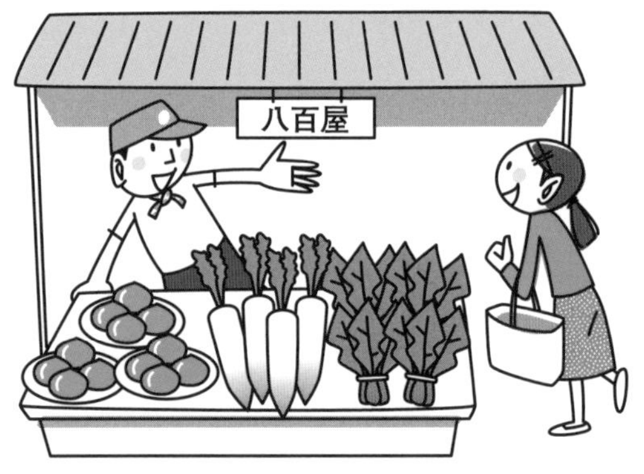

これに対し，スーパーマーケット，ディスカウントストアのように，「どんな売り方をするか」といった営業形態で分類したものを業態といいます。

今日では，消費者のライフスタイルの変化やニーズに対応するため，業態がより重視されています。

小売業の主な業態を整理してみましょう。

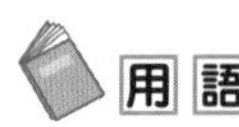

用語

ニーズ
消費者が必要性を感じている状態。あるいは必要としているもの。

■店舗を構える（有店舗）小売業

スーパーマーケット	食料品全般と生活雑貨などを扱う。セルフサービス方式で，大量の商品を安く販売することが基本
コンビニエンスストア	年中無休，24時間営業で便利さを追求。約3000品目を扱い，宅配便の取次ぎなどさまざまなサービスを提供する
ホームセンター	日曜大工用品やガーデニング用品，ホビー用品などを中心に，生活関連雑貨を取り揃えた郊外型の小売店
ディスカウントストア	EDLP（Every Day Low Price）をモットーとして，衣類，家庭用品，家電品などを常に低価格で販売している
ドラッグストア	健康と美容をコンセプトとして，医薬品や化粧品，日用雑貨などを低価格で販売する
アウトドアショップ	アウトドアを切り口として，スポーツ用品やキャンプ用品，自転車，衣類などを扱う
百貨店（デパート）	衣料品，化粧品，家庭用品，食料品などを豊富に取り揃える。店舗ごとに仕入れを行う独立店舗経営である
消費生活協同組合（生協・コープ）	消費者が出資金を支払って組合員となり，共同購入に参加したり店舗で商品を購入したりする
アウトレットストア	メーカーや卸売業者が，衣料品，靴，かばんなど，自社製品の過剰在庫品を格安で販売する店舗のこと
専門店	書籍やスポーツ用品，靴など，単一の商品を絞り込んで専門的に扱う
農業協同組合（農協，JA）	組合員が共同で購買を行う。一般消費者も利用することができる。安全，安心な商品を供給することや農家の経営の安定，向上を目的としている

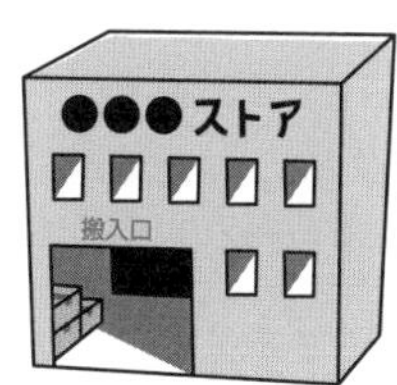

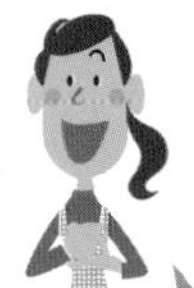

自動販売機を利用した販売も，無店舗小売業に含まれます。

■店舗を構えない（無店舗）小売業

訪問販売	販売員が家庭や職場を訪問して商品を売る小売形態。法律では喫茶店や路上での販売，ホテルや公民館などを借りて行う展示販売なども含まれる
通信販売	**①カタログ販売** 雑誌やカタログに商品を掲載し，電話やはがきなどで注文を受け販売する **②テレビ通販** テレビの通販番組などで商品を紹介し，電話などで注文を受け販売する **③オンラインショッピング** インターネット上の**仮想店舗**（バーチャルショップ）で商品を販売するもの。代金支払いには，クレジットカードやコンビニエンスストアでの払込みなどが利用できる

(1) スーパーマーケット

1950年代後半の高度経済成長期には，大量生産，大量消費により，流通構造も変化しました。これを**第一次流通革命**といいます。この時期，スーパーマーケットは大きく成長し，**多店舗化**や**大型化**が図られました。近年は，価格競争が激しくなったり，出店することによるコストが増大するなどしています。また，さまざまな業態の店舗が増加して消費者が流れ，経営が厳しくなっている場合もみられます。

(2) コンビニエンスストア

店舗数が増えたことにより，地域によっては乱立状態もみられ，近接する店舗の競争が激しくなっています。その生き残りをかけ，立地や認知度，集客力に注目した他業種とのコラボレーションなどによって，取り扱う商品やサービスがひろがっています。

フランチャイズチェーンで運営されているコンビニエンスストアには，次のような特徴があります。

- 売り場面積は30坪（100㎡）程度
- 24時間，年中無休営業（最近は24時間営業しない場合もある）
- 半径500mが集客の範囲
- チケット，公共料金支払いの取扱い
- ATMの設置
- 少量ずつ頻繁に商品を出荷する多頻度小口物流システムを利用

(3) ディスカウントストア

大量仕入れ，大量販売，質流れ品の調達，販売などによって，消費者に商品を低価格で販売する業態をいいます。なかには，独自に商品の販売企画を行い，生産，調達，販売を一貫して行うことで価格を下げている例もあります。

ディスカウントストアの形態にはカテゴリーキラー，パワーセンター，ホールセールクラブ，ハイパーマーケットなどがあります。

①カテゴリーキラー

家電品，紳士服，玩具など，特定の分野の商品を専門的に扱い，総合的な品ぞろえの大型店の売り場を閉鎖に追い込むような勢いをもつ形態です。

②パワーセンター

スーパーマーケットやカテゴリーキラーなどを同じ敷地に集めた郊外型ショッピングセンターで，多くの場合，大手スーパーマーケットや大手小売店が経営母体となっています。

③ホールセールクラブ

会員制の低価格小売業です。もともとは中小の小売店に対して現金払い持ち帰り方式（キャッシュ&キャ

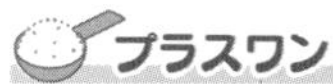

小売業としてのホールセールクラブ
日本で展開しているホールセールクラブのなかには，個人が会員となり，カード払いが可能な場合もある。

リー）の卸売（ホールセール）業でしたが，小売業として発展し，日本にもアメリカの企業が進出しています。会員になれば個人でも買い物ができます。倉庫型の店舗で，ロット単位でのまとめ買いが可能です。

④ハイパーマーケット

大規模な店舗に安い価格の多種類の商品を並べて販売する形態です。郊外に設置され，フランスでは，売り場面積が2,500㎡以上で，販売商品の中心を食料品とし，雑貨や衣類，住関連商品についても品ぞろえしているものをいいます。

2 小売業の経営形態

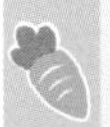

小売業の経営形態である「チェーンストア」は，3つに分類される。

何らかのかたちで鎖のようにつながっている小売店をチェーンストアといいます。資本や経営形態の違いによって，次の３つに分類されます。

(1) レギュラーチェーン

大手スーパーマーケットやデパートなど，単一の資本によって多店舗展開しているチェーン店をいいます。

■レギュラーチェーンのかたち

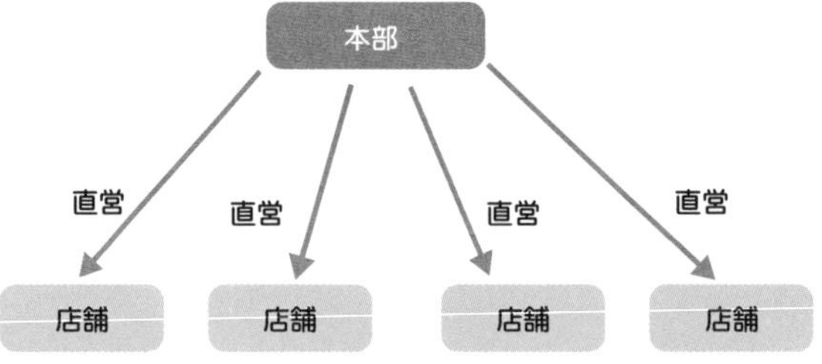

(2) ボランタリーチェーン

独立した中小小売店の**同業者**が集まり，チェーン化したものをいいます。共同で仕入れや配送，販売促進などを行い，大手業者に対抗しようというものです。加盟した小売店自らがチェーン本部に参画し，経営の中心となることも可能です。

■ボランタリーチェーン（小売店の場合）のかたち

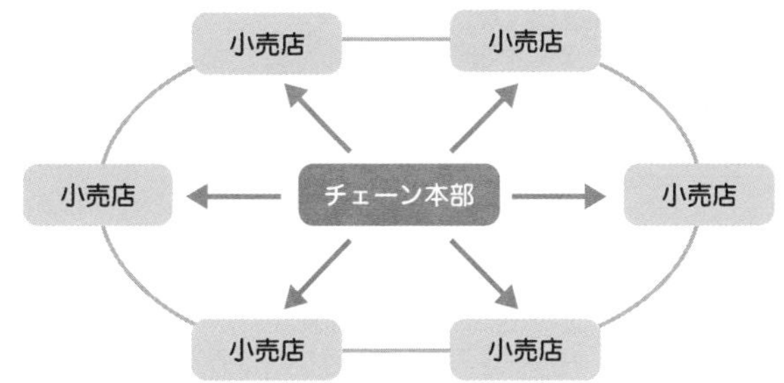

(3) フランチャイズチェーン

本部企業（**フランチャイザー**）が加盟店を募集し，一定の地域内での商標等の使用と営業の権利を認めて商品を供給する形態です。加盟店は**フランチャイジー**と呼ばれ，**加盟料**（イニシャルフィー）や**経営指導料**（ロイヤリティー）などを支払います。

コンビニエンスストア業界では，本部による直営店比率が低く，フランチャイズチェーン方式の加盟店が主流です。加盟店は未経験者であっても，本部からの情報提供やノウハウの指導によって新規出店することができるため，急速な店舗展開につながりました。

加盟店は本部企業から資本的に独立していますが，統一の店舗運営を行うために，店舗設備や品ぞろえ，価格などについては本部の統制下に置かれます。

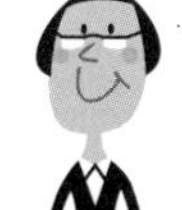

ボランタリーチェーンの場合，加盟小売店はそれぞれ独立しているため，チェーン本部の統制力や組織としての団結力はフランチャイズチェーンほど強くありません。

プラスワン

リテールサポート
チェーン本部が卸売業となり，加盟小売店を支援すること。

プラスワン

フランチャイズ展開
コンビニ業界のほかにもファストフードなどの外食産業，レンタルビデオ店，フィットネスクラブ，不動産販売，学習塾などで広く行われている。業種や企業によって直営店との割合は異なる。

スーパーバイザー
コンビニなどで加盟店を巡回し，品ぞろえや販売員の教育など店舗経営を総合的に指導・支援する担当者。

■フランチャイズチェーンのかたち

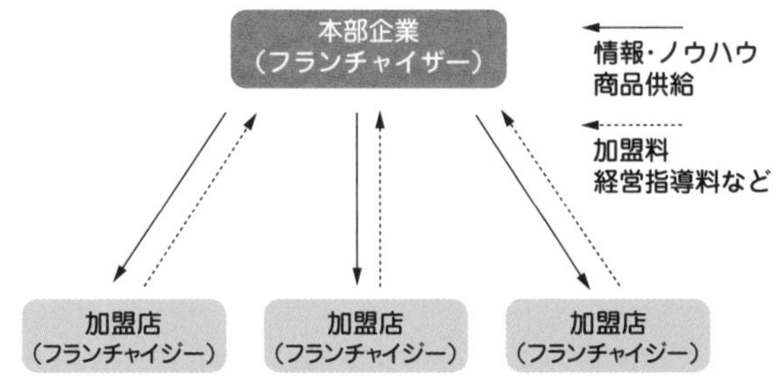

3 小売業の現状

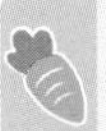

経営環境が厳しい状況となった業界では，生き残りをかけた再編成が進められている。

(1) 各業態の変化

かつては小売業のリーダー的存在といわれたスーパーマーケットは，ここ数年，出店コストの増加や**価格競争**などにより，経営環境が厳しい状態となっているところが増えています。コンビニエンスストア業界でも出店が飽和状態になりつつあり，現在では，チェーン店同士の**淘汰**（とうた）や**再編成**などが行われています。また，百貨店業界では伝統ある老舗が大胆な統合を進めています。

一方で，商品企画から生産・販売に至るまで一貫した商品調達をすることにより，トータルコストを下げられる**流通経路**を持ったディスカウントストアが勢いを増しています。

■小売業界再編成で誕生した主なグループ

〔百貨店業界〕・三越伊勢丹ホールディングス（三越伊勢丹）　・J.フロントリテイリング（大丸松坂屋百貨店）　・セブン＆アイ・ホールディングス（そごう・西武ほか）　・エイチ・ツー・オー リテイリング（阪急阪神百貨店）
〔スーパーマーケット業界〕・イオングループ（イオン，ダイエー，マックスバリュ，マルエツ，ベルクほか）　・セブン＆アイ・ホールディングス（イトーヨーカ堂，ヨークベニマル，ザ・ガーデン自由が丘ほか）

※ 2022（令和４）年 11 月現在

(2) インターネット取引の拡大

オンラインショッピングは「ネット通販」とも呼ばれ，「楽天市場」「Yahoo!ショッピング」といった仮想商店街への出店が増加しています。実際の店舗では商圏に制約されるのに対し，インターネットでは世界中に拡大する可能性があります。

カタログ通販に代わり，インターネットが無店舗販売の主流となっています。

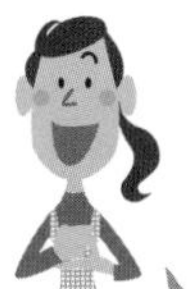

ネット通販の成長力は今ではカタログ販売を追い抜いて，消費生活の主流となっています。

(3) 電子マネー取引の拡大

交通機関が利用できたり，現金払いのわずらわしさがないスタイルが消費者に受け入れられ，電子マネーの活用場面が広がっています。流通系（Edy，nanaco）や交通系（Suica，ICOCA）などがあり，日本銀行の調査（2018年）によると，3億9077万枚の電子マネーカードが発行されています。

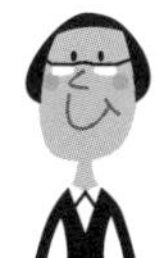

国民1人当たり3枚の電子マネーカードを持っているという計算になりますね。

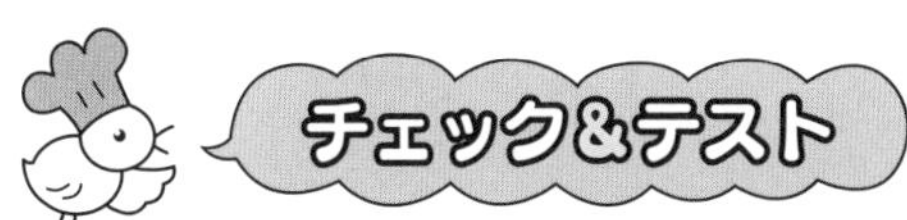

キーポイント	できたらチェック ☑
小売業の営業形態	□ 1　業態とは，「何を売るか」という取扱商品による分類をいう。
	□ 2　アウトドアショップとは，メーカーなどが自社の在庫品を処分する店舗のことである。
小売業の経営形態	□ 3　ボランタリーチェーンは，独立した中小小売店の同業者が集まり，チェーン化したものである。
	□ 4　イニシャルフィーとは，フランチャイズチェーン加盟店が支払う加盟料のことである。
小売業の現状	□ 5　インターネット上の仮想商店街への出店が増加している。
	□ 6　コンビニ業界では，チェーン店同士の淘汰などはみられない。

解答　1.×「何を売るか」は業種。業態とは「どのように売るか」という営業形態による分類／2.× アウトドアショップではなく，アウトレットストア／3.○／4.○／5.○／6.× 現在では出店が飽和状態となり，チェーン店同士の淘汰や再編成が行われている

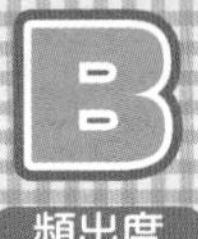

頻出度

Lesson 3 日本の商慣行

日本にはメーカーや流通業者の利益を保護するための独特な商慣行があります。消費者の不利益となるものもあり，海外からも閉鎖的で弊害が大きいとして，見直しが求められています。

1 日本的な商慣行

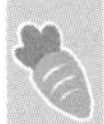

建値制度やリベートなど日本独特の商慣行（しょうかんこう）は，消費者や外国企業から見直しが迫られている。

(1) 一店一帳合制（いってんいっちょうあいせい）

卸売業者
P.174参照

メーカーが卸売業者に対し小売業者を指定したり，小売業者に特定の卸売業者以外と取引させないようにしたりすることです。系列の強化が目的です。

決まっているんです!
××××や
えーっ

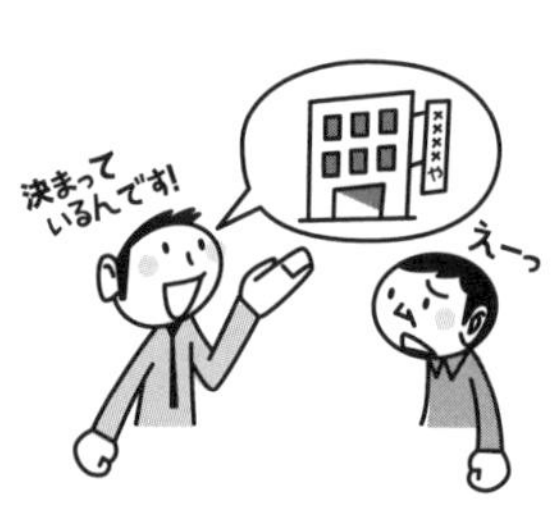

(2) 建値制度（たてね）

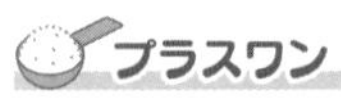

制度価格
小売業者や卸売業者に対し，メーカーが設定した価格。

メーカー希望小売価格
メーカーが自社商品について設定した販売参考小売価格。

制度価格の安定化を図るために，メーカーが一定の取引数量について設定した価格を**建値**といいます。この価格を基準に卸売業者，小売業者の仕入価格が設定されるため，卸売・小売業者とも自由に価格決定ができません。最近では建値制度を廃止し，**オープン価格制度**を導入するメーカーが増えています。

決まっているんです!
¥10,000
えーっ

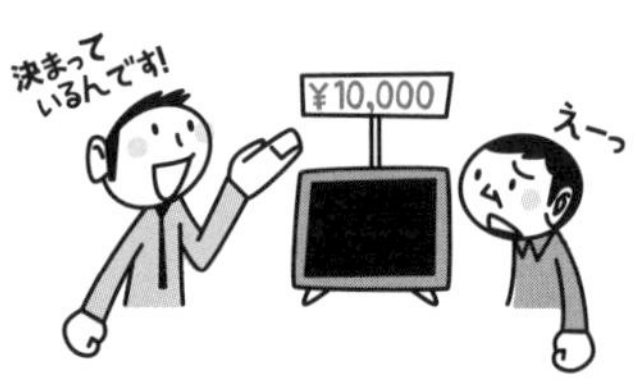

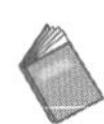

用語

オープン価格制度
卸売業者や小売業者が自分の判断で価格を決められる制度。

なお，メーカーが卸売業者や小売業者に販売価格を指示し強制した場合は**再販売価格維持行為**にあたり，

独占禁止法違反となります（「希望小売価格」とは価格の強制でないという意味）。ただし，著作物については例外的に再販売価格維持行為が認められており，これを再販制度（**再販価格維持制度**）といいます。

■再販制度の対象（6品目）

①書籍　②雑誌　③新聞
④音楽用ＣＤ　⑤音楽用テープ
⑥レコード

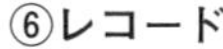

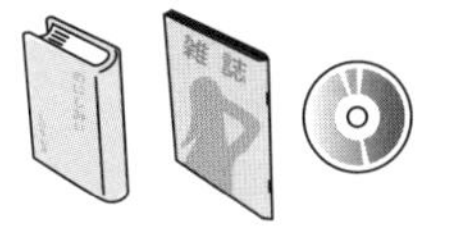

(3) リベート

メーカーが，自社商品の売上高に応じて，卸売業者や小売業者などに正当な売買差益以外に支払う謝礼金のことをいいます。「キックバック」または「割戻し」などとも呼ばれます。目的や支払いの基準が非常に不明確であると批判されています。

(4) 派遣店員制度

メーカーが，自社製品を優先的に販売したり，直接顧客のニーズを汲み取る目的で，自社の社員を小売店に販売要員として派遣することをいいます。小売店側は人件費の削減や商品知識を持った店員の活用ができますが，売り場の主導権をメーカー側が握ってしまい，販売ノウハウを奪うといった弊害もみられます。

(5) 抱き合わせ販売

売れ筋商品に売れない商品を添付し，両方の商品を買わないと販売しないことをいいます。取引の相手に不当な不利益を与えるような場合，不公正な取引方法として独占禁止法違反になります。

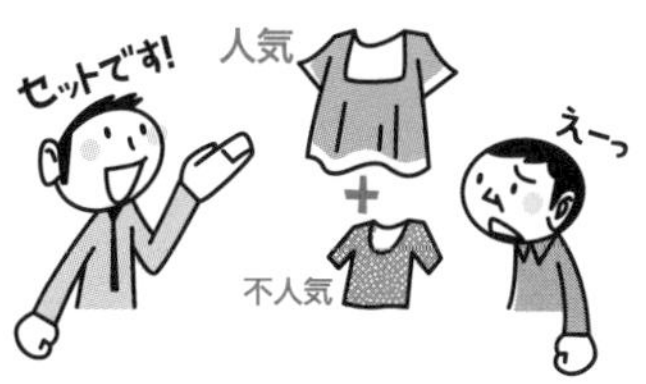

用語

独占禁止法
公正かつ自由な競争を促進するための法律。私的独占，再販売価格維持行為などの不公正な取引を規制する。

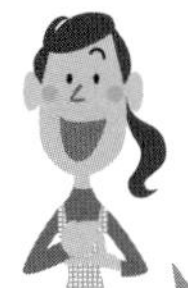

映像用DVD，電子書籍は再販制度の対象になっていません。

プラスワン

その他の日本的商慣行

・押しつけ販売
有力小売業者が納入業者に対して，高額な商品などを買わせるように強要すること。独占禁止法で禁止されている。

・委託販売制
小売店側が商品を売り切るまではメーカーや卸売業者に対して代金を支払わず，売れ残った商品は返品できるという販売方法。

(6) 販売協力金

小売業者が，卸売業者やメーカーに対して，売り場の改装費や催事，広告その他の費用を，イベント料や宣伝費などとして要求するものです。

チェック&テスト

キーポイント	できたらチェック
日本的な商慣行	□ 1　建値は，メーカーが制度価格の安定化のために設定する価格のことをいう。
	□ 2　派遣店員制度とは,小売店の店員をメーカーに派遣する制度をいう。
	□ 3　不人気商品を売れ筋の商品とセットにして売ることを，押しつけ販売という。

解答　1.○／2.× メーカーが自社の社員を小売店に派遣する制度である／3.× これは押しつけ販売ではなく，抱き合わせ販売である

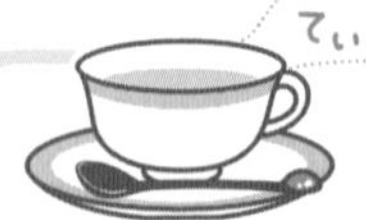

てぃ～たいむ

食品ロスを生む商慣行

日本では，年間約2,400万トンの食品廃棄物等が排出されています。その中には，本来食べられるにもかかわらず捨てられているもの（「食品ロス」という）が約520万トン含まれます。

食品小売業の食品ロスの多くは，新商品販売や規格変更に合わせて店頭から撤去された食品（定番カット商品）や，期限切れなどで販売できなくなった在庫です。食品の製造日から賞味期限までの期間を３等分し，最初の３分の１を小売への納入期限，次の３分の１が過ぎた時点を販売期限とし，これを過ぎると店頭から撤去してしまう「３分の１ルール」という商慣行も存在しています。撤去された食品は返品され，その大半は廃棄されているのです。

小売店の店頭では，１日でも賞味期限の長いものを棚の奥から選び出して買おうとする客の姿もみられます。ある新聞アンケートでは２割弱の消費者が「賞味期限が来たら捨てる」と答えたそうですが，こうした過度の鮮度志向が不合理な商慣行を助長し，ひいては大量の食品ロスを招くということを知っておきましょう。

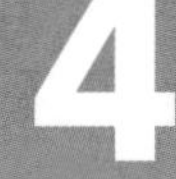

Lesson 4 流通の機能と役割

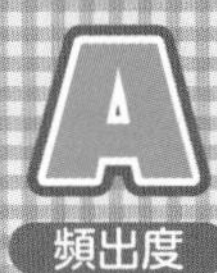

頻出度

流通の役割と近年の動向について学習します。従来のメーカー主導の流通から小売主導へと変化している点が重要です。

1 流通の機能

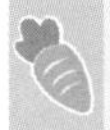

流通には，物流機能，商流機能，情報伝達機能，金融機能の４つの機能がある。

(1) 流通とは

商品やサービス，情報などが生産者から消費者に届くまでの**仲介機能全般**（一連の経済活動）を流通といいます。流通の起点となる**生産者**とは，製造業者（メーカー），農林漁業者，鉱業者などのことをいい，流通の終点となる消費者には一般消費者（家計消費者）のほか，飲食業者やホテルなどの業務用購買者，再生産のために原材料を調達する製造業者などが含まれます。

社会的分業の発達した今日では，生産と消費の間に人的・時間的・空間的隔たり（ギャップ）が存在します。このギャップを埋めることが流通の基本的役割です。

■３つのギャップ

人的ギャップ	生産者と消費者
時間的ギャップ	生産した時間と消費する時間
空間的ギャップ	生産場所と消費場所

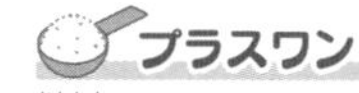

川下（かわしも）戦略

流通を「川の流れ」にたとえて，生産者側を「川上」，消費者側を「川下」と呼ぶことがある。生産者による消費者に対する販売戦略を「川下戦略」という。

(2) 流通の担い手

生産者と消費者の中間にあって，商取引活動などを行う**卸売業者**と**小売業者**を総称して流通業者といいます。物流を担当する輸送業者や倉庫業者も広い意味では流通業者に含まれますが，一般的には**物流業者**として区別します。

卸売とは，生産者から商品を買いつけて小売業者に売ることをいい，卸売業者は**生産者に近いほう**から一次卸，二次卸と呼ばれます。これに対し，**小売**とは，商品を消費者に対して販売することをいいます。小さな個人商店だけでなく，大規模なデパートやスーパーマーケットなども小売店です。

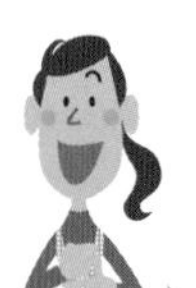

卸売業者は「問屋」とも呼ばれるため，生産者に近いほうから一次問屋，二次問屋という場合もあります。

(3) 流通の機能

流通は，具体的に次の4つの機能を果たします。

■流通の機能

商流機能 └商取引流通	商品を生産者から小売店へ効率よく届ける売買取引の機能
物流機能 └物的流通	商品を，生産地から消費地まで輸送する，保管する，仕分けする，梱包するといった，物質的に商品を流通させる機能。効率を重視した共同配送や多頻度小口物流が求められている
金融機能	商品代金の立て替えや回収をする機能
情報伝達機能	「売れ筋・死に筋」といった販売状況や，新商品に関する情報などの提供，販売促進の提案を行う機能

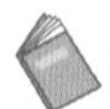

用語

売れ筋
よく売れている商品のこと。

死に筋
販売計画よりも極端に売れず，今後は販売を中止にすると判断された商品のこと。

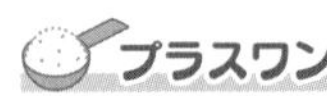

流通構造の問題点
多数の卸売業者を経由するなど，日本の流通は多段階にわたることから，コストがかかり過ぎるなどの問題点が指摘されてきた。

(4) 流通経路

商品が生産者から消費者に至るまでの道筋のことを**流通経路**といいます。

流通経路には，間接流通と直接流通の2つがあります。

①間接流通

生産者と消費者との間に，卸売業者（複数の場合もある）や小売業者の流通業者が介在する場合です。

②直接流通

卸売業者や小売業者が介在せず，生産者が直接消費者に販売する場合です。**産地直送**（「産直」という）や，インターネットによる**通信販売**などが急速に発展しています。

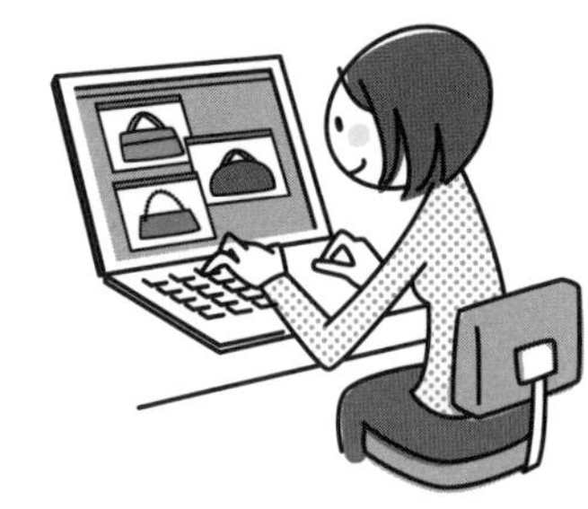

■食料品の流通経路

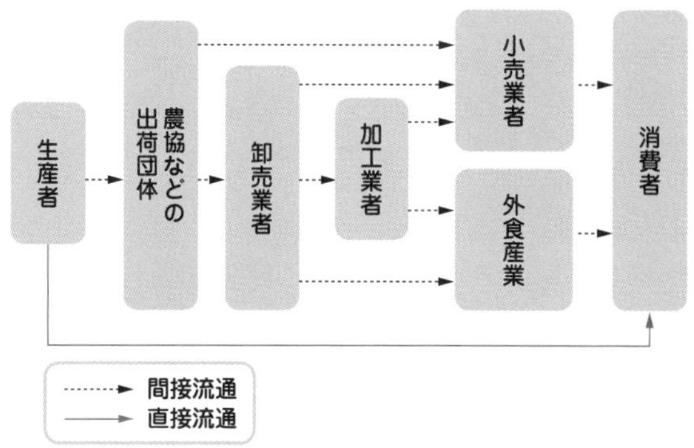

間接流通には，生産者と消費者との間に卸売業者や商社などが複数介在することによるデメリット（コストが上がる，情報が伝わりにくいなど）がありました。それを解消するため，直接取引という流通経路がみられるようになりました。これを**卸の中抜き**といいます。

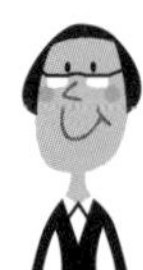

流通の系列化は，市場への新規参入を阻むものとして，海外からも強い批判を受けるようになってきました。

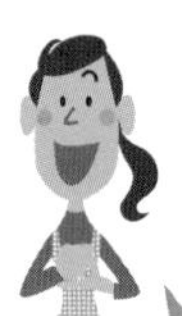

日本の従来の流通の系列化は，経営効率の向上や流通コストの削減を目的とするものではなかったのです。

(5) メーカー主導から小売主導へ

製造業者（メーカー）が自社商品を販売しやすくするために，卸売業者や小売業者に関係の強化を求めることを**流通の系列化**といいます。生産から販売までの基盤を強固にできることから，これまで日本の多くのメーカーが行ってきました。

しかし近年，大型食品スーパーなど小売業の現場では，メーカー別ではなく，生活提案型の売り場づくりが推進され，販売力を発揮して価格主導権を握るなど，メーカーの影響力が次第に弱まりつつあります。

また，商品の品揃えや価格設定が制限される流通の系列化に代わり，メーカー同士，卸売業同士，小売業同士といった**業界再編成**の動きが強まっています。

チェック&テスト

キーポイント	できたらチェック ☑
流通の機能	□ 1　流通が埋める3つのギャップとは，人的・時間的・経済的ギャップである。
	□ 2　卸売業者は，消費者に近いほうから一次卸，二次卸と呼ばれる。
	□ 3　流通の情報伝達機能とは，販売状況などの情報を提供したり，販売促進の提案を行うことをいう。
	□ 4　間接流通とは，生産者と消費者の間に，卸売業や小売業などの流通業者が介在する場合をいう。
	□ 5　近年，流通の系列化などメーカーによる支配力が強まっている。

解 答　1.× 経済的ではなく，空間的ギャップ／2.× 消費者ではなく，生産者に近いほうから一次卸，二次卸と呼ばれる／3.○／4.○／5.× 近年は小売業主導の傾向に

Lesson 5

経営戦略と物流

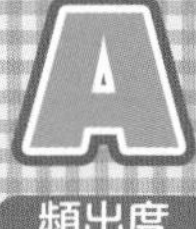

頻出度

POSシステムを活用したマーチャンダイジング戦略と物流の進化の関係をしっかり学習しましょう。ジャストインタイム物流やSCMといった，ロジスティックスと関係するシステムの内容が重要です。

1 マーチャンダイジング戦略

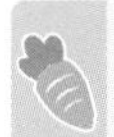

POSシステムの活用によって，計画的な品ぞろえができ，機会損失を少なくすることができる。

(1) マーチャンダイジング（MD）とは

どのような商品を，いくらで，どのように提供するかを計画し，実行することをマーチャンダイジング（商品化計画）といいます。限られた売り場スペースで上げられる利益を最大化するための方策といえます。

■マーチャンダイジングの流れ

計画→仕入れ・品ぞろえ→価格の設定→陳列→販売活動

①「値入れ」と「値つけ」

仕入れ値に利益を上乗せして売り値を決めることを「値入れ」といいます。

これに対し「値つけ」とは，売り値を表示したプライスカードやシールなどを商品につける作業をいいます。

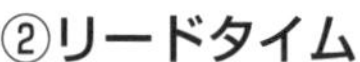

値つけ

②リードタイム

商品を注文してから届けられるまでに要する時間。

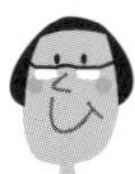

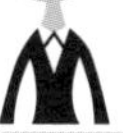

マーチャンダイジングの担い手は小売業者ですが，メーカーや卸売業者が提案をしたり，共同で手がけたりする場合もあります。

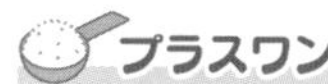

マーチャンダイザー

マーチャンダイジングを担当する人材。商品を最適な時期・場所・価格で提供するために仕入れや販売等について権限をもつ。

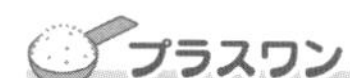

値ごろ感

商品の価格が，品質や機能に照らし合わせ，妥当であるとして多くの指示を受けること。

③「品切れ」と「欠品」

商品が売れて在庫がなくなることを「**品切れ**」といいます。一方，発注や配送のミスなどによって，予定していた数量の商品を取り揃えていない状態（または不足している商品）を「**欠品**」といいます。

④機会損失（チャンスロス）

品切れや欠品がなければ得られていたはずの売上や利益を失うことです。機会ロスともいいます。

⑤先入先出（さきいれさきだし）

在庫管理において，商品の鮮度維持と回転率を高めるため，先に入荷した商品から先に売れるように陳列する方法をいいます。牛乳や豆腐などの**日配品**は鮮度管理が重要なため，先入先出が基本とされます。

⑥エンド

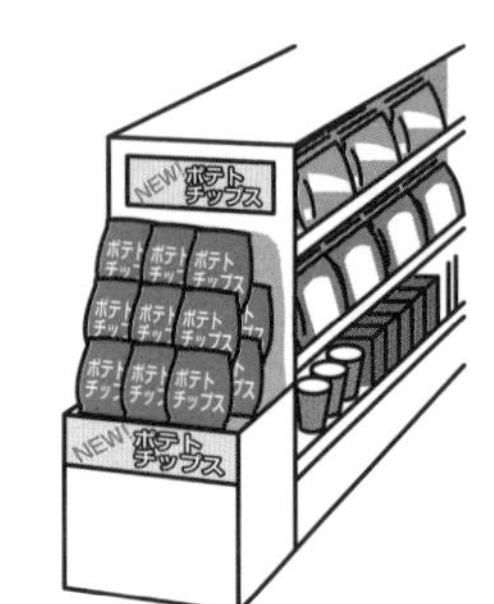

商品陳列棚の両端に位置する，顧客の目にとまりやすい場所をいいます。**エンド陳列**されるのは，新商品や季節商品，重点販売商品などです。

⑦フェイス

商品陳列棚に陳列されている商品パッケージの正面を意味します。「フェイス数」といい，陳列棚にどれだけの数量を並べたかを表す単位にもなります。

⑧補完商品と代替商品

補完商品とは，コーヒーと角砂糖のように，両方とも一緒に売れる可能性がある商品のことをいいます。一方，**代替商品**とは，バターとマーガリンのように，どちらかが売れれば他方は売れない可能性がある商品のことをいいます。

用語

日配品
日持ちせず，低温管理が必要な商品のこと。牛乳，乳製品，納豆，豆腐，うどん玉，こんにゃくなど。基本的に毎日配送される。

アイランド（島）陳列
店舗内の通路の真ん中に台を設け，目玉商品などを陳列する方法。

ジャンブル陳列
商品をかごやワゴンに投げ込んだままの状態で見せる陳列方法。

顧客の目を引きつけるにはポップ（POP）と呼ばれる店頭・店内広告が有効です。

プラスワン

ゴンドラ
スーパーマーケットの食料品売り場などにある商品陳列棚のこと。

(2) POSシステム（販売時点情報管理）

スーパーマーケットやコンビニエンスストアなどのレジでは，商品につけられたバーコードを読み取って精算を行います。このとき，どの商品が，いつ，いくらで，何個売れたかといったデータが記録されます。このように，商品が販売された時点で商品情報を記録し，その集計結果を在庫管理やマーチャンダイジングに活用するシステムのことをPOSシステム（販売時点情報管理）といいます。

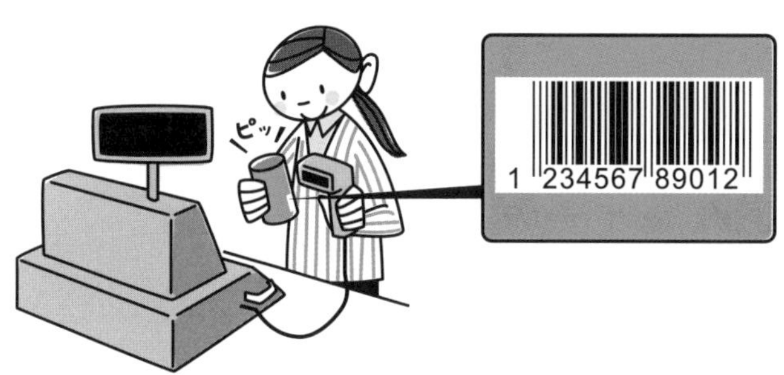

在庫状況が即座にわかるため，品切れや欠品をなくして機会損失を減らせるだけでなく，データをもとにした計画的な品ぞろえや商品陳列が可能となります。また，マーケティングが容易になるためプライベートブランドの開発にも役立ちます。

2 進化する物流

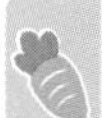

ジャストインタイム物流は，必要なものを，必要なときに，必要なだけ供給する仕組みである。

(1) 消費者起点流通

POSシステムの発達によって，売れ筋商品・死に筋商品の情報を小売業者が的確につかめるようになったことから，消費者のニーズがより直接的にマーケッ

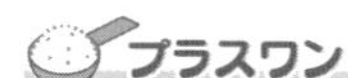

POSシステム
POS は Point Of Salesの頭文字。「ポスシステム」と読む。複数店舗の販売動向を比較したり，購入者の属性や天候や曜日と売上の関係を分析したりすることもできる。

EOSシステム
EOS は Electronic Ordering System（電子発注システム）の頭文字。企業間のオンライン受発注システムである。小売店の端末から発注することができ，リードタイムの短縮や仕入れコストの削減につながる。

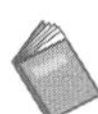

用語

プライベートブランド
小売業者が独自に開発した自主企画商品のこと。その小売業者自身のブランドネームがつけられている。PB（Private Brand）ともいう。これに対し，全国的な知名度をもつメーカーの有力商品はナショナルブランド（NB）と呼ばれる。

トに影響を与えるようになりました。

従来のような「生産したから保管する」「注文があったから出荷する」というかたちではなく,「売れるものを,売れるときに,売れる数だけ納品する」という流通形態に変化してきたのです。このような,消費者を中心とした流通形態を**消費者起点流通**といいます。

(2) ロジスティックス

顧客サービスを中心として,物流を効果的・総合的に行うシステムを**ロジスティックス**といいます。物流を戦略的にとらえて管理する技法であり,輸送だけでなく,在庫計画,保管や包装,荷役などの業務も含め,企業経営における物資の移動について体系的にとらえ,効率的な運営を目指そうというものです。

ロジスティックスを実現するための仕組みの1つに,「必要なものを,必要なときに,必要なだけ」供給する**ジャストインタイム物流**(多頻度小口配送)というシステムがあります。これは,トヨタ自動車が部品調達の効率化を図るために開発した「かんばん方式」と呼ばれる手法を流通に応用したもので,「**多品種・小口・多頻度**」の物流を可能にします。コンビニエンスストアを中心とした大手小売業の多くは,在庫を増やしたくないこと,総菜や弁当など鮮度を大切にする商品が多いことなどからジャストインタイム物流を導入しています。

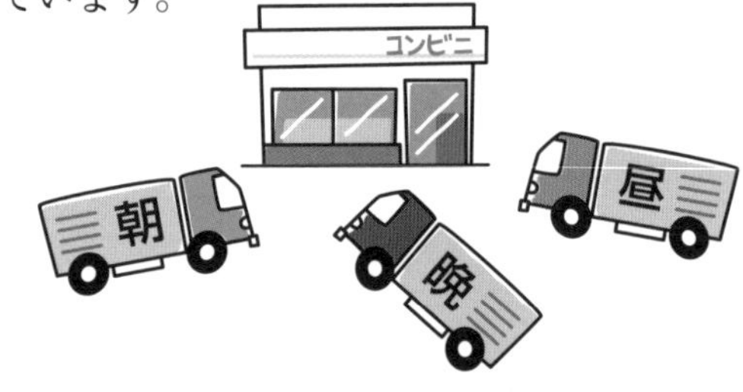

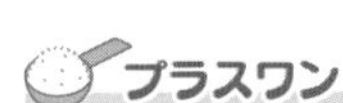

ロジスティックス
もともとは武器や食料などを戦場に補給することを意味する「兵站(へいたん)」という軍事用語。

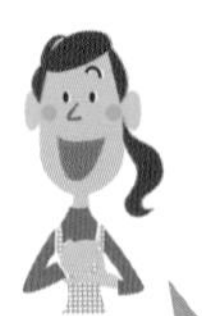

部品の補充を知らせる指示書を「かんばん」と呼んでいたことからかんばん方式と名づけられました。

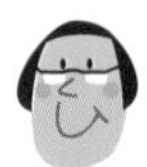

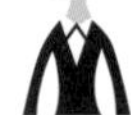

ただし,大手小売業者が納入業者にジャストインタイム物流を要求することは,大手小売業者による在庫コストの押しつけにつながるといった指摘もあります。

(3) SCM（サプライチェーンマネジメント）

原材料の調達から生産，流通へと商品が最終消費者に至るまでの流れを「**供給連鎖**（サプライチェーン）」としてとらえ，その全体を，自社だけでなく仕入先や取引先をも含めてコントロールすることをいいます。責任範囲を明確にし，コスト改善を図り，利益配分を実現化していくシステムといえます。

(4) グリーンロジスティックス

企業にとって効率的であっても，物流は交通渋滞を招いたり，排気ガスによる大気汚染の原因になったりするなど，環境問題を引き起こす可能性があります。そこで，環境に配慮した物流として，原材料調達から商品の輸配送，廃棄，リサイクルまでをトータルに考える**グリーンロジスティックス**が推進されています。

プラスワン

クロスドッキング
複数の業者から納入された荷物を組み替え，配送先別にまとめてすぐに出荷する仕組み。通過型倉庫などにおける仕分け機能のこと。物流の迅速化や在庫の削減に役立つ。

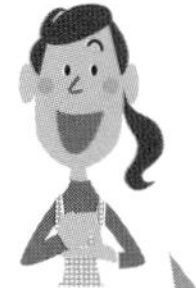

廃棄やリサイクルのための輸送は，静脈物流と呼ばれます。

チェック&テスト

キーポイント	できたらチェック ☑
マーチャンダイジング戦略	□ 1　機会損失とは，得られていたはずの利益を欠品などによって失うことをいう。
	□ 2　販売計画よりも極端に売れず，今後は販売を中止にすると判断された商品のことを，エンド商品という。
	□ 3　POSとは，販売時点で商品情報を管理するシステムのことである。
進化する物流	□ 4　ロジスティックスは，物流を戦略的に管理する技法といえる。
	□ 5　ジャストインタイムシステムは，大量一括物流を特徴とする。
	□ 6　SCMとは，「供給連鎖」の全体を仕入先や取引先をも含めてコントロールすることによって，コスト改善などを図るシステムをいう。

解答　1.○／2.× エンド商品とは商品陳列棚の両端に陳列される商品のことをいう。設問の記述は「死に筋商品」である／3.○／4.○／5.× 大量一括物流ではなく，「多品種・小口・多頻度」の物流を特徴とする／6.○

Lesson 6 飲食業の経営管理

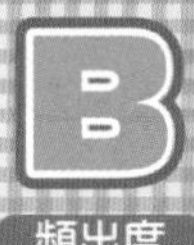

頻出度

飲食業における営業戦略，メニューメイキング，経理などについて学習します。試験では「粗利益率」などを計算で求める問題も出題されます。例題を参考にして，算出方法を理解しておきましょう。

1 飲食業マネジメントのポイント

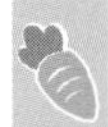

飲食業マネジメントでは，QSC，人事管理と教育，メニューの開発，経理の4つがポイントとなる。

(1) QSCとは

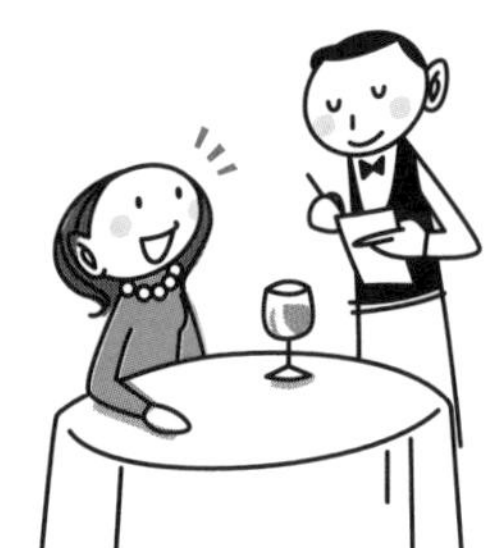

飲食店における営業活動戦略として，まず，どのようにして顧客を増やし，売上や利益を上げていくのかを具体的に計画していくことが必要です。

そのためには，次の3つの視点からレベルの向上を図ることが重要とされています。その3つの頭文字を合わせて**QSC**といいます。

①Quality（品質）

料理そのものの品質です。とくに「味」は，その店のオリジナリティを表現するうえで最も大切な要素です。

②Service（奉仕）

接客サービス，店内メニュー，販売促進活動が含まれます。業態によりフルサービスとセルフサービスに分かれます。従業員のレベルアップが重要です。

③Cleanliness（清潔）

店内の清掃や，衛生管理のことです。

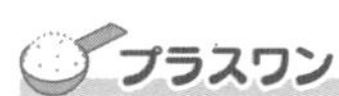

カフェテリア
セルフサービスを採用した飲食施設のこと。学校やオフィス，工場などでみられる。大量の食事を短時間に提供することができる。

(2) 人事管理と従業員教育

飲食店の運営には従業員の力が大きく影響します。とくに，顧客に接する従業員は**店の「顔」**となります。顧客の満足度を高めるには，適切な人事管理のほか，訓練や躾（しつけ）を行う必要があります。

■人事管理と従業員教育のポイント

人事管理	適正な人件費の範囲内でのシフトスケジュール管理
教育訓練	接客サービスのテクニック，もてなす心遣い
躾	社会人として顧客に接する言葉遣い，立ち居振る舞い

(3) 商品（メニュー）の企画と開発

定期的な市場調査や消費者の声を参考にして，顧客が欲しがる商品をタイミングよく提供すること（**メニューメイキング**）が売上向上や顧客の増加につながります。年中行事や季節，休暇期間などをよく検討し，年間計画を立てて行うと効果が上がります。

また，新しいメニューの企画・開発から販売までの期間設定，および顧客への事前告知も必要です。商品の企画開発と販売促進活動は，連動して実施することが大切です。

①メニュー計画

ターゲットの客層を絞り込んだうえ，何を，いつ，どのように，どれぐらい売るかを計画します。

②メニュー価格の設定

価格の安い店は，来店頻度を上げてもらう必要があるため，人気のある定番商品を持つことが重要です。一方，価格の高い店は収益確保のため広い範囲から顧客を集める必要があるので，交通の便や駐車場の整備などが必要となります。

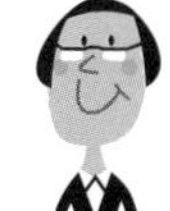
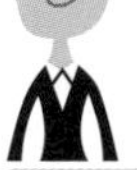

従業員教育の際には，モチベーション（目標の設定と動機づけ）を重視します。

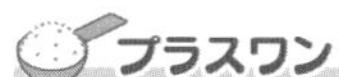

アイドルタイム
飲食店では，来客数の少ない時間帯を意味する。この間も人件費は発生するため，生産的な時間帯とするための工夫が必要となる。

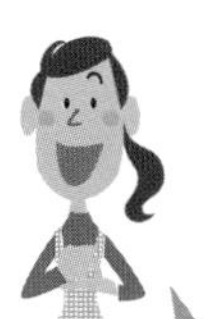

たとえばサラリーマンの昼食需要をターゲットとするならば，昼休みという限られた時間内に，値ごろ感のあるメニューを提供することが求められます。

プラスワン

地域一番店
ある商圏内で高い売上高を誇り，最も多くの支持を得ている店舗のことをいう。

プラスワン

FLコスト
損益に大きく影響する，食材原価と人件費を合わせたもの。一般的には，売上の55～60%程度が理想とされる（食材原価率30～35%，人件費率20～25%）。

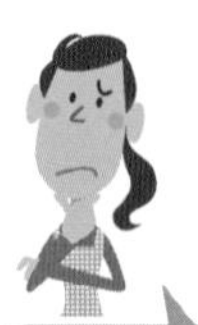

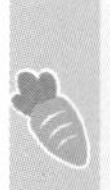

FLコストのFはフード，Lはレイバー（従業員）のことです。メニューを決める際には，コストも考えなければ…

③メニュー変更

メニューの内容や組み合わせを上手に変更することは，集客につながるだけでなく，仕入れや調理技術の改善によって利益率が向上することも期待できます。

メニュー変更の際には「**ABC分析**」が役立ちます。各商品を売上や利益などの割合でランクづけする方法であり，割合（累積構成比）の高い順番にA・B・Cの3つのグループに分け，Cグループをメニュー変更の対象とします。

■ABC分析のランクづけの仕方

A	全体の売上の75%までを占めるメニュー	
B	全体の売上の20%までを占めるメニュー	
C	残り5%のメニュー	←メニュー変更の対象

(4) 経理と計数管理

経理とは，売上や利益がどうなっているかを数値として記録することです。営業活動の数値を管理することによって，経営状況を正確に把握することができ，これを分析して売上や利益の向上に役立てます。

2 マーケティングの4P

マーケティングで大切な4つのPは，Product（商品），Price（価格），Place（場所），Promotion（プロモーション）。

飲食店が業界で生き残っていくためには，マーケティングの目標を定め，それを達成するために活動していくことが必要になります。

①Product（商品）

消費者の目的や選択の傾向を調べ，提供する商品（メニュー）の計画を立てます。消費者に受け入れられる商品を企画，開発，調達して提供していくことが大切です。

②Price（価格）

一人当たりの客単価を考え，組み合わせて注文してもらえるかどうかなどの戦略を立てます。その前提として，消費者に楽しんでもらえるということが重要であり，消費者のニーズに合わせた価格設定をすることが大切です。

③Place（場所）

飲食店の場合，店舗の立地も重要になります。また，消費者がよく利用する時間帯，何を目的としているかなども考えることが必要です。

④Promotion（プロモーション）

企画，開発，調達した商品を導入するだけでなく，消費者が食べてみたいと思えるように働きかけていくことが必要です。新しい商品に関する情報を消費者に提供し，食べてもらえるようにしていきます。

3　粗利益などの算出方法

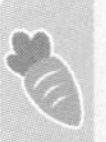

売上から売上原価を差し引いたものを「粗利益」，売上に占める粗利益の割合を「粗利益率」という。

粗利益（あらりえき）とは，売上から売上原価を差し引いたものをいいます。そこからさらに人件費，家賃，水道光熱費などの必要経費を差し引いたものが営業利益です。

利益を上げるためには，売上にかかる原価や経費を必要最小限に抑えることが必要です。

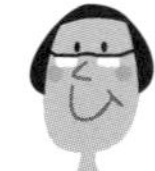

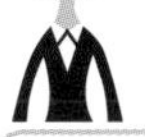

粗利益は，店にとって収益や競争力の源泉となるものです。正式には「売上総利益」ともいいます。

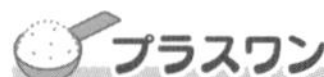

売上高
売上高＝客数×客単価で求められる。
客単価とは，(1人当たりの注文個数)×(1品当たりの平均単価)のこと。

プラスワン

売上原価
売上原価＝前期繰越商品＋当期仕入商品－期末棚卸商品
あるいは，売上原価＝仕入単価×仕入数量で求められる。

①粗利益の算出方法

粗利益 ＝ 売上高 － 売上原価

ただし，飲食業の場合，売上原価はその店で調理した食材の仕入高になるため，次の式でも求められます。

粗利益 ＝ 売上高 － 仕入高

また，粗利益率が決まっている場合に売上原価を求める過程では，次の式となります。

粗利益 ＝ 売上高 × 粗利益率

〔例題1〕
売上高が100,000円で粗利益率65%を確保したい場合の売上原価の設定価格を求めなさい。
100,000円×65%＝65,000円
100,000円－65,000円＝35,000円
答え　35,000円

②粗利益率の算出方法

粗利益率とは，売上高に占める粗利益の割合です。

粗利益率 ＝ 粗利益 ÷ 売上高 ×100

〔例題2〕
仕入高35,000円，売上高100,000円である場合，粗利益率を求めなさい。
粗利益＝100,000円－35,000円＝65,000円
粗利益率＝65,000円÷100,000円×100＝65%
答え　65%

③原価率の算出方法

売上原価率は，売上高に占める売上原価の割合です。

売上原価率 ＝ 売上原価 ÷ 売上高 ×100

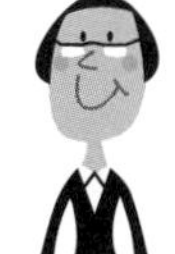

粗利益率と売上原価率を合計すると，100%になります。

商品ごとの原価率は，その商品の販売価格に占める仕入価格の割合なので，次の式で求めます。

商品原価率 ＝ 仕入価格 ÷ 販売価格 ×100

〔例題３〕

仕入原価120円の商品を販売して，40%の利益を得るためには，販売価格をいくらにすればよいか。

この場合の利益とは，商品１個分の粗利益であると考えられます。そこで，販売価格をX円とすると，

粗利益＝売上高－仕入高

＝ 販売価格－仕入原価＝ X－120

粗利益率＝粗利益÷販売価格×100

40 ＝（X－120）÷ X ×100

両辺にXをかけて，

40X ＝（X－120）×100

40X ＝ 100X－12,000

この式を変形して，12,000＝60X　　∴X＝200円

さらに，消費税８%を含む総額表示にすると，

200円×1.08＝216円

答え　消費税込216円

④損益分岐点の算出方法

損益分岐点とは，赤字になるか黒字になるかの分岐点を指します。利益額と経費が同額（収支0）の状態です。**最低利益を得るために必要な売上高**，あるいは

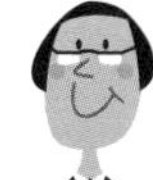

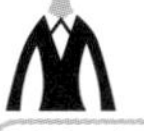

利益<経費だと赤字
利益>経費だと黒字
となります。

5章　食マーケット

プラスワン

変動費
事業の動きや売上高によって変わる経費。材料費や水道光熱費など

固定費
売上高などに関わりなくかかる経費。家賃や人件費（正社員）など

目標とする売上高を得るために使える経費の額（投資額）を判断するための客観的な指標となります。次の式で求めます。

変動費率 ＝ 変動費 ÷ 売上高

損益分岐点 ＝ 固定費 ÷（１－変動費率）

〔例題４〕

固定費（人件費や家賃など）が90万円で，変動費（材料費，水道光熱費など）60万円，変動比率40％の場合の損益分岐点を求めなさい。

900,000円÷（１－40％）＝900,000円÷0.6
＝1,500,000円

答え　150万円

チェック＆テスト

キーポイント	できたらチェック ☑
飲食業マネジメントのポイント	□ 1　営業活動戦略のQSCとは，品質，奉仕，価格の頭文字である。
	□ 2　カフェテリアとは，セルフサービスを採用した飲食施設である。
	□ 3　ABC分析は，商品を売上などの割合でランクづけする方法である。
マーケティング	□ 4　商品の価格設定にあたっては，消費者のニーズに合わせることもポイントとなる。
粗利益などの算出方法	□ 5　飲食業では，粗利益は売上高から仕入高を差し引くことによって求められる。
	□ 6　粗利益率は，売上高÷粗利益×100という式で算出できる。

解答　1.×「価格」ではなく「清潔」である。あとの2つは正しい／**2**.○／**3**.○／**4**.○／**5**.○／**6**.× 粗利益率＝粗利益÷売上高×100である。「売上高÷粗利益」ではない

6章

社会生活

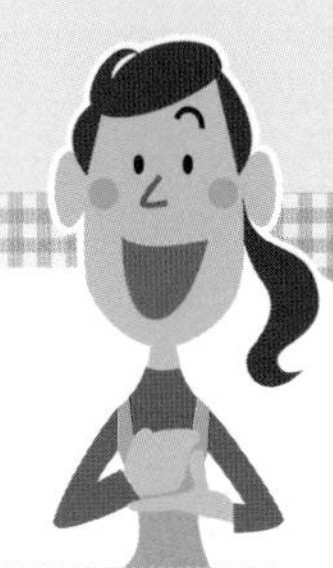

Lesson 1 暮らしと経済……………………190
Lesson 2 世界と日本の食料事情
（食料自給率）……………………199
Lesson 3 貿易……………………………202
Lesson 4 食に関連する法規など …………207
Lesson 5 消費生活と環境…………………212
Lesson 6 消費生活の保護…………………219

暮らしと経済

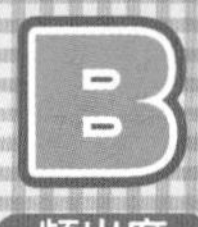

食生活アドバイザー®は，広い視野に立って食生活をトータルにとらえなければなりません。ここでは物価とインフレ・デフレ，税金などを学習し，「食」を取り巻く消費生活について理解を深めましょう。

1 経済主体としての家計

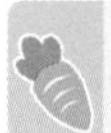

個人所得の総額から税金や社会保険料を差し引いた残りの金額を，可処分所得という。

(1) 経済とは

生活のために必要な物品を**財**といい，生活に役立つ通信や交通，医療，教育などを**サービス**といいます。そして，売買するために生産された財やサービスのことを**商品**と呼びます。**経済**とは，商品の**生産**と**消費**を中心とする人間の活動です。

経済活動を行う主体は，**企業**，**家計**，**政府**の３つに分けられます。

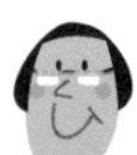
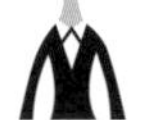

社会的分業の発達した現代では，主に企業が商品の生産活動を担います。家計は消費活動を中心に行い，商品の代金を企業に支払います。また，収入を得るために企業などに労働を提供し，賃金を受け取ります。

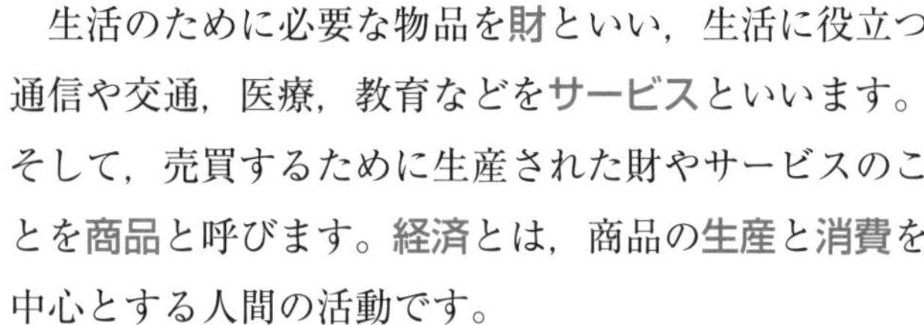

■３つの経済主体の関係

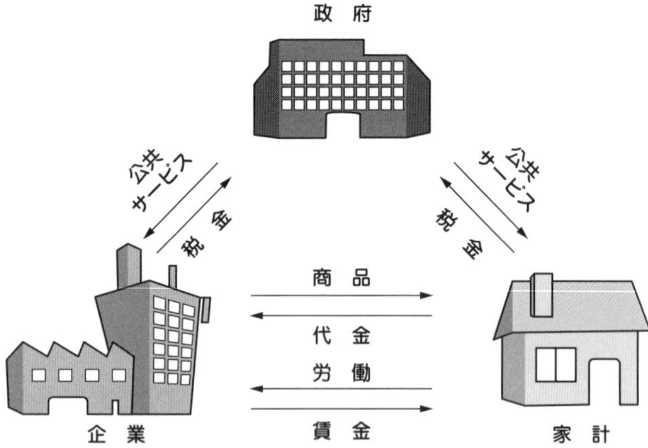

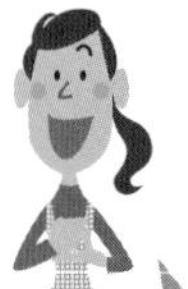

政府（国と地方公共団体）は公共サービスを提供し，企業と家計は政府に税金を払います。

(2) 収入と所得

収入は，給料などとして入ってきた総額をいいます。また，**所得**は，収入から経費などを引いた額をいい，この所得が，所得税を計算するベースになります。

用語

所得
個人または法人の収入から必要経費や税法上の控除額等を差し引いたもの。課税額を判定するために算出する。

(3) 家計とは

生産活動は**収入**を生み出し，消費活動は**支出**を伴います。**家計**とは，家庭における収入と支出のことです。

■家計の収入と支出

収入	①労働収入		賃金（給与）
	②事業収入		自営業者（個人事業主）の収入
	③財産収入		土地や建物を貸すことで得られる**地代**・**家賃**，預金や貯金についてくる**利子**，**株式の配当**など
	④再分配収入		年金や児童手当などの**社会保障による収入**
支出	実支出	消費支出	住居費，食料費，光熱費，被服費，教育・娯楽費，交通費，通信費など
		非消費支出	税金，年金・健康保険などの**社会保険料**
	実支出以外の支出		貯蓄

個人所得の総額から税金や社会保険料を差し引いた残りの金額を**可処分所得**といいます。いわば自ら自由に使える金額であり，このうち消費支出に回される額の割合を**消費性向**といい，貯蓄に回される額の割合を**貯蓄性向**といいます。

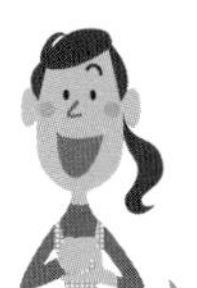

消費性向が高くなるほど，家計の消費意欲が高いといえます。

2 物価とインフレ・デフレ

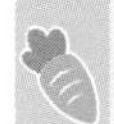

デフレーションとは物価が下落し続ける現象をいう。不景気になり，倒産や失業者が増える。

市場に出回っているモノの価格を総合的，平均的に見たものを**物価**といいます。

プラスワン

物価の動き
基準となる時期を100として，今月は102だとか97だとかいうように指数としてとらえる。

(1) 消費者物価

消費者物価は，暮らしの状態を測る経済指標の1つ

です。総務省統計局が全国の消費者が購入する商品の平均的な価格の動きを測定し，毎月，消費者物価指数として公表されています。

調査方法は，専門調査員が，百貨店，スーパーマーケット，専門店，一般商店などに直接行き，商品の価格を調べます。これに基づいて指数が算出されますが，品目の銘柄を指定し，同じ品目が継続して調査されます。

(2) 企業物価

企業物価は，企業間で取引される卸売段階の商品価格の水準をいいます。景気の動向を示す指標で，毎月，日本銀行調査統計局が公表しています。これを企業物価指数といいます。

わが国で示されている主な経済指標には，消費者物価指数，企業物価指数のほか，実質GDP，景気動向指数，日銀短期経済観測（短観），マネーストック（マネーサプライ），百貨店売上高，新車販売台数，住宅着工統計などがあります。

物価が上がると，同じ金額で買える商品の量が少なくなるため，通貨の価値が下がります。賃金が名目上10％増えても，物価が10％以上高くなれば，実質賃金は下がったことになります。物価が上がり続ける現象をインフレーション（インフレ），逆に物価が下落し続ける現象をデフレーション（デフレ）といいます。

デフレで消費者の購買力が低下し，さらなるデフレを招く悪循環に陥った状態をデフレスパイラルといいます。また，景気が停滞している状況のなか，過剰な金融緩和や資源価格の上昇などが原因で，インフレが同時に起こってしまう現象をスタグフレーションといいます。

用語

日銀短期経済観測
全国の企業動向から景気について示される総合的な判断。4・7・10・12月に日本銀行が発表する。

マネーストック
経済に供給されている通貨の総量（金融機関，政府が保有するものを除く）で，一般法人，個人，地方公共団体が保有する通貨の残高。毎月，日本銀行が発表する。

住宅着工統計
住宅新築戸数，建築面積の着工実績。毎月，国土交通省が発表する。

インフレーション
通貨の価値が下がるので，預貯金を持っている人や年金生活者にとって不利。インフレの主な原因は次の2つ。 ①商品が流通するのに必要な通貨量よりも多くの通貨が出回り，そのため消費者の需要がふくらんで商品の価格が上がる場合（ディマンドプルインフレ） ②原材料費などが高くなり，生産コストが上昇したことによって商品の価格が上がる場合（コストインフレ）
デフレーション
通貨の量が不足し，需要が控えられることで商品価格が下がる。近年では，海外からの安い商品の流入に対抗して国産品の価格引き下げが行われる場合がある。 企業の売上高が減少するため，利益が上がらず，生産が衰えて不景気になる。とくに低収益体質の企業はダメージが大きく，賃下げやリストラ，倒産が起こり，失業者が増える。

■景気の循環

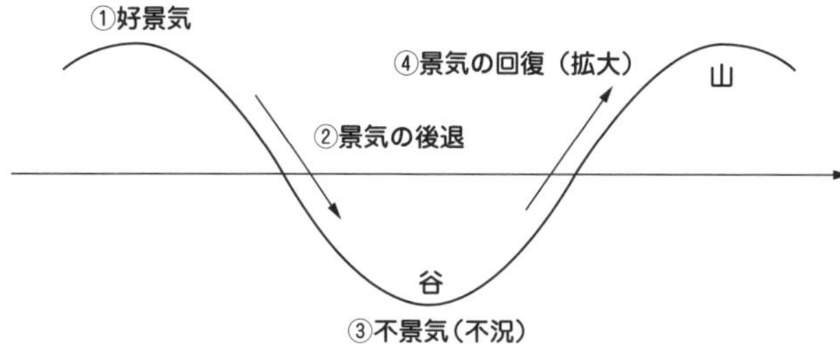

3　規制緩和と自由競争

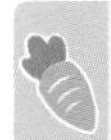

規制緩和によって，大企業以外も市場競争に参入できるようになっている。

日本の経済活動は，その４分の１が官公庁から何らかの形で制限を受けているとされています。その**規制**の中には，企業を保護しているために国民が不利益を被っているものもあります。たとえば，ビールの生産と販売には年間の最低製造数量基準が設定されていた

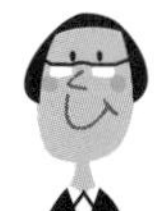
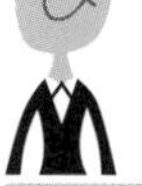

デフレのときはモノの価値が下がり，相対的にカネの価値が上がるため，住宅ローンなどの債務が実質的にふくらんでしまいます。

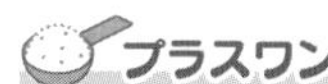

資産デフレ
不動産や株式など保有する資産価格の値下りにより，企業や家計に損失が発生し，企業の投資意欲や家計の消費が抑制されることから起こるデフレ現象。

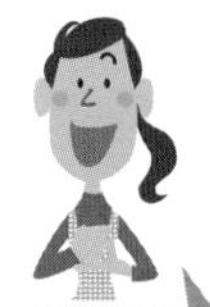

インフレやデフレは，企業にも消費者にも望ましいことではありません。物価の安定は，国民が安心して生活するためにとても重要なことです。

ため，大企業以外は算入することができませんでした。その規制に対し，大企業以外の企業も参入できるように最低製造数量基準が引き下げられたのが**規制緩和**です。これによって，現在では各地で地ビールを生産・販売できるようになっています。

再販制度
➡ P.171参照

しかし，品目によっては，**再販**制度（**再販売価格維持制度**）が取り入れられており，企業が設定した価格が維持され，消費者は新品を安く購入することができない仕組みになっています。この場合，自由競争の原理が生かされていないということになります。

4 税金と確定申告

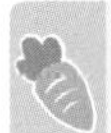

所得税や法人税は直接税であり，一方，消費税や酒税は間接税である。

(1) 財政と税金

政府が行う経済活動を**財政**といい，政府の1年間の収入，支出をそれぞれ**歳入**，**歳出**といいます。歳出は原則として**税金**（租税）によってまかなわれます。

■主な税金

		直接税	間接税
国税		所得税，法人税，相続税，贈与税	消費税，印紙税，酒税，たばこ税
地方税	都道府県税	都道府県民税，事業税，自動車税	都道府県たばこ税，地方消費税
地方税	市区町村税	市（特別区）町村民税，固定資産税	市（特別区）町村たばこ税

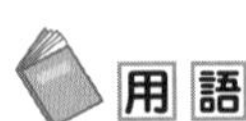

印紙税
領収書，預貯金通帳，手形など，印紙税法で定められた課税文書を作成した人が，所定の金額の収入印紙を文書に貼りつけ，消印することで納付する税金。なお，切手は郵便代金を支払った証であって税金ではない。

所得税や法人税などのように，税金を納める義務のある人（**納税義務者**）と税金を負担する人（**税負担者**）とが一致する税を**直接税**といいます。これに対して，納税義務者と税負担者とが一致しない税を**間接税**といいます。たとえば，消費税や酒税の場合，販売者や生産者が納税義務者ですが，実際に税金を負担するのは消費者です。

(2) 所得税

所得に対して，所得税が課されます。所得税が課される所得にはさまざまな種類があります。

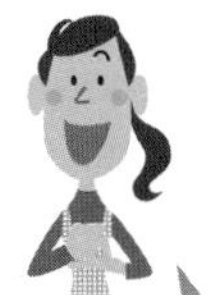

所得税は，その1年間に得た収入から経費と控除額を差し引いた金額（課税所得金額）に一定の税率をかけ合わせて税額を求めます。

■所得の種類

事業所得…農業，漁業，製造業，卸売業，小売業など事業からの所得
不動産所得…家賃，地代，駐車場代など所有している不動産を貸したことによる所得
給与所得…会社員などの給与・賞与による所得（現物によるものも含まれる）
雑所得…公的年金，個人年金，作家以外が得た原稿料など
譲渡所得…資産を譲渡したり，売却した場合の所得
配当所得…株式や出資金の配当からの所得
利子所得…預金金利など分配金からの所得

所得税の税率は一律ではなく，所得に応じて段階的に引き上げられる累進課税制度が取り入れられています。

(3) 消費税

消費税は，原則として，国内において事業者が事業として対価を得て行う資産の譲渡等および輸入取引を課税対象としています。しかし，取引の性格上消費税の課税対象としてなじまないものや，社会政策的配慮から，課税しないもの（**非課税取引**）があります。

消費税の表示は，消費税を含んだ支払総額を提示する総額表示方式が義務づけられています。

■消費税の非課税取引

①土地の譲渡・貸付　②有価証券（社債，株式等）の譲渡
③支払手段（紙幣，小切手等）の譲渡　④利子，保険料
⑤切手，印紙等の譲渡　⑥商品券，プリペイドカード等の譲渡
⑦住民票，戸籍抄本等の行政手数料　⑧外国為替業務サービス
⑨社会保険医療の給付　⑩介護保険サービス
⑪社会福祉事業等によるサービス　⑫出産費用
⑬埋葬・火葬料　⑭身体障害者用の物品の譲渡・貸付
⑮学校の授業料・施設設備費等　⑯教科用図書の譲渡
⑰住宅の貸付

用語

確定申告の対象者
個人事業主，あるいは給与所得者であっても給与以外に所得がある者などが対象となる。

用語

源泉徴収
所得が発生する段階で一定税率の所得税を差し引いて支払う制度。一般に「天引き」と呼ばれる。

(4) 確定申告と年末調整

確定申告とは，納税者自らが，1年間に生じた所得とそれに対する所得税額を計算して申告し，納税すべき税額を確定する手続きで，会社員など給与所得者の場合は，会社が給与を支払う際に所得税を差し引いてから支払います（**源泉徴収**）。この税額は一定の仮定を基に計算したものにすぎないため，年間の給与所得が確定する12月に，会社が正確な税額を計算して過不足を調整します（**年末調整**）。

給与所得者で確定申告をする必要がない場合でも，所得税を納めすぎている場合には，**還付申告**をすることで，還付を受けることができます。還付申告ができるのは，一定の要件のマイホーム購入や住宅改修，医療費，寄付金についてなどです。

5　高齢社会の支え

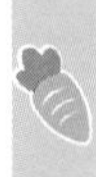

高齢者や障がい者など，支援の対象によって法律があり，法律に基づいて社会福祉サービスが定められている。

(1) 高齢者の状況

日本では，2021年10月において，65歳以上の高齢者人口が3,621万4,000人となり，総人口に占める比率が28.9%で過去最高となっています。また，75歳以上の後期高齢者人口も1,867万4,000人で総人口に占める比率は14.9%で過去最高，65歳以上人口，75歳以上人口ともに増え続けています。それに対して，15歳未満人口の総人口に占める比率は11.8%で過去最低となり，高齢者を支える15～64歳人口とともに減少し続けています。

(2) 年金制度

日本では，**国民皆年金制度**がとられているため，20歳以上の国民は，原則，必ず国民年金に加入しなければなりません。自営業者などは国民年金のみに，会社員や公務員などは厚生年金などに加入します。厚生年金などの加入者の場合，国民年金と厚生年金などの両方に加入することになります。

また，老後，年金の受取額を増やす目的で自己責任による**確定拠出年金の制度**（日本版401k）も実施されています。

(3) 社会福祉

高齢化の進行にしたがって，社会福祉の重要度は増していきます。福祉とは**社会のすべての人々が幸福で安定した生活**を営むことで，個人や家族だけでは解決

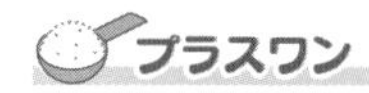

日本版401k
確定拠出年金。現役時代に決まった額の掛け金を拠出し，それを資金として運用し，その損益が反映されたものを年金として受給するもの。アメリカの確定拠出年金制度である401（k）にならった制度。従来の運用を国や金融機関が行う，受給額が決まっている年金は確定給付年金。

6章　社会生活

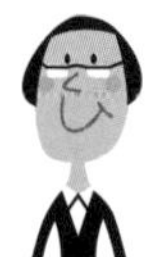

定期的に訪問し，食事を配達する配食サービスは，利用者の健康状態の確認や地域のネットワークづくりにも役立っています。

できない問題に対処するための社会的な取り組みを社会福祉といいます。

日本では，高齢者や児童，障がい者など，支援の対象に応じた法律が制定され，法に基づいてさまざまな**社会福祉サービス**が定められています。

自分で調理することが困難な高齢者や障がいのある人の自宅に食事を配達する配食サービス事業は，社会福祉サービスの取り組みの1つです。

チェック＆テスト

キーポイント	できたらチェック ☑
家計	□ 1 可処分所得とは，1年間の個人所得の総額をいう。
物価とインフレ・デフレ	□ 2 デフレーションになると，通貨の価値が下がる。
	□ 3 不景気なのにインフレになることをスタグフレーションという。
規制緩和	□ 4 規制緩和によって，大企業以外でもビールの生産・販売ができるようになった。
	□ 5 レコードは，再販制度の対象である。
税金と確定申告	□ 6 消費税，酒税，贈与税は，いずれも間接税である。
	□ 7 確定申告は，納税者自らが納税額を確定する手続きといえる。
高齢社会の支え	□ 8 将来の給付額から逆算した掛け金を現役時代に支払っておく年金を確定拠出年金という。
	□ 9 社会福祉制度の支援の対象は，高齢者だけでなく児童や障がい者も含まれる。

解 答 1.× 個人所得の総額から税金や社会保険料を差し引いた残りの金額をいう／2.× 通貨の価値が下がるのはデフレではなくインフレのときである。デフレの場合，通貨の価値は上がる／3.○／4.○／5.○／6.× 消費税と酒税は間接税であるが，贈与税は直接税である／7.○／8.× 確定拠出年金ではなく，確定給付年金／9.○

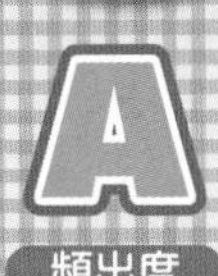

Lesson 2 世界と日本の食料事情（食料自給率）

頻出度 A

食料自給率の算出方法と，日本の食料自給率が低迷している原因を学習しましょう。

1 世界の食料事情

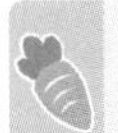

先進国と途上国とでは，食料事情の格差が大きく，それぞれの問題を抱えている。

日本では，毎年，農林水産省が「**食料需給表**」を作成，公表し，**国際食料農業機関**（FAO）と**経済協力開発機構**（OECD）に報告しています。食料需給表はFAOの手引きに沿って作成されるため，世界の食料事情を比較することができます。

世界を先進国と途上国とに分けた場合，先進国では，飽食，食料ロス，エネルギーや動物性脂肪の過剰摂取による生活習慣病などが問題となっています。一方，途上国では，飢餓，栄養不足，マラスムス，クワシオコールなどが問題となっています。

2 日本の食料自給率

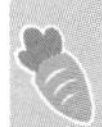

食料自給率には，供給熱量ベース，生産額ベース，重量ベースの３つの算出方法がある。

(1) 食料自給率の算出方法

食料の消費が，国内の生産でどの程度まかなえているかを示す指標を**食料自給率**といいます。次の３種類の算出方法があります。

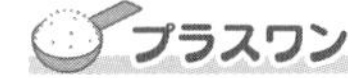

プラスワン

食料需給表
日本で供給される食料の生産から最終消費に至るまでの総量を明らかにしたものであり，食料自給率算出の基礎となる。

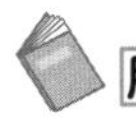

用語

マラスムス
小児に多くみられるたんぱく質・エネルギー欠乏による栄養失調症。

クワシオコール
動物性たんぱく質の摂取不足による乳幼児の栄養失調症。

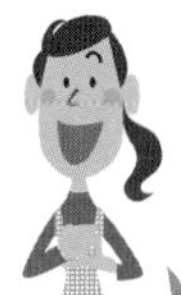

日本の供給熱量ベース自給率は，近年横ばいに推移しています。

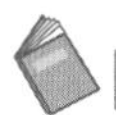

用語

飼料自給率
家畜の飼料消費が国内でまかなわれている比率。畜産が国産であっても飼料を自給している部分しか算入しない。

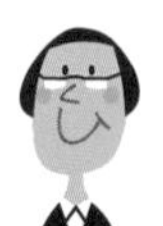

2020（令和2）年の**品目別の自給率**（重量ベース）です。品目によってばらつきがあります。

- 米……97%
- 鶏卵……97%
- 野菜……80%
- 牛乳・乳製品……61%
- 魚介類……55%
- 牛肉……36%
- 小麦……15%
- 油脂類……13%
- 大豆……6%

①供給熱量ベース（カロリーベース）

食料に含まれる熱量（カロリー）を用いて計算した自給率です。近年横ばい状態が続いています。一般的には，これによって食料自給率が算出され，諸外国との比較にも用いられます。なお，畜産物（牛乳や卵，肉類など）は，**飼料自給率**を考慮して算出します。

供給熱量ベース自給率＝国産供給熱量÷供給熱量×100

農林水産省が2005年に策定した「**食料・農業・農村基本計画**」では，基本的に，食料として国民に供給される熱量の**5**割以上を国内生産でまかなうことを目標とし，2030年度には供給熱量ベース45％，生産額ベース75％を目標としています。

②生産額ベース

野菜などの**価格**を用いて計算した食料自給率です。野菜や果物といった低カロリーの食料は，カロリーよりも生産額ベースのほうが的確に生産等を反映できるという特徴があります。

③重量ベース

食料の**重さ**を用いて計算した自給率です。**品目別**の自給率はこれによって算出されています。

(2) 食料自給率低迷の原因

日本の食料自給率は，長期間にわたって低迷しています。農業生産が消費者のニーズに対応できず，生産が減少傾向にあることが原因とされ，具体的には自給率の高い米の消費が減ったことや，飼料穀物など大量の輸入農産物を必要とする畜産物や油脂の消費が増大したことなどがあげられます。

■日本の食料自給率の推移　（単位 %）

	1965（昭和40）年	1995（平成7）年	2020（令和2）年
供給熱量ベース	73	43	37
生産額ベース	86	74	67
飼料用含む穀物自給率	62	30	28
飼料自給率	55	26	25

3 世界の食料自給率

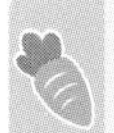

先進諸国の中で，日本の食料自給率は，きわめて低い。

先進諸国の食料自給率を供給熱量ベースでみると，日本は，40％未満です。日本は先進諸国の中で最低の自給率ということができます。

■先進諸国の食料自給率（供給熱量ベース：2018〔平成 30〕年）

カナダ	266%	イギリス	65%
オーストラリア	200%	イタリア	60%
アメリカ	132%	スイス	51%
フランス	125%	⋮	⋮
ドイツ	86%	日本	37%

チェック&テスト

キーポイント	できたらチェック ☑
世界の食料事情	□ 1　途上国では栄養不足が問題となっているが，先進国に問題はない。
日本の食料自給率	□ 2　食料自給率には，供給熱量ベース，生産額ベース，重量ベースの３種類がある。
	□ 3　食料自給率（供給熱量ベース）は上昇傾向が続いている。
世界の食料自給率	□ 4　日本の食料自給率は先進諸国中，上位である。
	□ 5　食料自給率が100%を超える国もある。

解答　1.× 先進国では動物性脂肪などの過剰摂取による生活習慣病が問題となっている／2.○／3.× 横ばいが続いている／4.× 日本は先進諸国中，最下位／5.○

Lesson 3

貿易

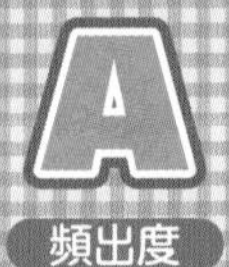
頻出度

ここでは，輸出・輸入に関するさまざまな制度について，また，円高・円安の意味とその影響について理解を深めましょう。

1 貿易と国内産業保護

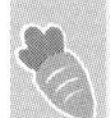

関税は，国の財政収入になるだけでなく，国内産業を保護するという目的がある。

国と国との商取引（輸出・輸入）を**貿易**といいます。日本の貿易は，原料を輸入して工業製品を輸出するというスタイル（**加工貿易**）が基本です。しかし，近年は日本の企業が海外に工場をつくり，そこで生産した製品を日本で販売する**逆輸入**が増加しています。国内では手に入りにくい商品を個人がインターネットなどを利用して購入する**個人輸入**も盛んです。

プラスワン

並行輸入

海外の有名ブランド品などを，そのメーカーの子会社や正規代理店が輸入販売するのではなく，正式契約を結んでいない第三者が輸入すること。

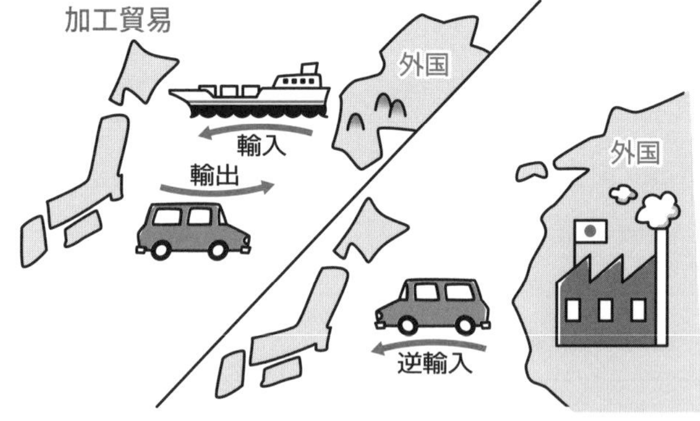

輸入品には**関税**が課されます。たとえば，１万円の商品を輸入したとき，関税率が60％であれば，国内では1万6,000円となります。関税は国の財政収入になるだけでなく，国内産業を保護する目的があります。

輸入や関税に関係する制度をみておきましょう。

①セーフガード

特定の品目の輸入が急増し，国内産業に重大な損害を与えるか，または与えるおそれがある場合にとられる**緊急輸入制限措置**です。関税の引き上げや輸入数量の制限を行います。

セーフガードは，**GATT**（関税および貿易に関する一般協定）の特例に基づいて行われます。これは，**世界貿易機関**（WTO）の「セーフガードに関する協定」によって明文化された国際協定です。

②輸入割当制度

輸入数量の増加によって国内産業が損害を被ることを防ぐため，特定品目の輸入数量を割り当てる制度です。輸入割当数量を超過する輸入を禁止します。

③ミニマムアクセス

米などの国内消費量に比べて輸入の割合が低い品目について，最低限の輸入機会を設ける制度です。**最低限輸入義務**などと訳されます。

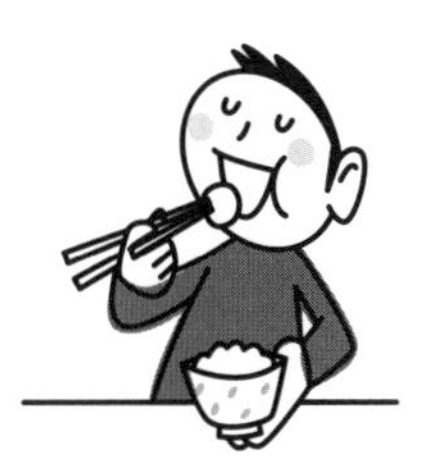

用語

GATT（関税および貿易に関する一般協定）
関税や輸出入規制を排除して，自由で公平な貿易の促進を目指す経済協定。

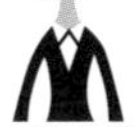

日本は米の輸入自由化にずっと反対し続けてきましたが，1993（平成5）年末ウルグアイ・ラウンドでアメリカなどが要求する市場の部分的開放を受け入れ，米についてミニマムアクセスを約束しました。その後，1999（平成11）年には米の関税化（関税をかけて輸入する）に踏み切りました。

④特恵関税制度

開発途上国から輸入される一定の農水産品や鉱工業産品に対し，一般の関税率よりも低い税率（**特恵税率**）を適用する制度です。開発途上国の輸出所得を増大させ，工業化や経済発展の促進を図ることが目的です。

プラスワン

変動相場制

第２次世界大戦後，円とドルとの為替レートは１ドル＝360円に固定されていた。しかし，1973年から変動相場制に移行し，市場での需要と供給の関係によってレートが変化することとなった。

2 為替市場と円高・円安

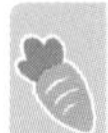

ドルを円に交換する動きが活発化すると，ドル売り円買いが進み，円高（ドル安）になる。

(1) 外国為替市場とは

日本の企業が外国と貿易をする場合，日本円と外国通貨を交換する必要があります。異なる通貨を交換することを**外国為替**といい，自国通貨と外国通貨を交換（売買）する場のことを**外国為替市場**といいます。また，通貨を交換するときの交換比率を**為替相場**または**為替レート**といいます。

「市場」といっても株式市場のように取引所があるわけではなく，電話やインターネットなどの通信手段を通じ，市場への参加者が互いにレートを出し合い，それぞれ相対（あいたい）で取引を行います。市場参加者のほとんどが銀行であることから，**インターバンク市場**と呼ばれています。

(2) 円高と円安

為替相場は，市場における外国為替の需要と供給の関係によって日々刻々と変化します。

■円の需要と供給の関係

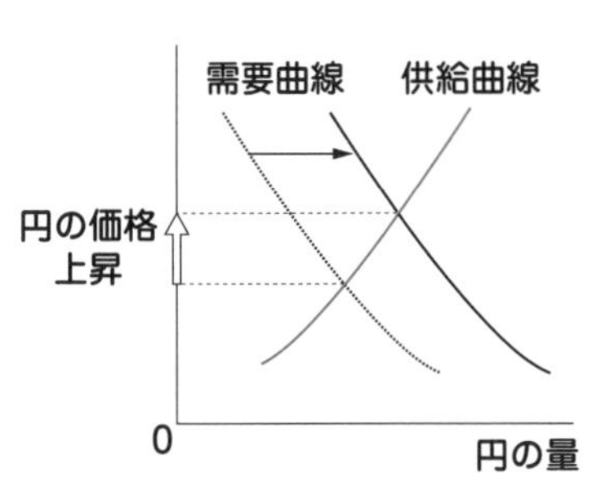

外国への
輸出が増えて，
日本の輸出企業に
たくさんの
ドルが支払われた
⇩
ドルを円に交換する
動きが活発化する
（ドル売り円買い）
⇩
円の需要が増える
⇩
円高（ドル安）になる

1ドル＝120円のときは，1ドルの商品を買うのに120円が必要です。ところが，1ドル＝80円になると同じ商品が80円で買えます。つまり，円の値打ちが上がっているわけです。これを**円高**といいます。

円高になると海外への旅行が得になったり，輸入品が安く買えるため，輸入産業はコストが下がり利益が増えます。しかし輸出産業は，たとえば1万ドルの車を売る場合，1ドル＝120円のときは120万円の売上になるのに，1ドル＝80円のときは80万円の売上にしかならず，利益が減ってしまいます。

円高（ドル安）になると，一般的に輸入食品の商品価格は下がるといえますね。

＄10,000
1ドル120円のときなら
120万円
1ドル80円のときなら
80万円か……

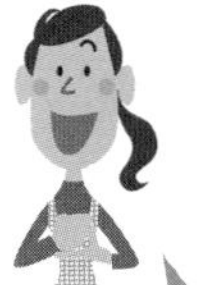

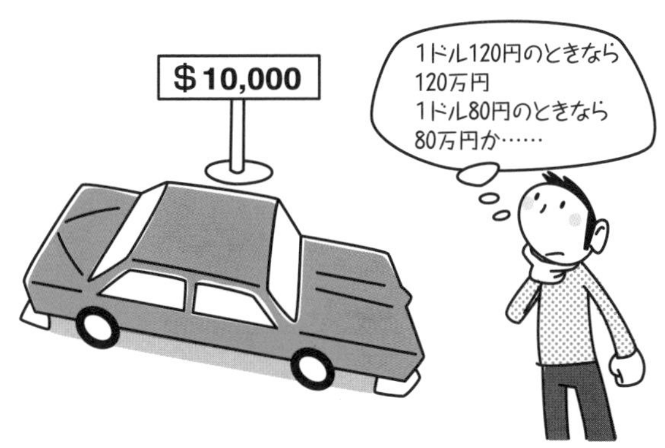

一方，円安のときはこれと逆のことが起こります。つまり，輸入業者にとっては輸入代金が高くなるため利益が減ってしまいますが，輸出業者は売上が上昇するため利益が増えます。ただし，円安が進むことによって，諸外国との貿易摩擦を引き起こす可能性があります。

円高，円安ともメリットとデメリットがあります。どちらも急激に進行すると，国内経済に混乱を招くため，為替相場の安定が望まれます。

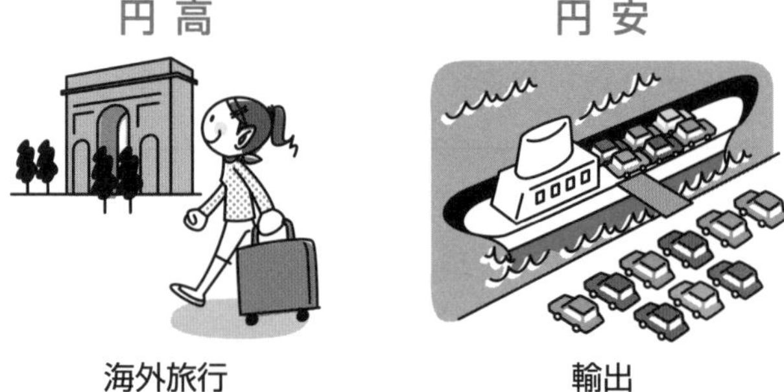

プラスワン

産業の空洞化

円高が急速に進むと，主要産業は安い労働力と土地を求めて海外に生産拠点を移してしまい，製造業を中心とした国内の産業活動の衰退につながる。これを産業の空洞化という。

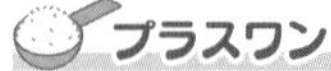

市場介入

円高や円安が急激に進行している場合，これを緩和するために政府が為替相場に介入すること。たとえば，急激な円高を是正する場合は日本銀行が円を大量に売る。

チェック&テスト

キーポイント	できたらチェック ☑
貿易と国内産業保護	□ 1　セーフガードとは，米などの国内自給率が高い品目について設けられた最低限輸入義務のことをいう。
	□ 2　特恵関税制度は，開発途上国の工業化や経済発展の促進のため，輸出所得を増やすことを目的としている。
為替市場と円高・円安	□ 3　1ドル＝98円であったものが，1ドル＝96円になったとすると，2円の円高である。
	□ 4　円高になると輸出産業の利益は増えるが，輸入産業の利益は減少してしまう。

解答 1.× セーフガードは緊急輸入制限措置。最低限輸入義務はミニマムアクセスである／2.○／3.○／4.× 円高の場合は輸出産業が利益を減らし，輸入産業の利益は増える

Lesson 4

食に関連する法規など

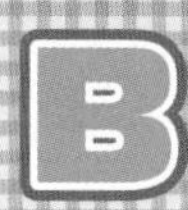
頻出度

食品安全基本法，JAS法，食品衛生法など，それぞれの法律の目的を理解しましょう。食品表示に関連する法律は3章の復習が大切です。ISOについてはコンプライアンスなどの語句に注意しましょう。

1 食生活に関連する法律

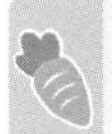

食品表示に関する規定は，食品表示法（2015〔平成27〕年4月施行）によって統合された。

(1) 食品表示法

JAS法，食品衛生法，健康増進法に定められていた食品の表示に関する規定を統合し，食品表示に関する包括的かつ一元的な制度を創設するものとして策定された法律です。2015（平成27）年4月1日に施行されました。

(2) 食糧法

正式名称は「主要食糧の需給及び価格の安定に関する法律」。

従来は食糧管理法に基づき，米や小麦などの生産・流通・消費の全過程を政府が統制管理していましたが，1995（平成7）年に食糧管理法は廃止され，新しい**食糧法**によって，民間流通を中心とした現在の食糧制度に移行しました。

(3) 食育基本法

「**食育**」とは，食に関する知識と，食を選択する力を習得し，健全な食生活を実践することのできる人を育てる取り組みをいいます。**食育基本法**は食育に関す

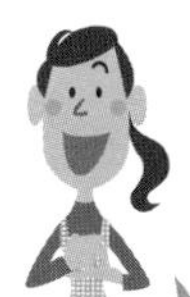

食生活アドバイザー®は，この食育基本法を中心とした官民挙げての食生活改善に向けた取り組みを実践していくエキスパートです。

る基本理念を定めるとともに，総合的・計画的に食育に関する施策を推進していくための法律です。

(4) 食品安全基本法

食品安全基本法は，食品の安全性確保に関する施策を総合的に推進するための法律です。食品の安全性の確保に関する基本理念や施策の策定に関する基本方針を定めるほか，国・地方公共団体・食品関連事業者の責務，消費者の役割などについて規定しています。

(5) JAS法

正式名称は「日本農林規格等に関する法律」。

飲食料品や農林物資が一定の品質または特別な生産方法で作られていることを保証する**JAS規格制度**を定めており，この規格を制定し普及させることによって品質の改善，生産の合理化，取引の単純公正化などを図ります。JAS規格の検査に合格した製品にだけ**JASマーク**を付けることが認められます。

(6) 食品衛生法

①衛生面からの安全確認

食品の安全性確保のために**公衆衛生**の見地から必要な規制を行うことにより，飲食によって起きる危害の発生を防止する法律です。**国民の健康の保護**を目的としており，食品・添加物・容器包装などの規格基準の策定のほか，規格基準に適合しない食品等の製造販売等の禁止，知事による飲食店等の営業許可，農薬等の残留規制の強化（ポジティブリスト制度）など，広く食品と関係する事項を対象としています。従来は，食中毒予防などの見地から販売用の食品と添加物の表示に関する基準を定めていましたが，食品表示に関する規定は食品表示法に移管されました。

プラスワン

食品安全委員会

食品安全基本法に基づいて，食品や添加物，農薬などが健康に与える影響を科学的に評価するための機関である食品安全委員会が設置されている。

いろいろな食品マーク

➡ P.121参照

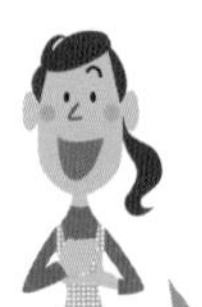

ポジティブリスト制度は，生鮮食品や加工食品を含め，国産品，輸入品すべての食品が対象となるんですね。

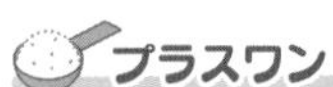

残留農薬

使用した農薬は，時間の経過とともに分解され，風や雨にも流されるが，収穫までにすべてなくなるわけではない。こうして農作物に残った農薬を残留農薬という。

②農薬の使用に関する規制

農薬の使用については，残留してはならない農薬だけ基準値を定めてリスト化していたので，基準値の定められていない農薬が食品から見つかっても，その食品の流通を規制することができませんでした。

そこで2006（平成18）年，**ポジティブリスト制度**が始まり，原則としてすべての農薬に基準値を定めました。現在では基準値を超えた残留農薬が見つかったときは，その食品の流通を禁止することができます。

■従来の制度との比較

従来の制度 ＝ネガティブリスト制度	➡	2006年5月末～ ＝ポジティブリスト制度
・原則規制がない状態 ・規制するものだけをリスト化する ・リスト外のものは規制できない		・原則規制された状態 ・使用・残留を認めるものをリスト化する ・リスト外のものについては一律基準を適用

(7) 健康増進法

国民保健の向上を図ることを目的とした法律です。病者，妊産婦，乳幼児などの特別の用途に適する旨の表示をしようとする場合は，健康増進法に基づく国の許可が必要です。**特定保健用食品**と**特別用途食品**がこれに該当します。なお，従来は栄養成分表示についても定めていましたが，食品表示法に移管されました。

(8) 景品表示法

正式名称は「**不当景品類及び不当表示防止法**」です。

広告や容器に書かれている商品説明などが実際よりも優れているような表示になっていたり，過大な景品をつけて販売したりする行為を禁止することにより一般消費者の利益を保護することを目的とした法律です。

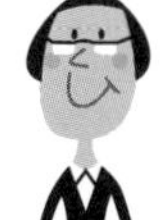

使用・残留を認めるものには残留基準を設定し，それ以外のものには一律基準(0.01ppm)を適用します。そしてどちらも基準値を超えて農薬が残留している食品については販売を禁止します。

プラスワン

ポストハーベスト農薬
収穫後の農作物に使用される農薬。残留農薬に分類され，カビや害虫などから農作物を守るほか，ジャガイモの発芽を予防する。日本では使用が禁止されている。ただし，輸入される柑橘類のカビ防止剤などは食品添加物として認められている。

特定保健用食品
➡ P.123参照
特別用途食品
➡ P.124参照

プラスワン

食品表示に関連するその他の法律
・計量法
容器包装入りの食品の「内容量」の表示について定めている。

6章 社会生活

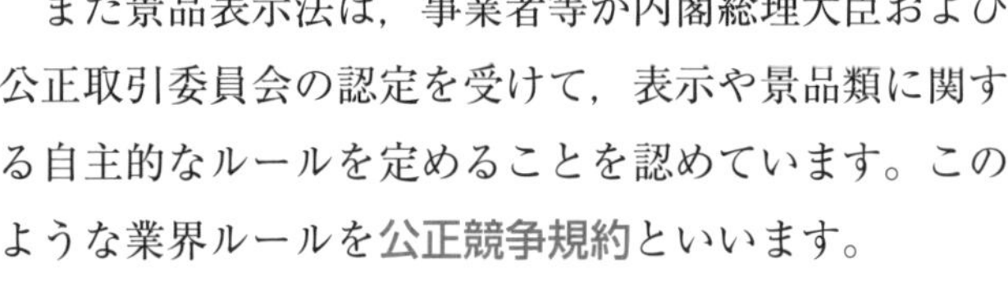

また景品表示法は，事業者等が内閣総理大臣および公正取引委員会の認定を受けて，表示や景品類に関する自主的なルールを定めることを認めています。このような業界ルールを**公正競争規約**といいます。

飲用乳の表示について
➡ P.120

2 ISOのマネジメントシステム

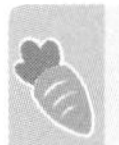

ISO 規格は，コンプライアンス（法令遵守）やコーポレートガバナンス（企業統治）にも関係する。

ISO（**国際標準化機構**）とは，電気および電子技術分野を除く全産業分野の国際的な規格を策定している国際機関です。

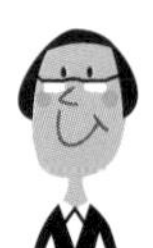

策定された規格自体をISOと呼ぶ場合もあります。なお，ISOとは，International Organization for Standardizationの略です。IOSとせず，「平等」という意味のギリシャ語「isos」からISOとしたそうです。

■代表的な ISO 規格

ISO 9001 （品質）	製品やサービスの品質向上によって顧客や市場のニーズに応えるための品質マネジメントシステムの国際規格。最近は「コンプライアンス」や「コーポレートガバナンス」の要素の1つである業務効率の改善や組織体制の強化にも活用されている
ISO 14001 （環境）	「サステナビリティ」の考え方に基づき，環境リスクの低減と経営との両立を目指す環境マネジメントシステムの国際規格
ISO 22000 （食品安全）	HACCPの手法を取り入れた食品安全マネジメントシステムの国際規格

①コンプライアンス

「**法令遵守**」ともいい，法律や社会のルールに違反することなく企業活動を行うことを意味します。食品の偽装表示事件などが相次ぐなか，コンプライアンスの重要性が再認識されています。

②コーポレートガバナンス

「**企業統治**」ともいい，企業を健全に運営していくためのしくみをいいます。

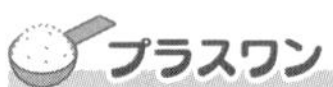

ナレッジマネジメント
個々の従業員が現場で得た知識や情報を組織として共有し，それを活用することによって問題の解決や業績向上に役立てる経営手法。

■**コーポレートガバナンスの主な目的**

①経営者に権力が集中することによって起こる弊害を監視し，阻止する
②組織ぐるみの違法行為を監視し，阻止する
③企業理念の実現に向けて業務が行われているか監視する

③サステナビリティ

「**持続可能性**」という意味です。企業においては，環境問題に対する取り組みや社会貢献活動といった社会的側面を含め，継続性を持って企業活動を続けられるようにしようという考え方を指します。

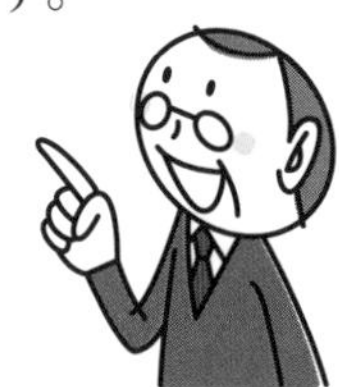

キーポイント	できたらチェック ☑
食生活に関連する法律	□ 1　食糧法により，民間流通を中心とする食糧制度が実現した。
	□ 2　食育基本法は，食品の安全性確保に関する施策を総合的に推進するための法律である。
	□ 3　食品衛生法は，国民の健康の保護を目的として掲げている。
	□ 4　ポジティブリストでは，残留してはならない農薬だけがリスト化される。
ISOのマネジメントシステム	□ 5　ISOとは「国際標準化機構」の略称である。
	□ 6　コンプライアンスは「企業統治」と訳され，コーポレートガバナンスは「法令遵守」と訳される。

解答　1.○／2.× 食育基本法ではなく，食品安全基本法である／3.○／4.× ポジティブリストでは原則すべての農薬に基準値を定める。設問の記述はネガティブリストである／5.○／6.× コンプライアンスが「法令遵守」，コーポレートガバナンスが「企業統治」である

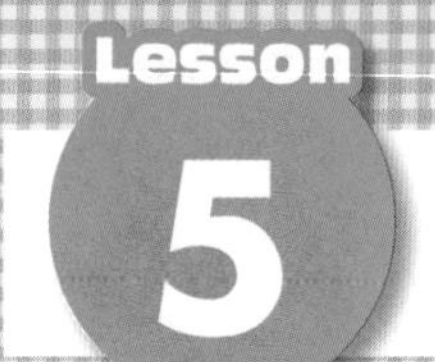

消費生活と環境

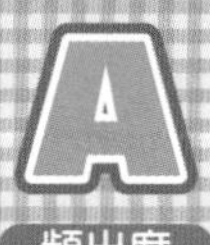

頻出度

ここでは，地球環境を保全し，限りある資源を有効に活用していくための取り組みについて学習します。3つのRがとくに重要です。また，容器包装リサイクル法，食品リサイクル法の内容を理解しましょう。

1 循環型社会の実現に向けて

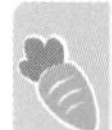

リデュースは発生抑制，リユースは再使用，そしてリサイクルは再資源化を意味する。

(1) 循環型社会と3つのR

私たちの社会は，大量に生産し消費することによって発展してきましたが，それと同時に**廃棄物**が増え続け，**環境**への影響が大きな社会問題となっています。

食品廃棄物とは，食品を製造・加工する過程で捨てられるゴミ，食べ残しや，売れ残って捨てられたゴミ，廃棄された食用油などをいいます。日本の場合，毎年，国内で捨てられている食品廃棄物の**約半分**を，家庭からのゴミが占めています。

企業では，食品ゴミを堆肥や飼料として再利用する，飲食店チェーンでは缶や発泡スチロールの容器を使わないなどの努力をしています。

生ゴミの場合，大量に土に戻すと，急速に分解が進んで**CO_2（二酸化炭素）**が発生して，土の中の微生物に悪影響を与えるおそれがあります。これを防ぐためには，循環型社会を目指して，家庭でもゴミを減らす意識を高めていくことが必要となります。

次の3つのRは，限りある**資源**を上手に使い回し，

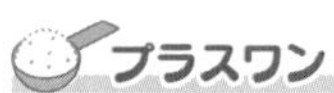

LOHAS（ロハス）
Lifestyles Of Health And Sustainability の略。環境や健康について意識の高い人々が，環境と共存しながら健康的で無理のない生活を追求するライフスタイルのこと。

環境に与える負担を小さくする**循環型社会**の実現のための具体的な取り組みです。

①Reduce（リデュース）＝発生抑制，減量

廃棄物の発生抑制，つまり**ゴミを減らす**ことです。部品を交換すれば長期間使用できる製品をつくるなど，商品寿命を延ばすこともリデュースです。

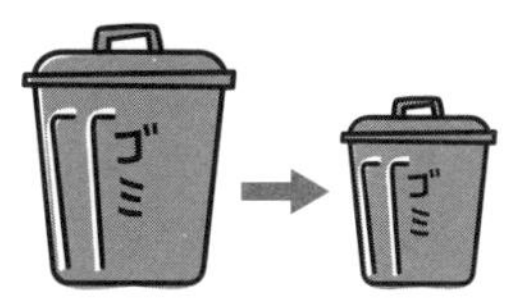

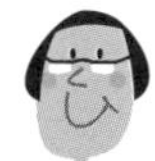
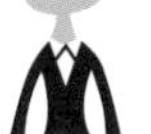

リデュースの例として
・壊れたものを修理して長く使う
・外出時は自分専用の水筒や箸を持参する
・買い物袋を持参してレジ袋は使わない
・過剰包装を避ける
・レンタルやリースを活用する
などが考えられます。

②Reuse（リユース）＝再使用

使用済み製品を**原型のまま繰り返し使用**することをいいます。ビールや日本酒のびんのようにメーカーに回収されて何度も使用される**リターナブルびん**などはその代表例です。ビールびんについては，預かり金の払い戻し（**デポジット制**）も行われています。また，自分が使わなくなったものをフリーマーケットなどで他人に譲ることもリユースにつながります。

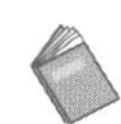

用語

デポジット制
あらかじめ商品の価格に容器代を上乗せしておき，消費者が容器を返却したときに容器代を返却するシステムのこと。デポジットとは「預かり金」という意味である。

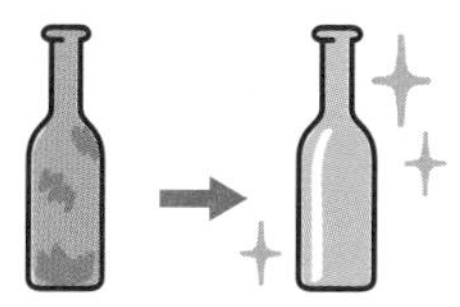

③Recycle（リサイクル）＝再資源化，再生利用

リデュースやリユースをしても出てしまう廃棄物は**資源として再生利用**します。たとえばペットボトルは，細かく砕かれて繊維製品などの原材料として利用されています。

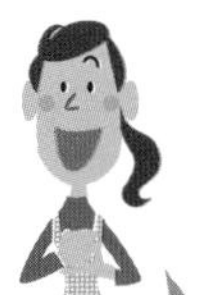

エミッションは「排出」という意味です。

(2) ゼロエミッション

循環型社会の構築を目的として，あらゆる産業から排出される廃棄物を，ほかの産業の原材料として活用することなどによって廃棄物をなくそうとする考え方を**ゼロエミッション**といいます。ただし一般的には，個々の工場から排出される廃棄物をゼロにする取り組みを指す場合もあります。

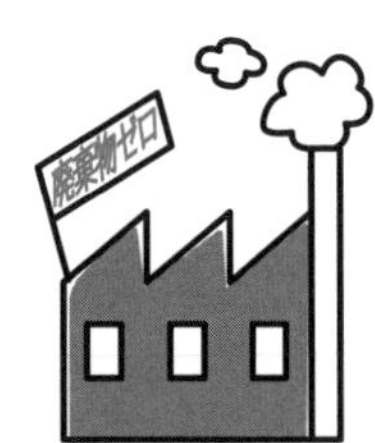

2 個別物品の特性に応じた規制

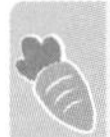

容器包装リサイクル法は，消費者・市町村・事業者の3者に役割分担を義務づけている。

(1) 容器包装リサイクル法

正式には「容器包装に係る分別収集及び再商品化の促進等に関する法律」といい，「**容リ法**」とも略されます。家庭から出されるゴミのうち，容量で約60%，重量で約20%を占める**容器包装廃棄物**のリサイクルシステムの構築を目的として制定されました。

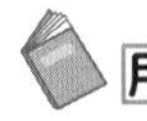

用語

容器包装廃棄物
容器包装が一般廃棄物となったものをいう。一般廃棄物とは，産業廃棄物以外の廃棄物のこと。

①容リ法の対象物

容リ法では，容器または包装のうち，中身の商品を消費したり分離したりした際に，不要となるものを「**容器包装**」と定義しています。したがって次のものは，容リ法の対象になりません。

■容リ法の対象外となるもの（例）

中身が「商品」でないもの	・手紙やダイレクトメールを入れた封筒 ・景品を入れた箱や紙袋
「商品」でなくサービスの提供に使うもの	・レンタルビデオ店の貸出用の袋 ・クリーニングの袋 ・宅配便の袋や箱
分離しても不要にならないもの	・音楽用CD等のプラスチックケース ・楽器やカメラの専用ケース ・日本人形を飾るガラスケース

対象となる「容器包装」は，次の８品目です。

A：事業者に再商品化（リサイクル）義務があるもの

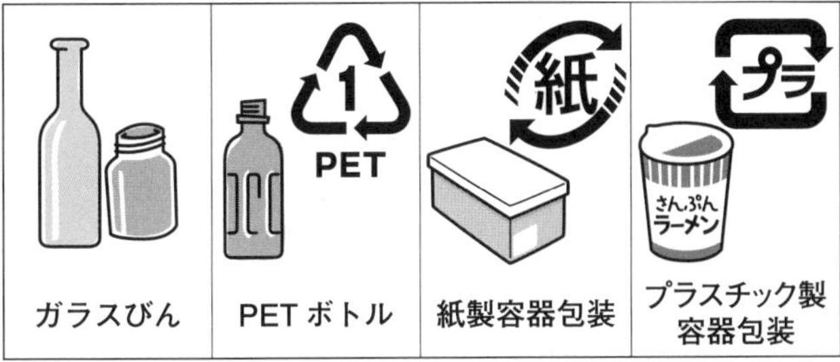

B：事業者に再商品化（リサイクル）義務がないもの

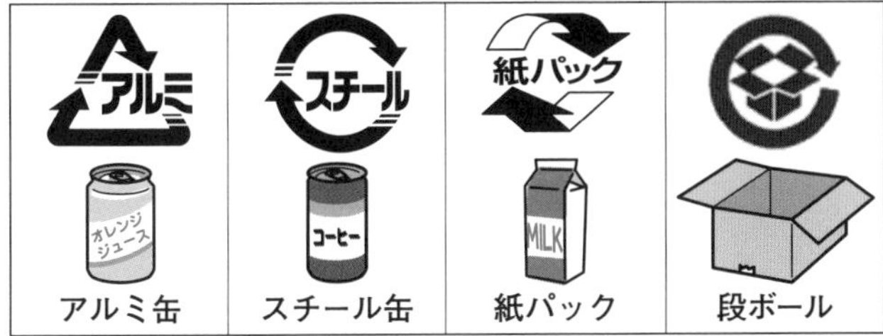

②消費者・市町村・事業者の役割分担

容器包装廃棄物の処理について，従来は市町村だけが全面的に責任を担ってきましたが，容リ法においては，**消費者**が分別して排出し，**市町村**が分別収集し，**事業者**（特定事業者）が再商品化（リサイクル）するという，３者による役割分担が義務づけられました。

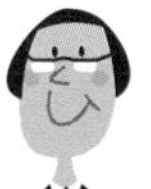

プラスワン

識別マーク

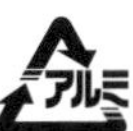

消費者がゴミを出すときの分別を容易にし，市町村による分別収集を促進するためにつけられる。

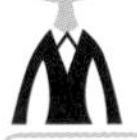

Bの４品目は，容リ法ができる以前から市町村が収集した段階で有価物として販売され，リサイクルされているため，容リ法では再商品化義務の対象とされていません（分別収集の対象にはなります）。

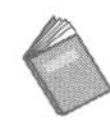

用語

特定事業者
容リ法上，ガラスびん，PETボトル，紙製容器包装，プラスチック製容器包装について再商品化義務を負う事業者のこと。

この事業者には容器の製造業者だけでなく，容器包装を用いて中身の商品を販売する事業者も含まれます。

■容器包装リサイクル法のしくみ

消費者…排出抑制・分別排出
市町村…分別収集
事業者…再商品化・
リサイクル

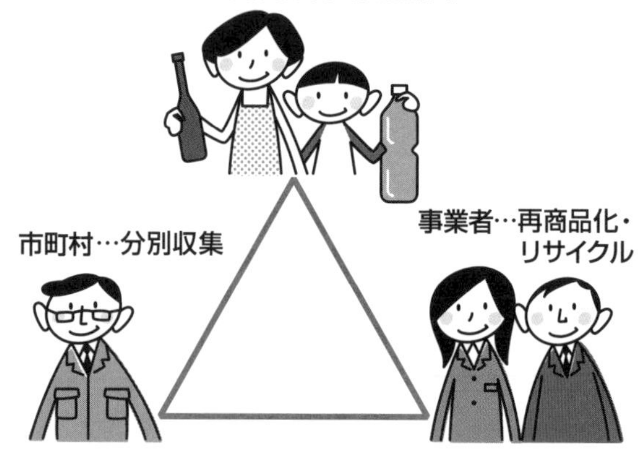

用語

食品循環資源
食品廃棄物等のうち，飼料や肥料などとして有効利用されるものをいう。

(2) 食品リサイクル法

正式には「**食品循環資源**の再生利用等の促進に関する法律」といいます。**食品廃棄物等**の発生を抑制するとともに，食品循環資源の再生利用を促進することによって，環境への負荷を軽減しながら持続的な発展ができる循環型社会の構築を目指します。

①食品廃棄物等

製造・調理過程で生じる加工残（ざん）さで食用に供することができないものや，食品の流通過程または消費段階で生じる売れ残り，食べ残しなどをいいます。

②中心的な対象者＝食品関連事業者

食品関連事業者が自ら，または再生利用事業者に委託して再生利用等の目標を達成する責務を負います。

■食品関連事業者

食品の製造・加工業者	食品メーカーなど
食品の卸売・小売業者	スーパー，コンビニなど
飲食店ほか食事の提供を伴う事業者	レストラン，ホテル・旅館，結婚式場など

「食品リサイクル法」に規定されている食品関連事業者の責務として，次の3項目が挙げられます。

■食品関連事業者の責務

発生抑制…例）食品廃棄物などの発生を未然に抑制する
再生利用…例）食品循環資源を肥料，飼料，油脂，油脂製品，メタンの原材料として利用する
減量…例）生ゴミ処理機を使用して，食品廃棄物を脱水，乾燥，発酵，炭化する

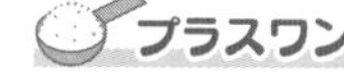

コンポスト
生ゴミなどの有機性廃棄物を原料として堆肥などをつくるしくみ，またはそのための装置をいう。

(3) 家電リサイクル法

正式には「特定家庭用機器再商品化法」といいます。特定家庭用機器（いわゆる「家電4品目」）について，廃棄時に消費者自身がリサイクル費用を負担することを定めています。

■特定家庭用機器（家電4品目）

①エアコン　②テレビ（ブラウン管・液晶・プラズマ）
③冷蔵庫および冷凍庫
④洗濯機および衣類乾燥機

消費者は，買い替え等で廃棄する際に販売店にリサイクル料を支払って引き取ってもらい，引き取った販売店はメーカーが指定した引き取り場所に引き渡し，リサイクル施設で再商品化することが義務づけられています。

また，2013（平成25）年からは，「使用済小型家電

機器等の再資源化の促進に関する法律（小型家電リサイクル法）」に基づいて，携帯電話，デジタルカメラなど使用済み小型家電もリサイクルの対象とされています。

(4) PCリサイクル法

正式には「資源の有効な利用の促進に関する法律（資源有効利用促進法）」といいます。家電製品とは別に，パソコンはメーカーによる回収・リサイクルが義務づけられています。

使用済みのパソコンは，企業などで使用されていた事業系パソコン，家庭などで使用されていた家庭系パソコンに分類されます。対象となるのは，デスクトップ本体とディスプレイ，ノート型パソコンです。

事業系パソコン，家庭系パソコンともに，法律に基づいて回収が行われ，メーカーが新たな資源として活用します。

チェック&テスト

キーポイント	できたらチェック ☑	
循環型社会の実現に向けて	□ 1	リユースとは，廃棄物の発生抑制または減量を意味する。
	□ 2	買い物袋を持参しレジ袋を使わないこともリデュースといえる。
個別物品の特性に応じた規制	□ 3	容器包装リサイクル法は，容器包装廃棄物の処理をすべて市町村に負わせることを定めた法律である。
	□ 4	宅配便の袋は，容器包装リサイクル法の対象物に含まれない。
	□ 5	食品リサイクル法は，一般消費者が中心となって食品循環資源の再生利用等を行うことを定めている。

解 答 1.× 廃棄物の発生抑制・減量はリデュースである。リユースは再使用という意味／2.○／3.× 消費者・市町村・事業者の3者に役割分担を義務づけている／4.○ 「商品」ではなくサービスの提供に使われるものなので対象外とされる／5.× 一般消費者ではなく，食品関連事業者である

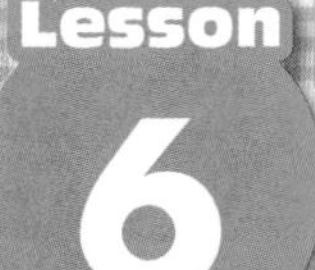

消費生活の保護

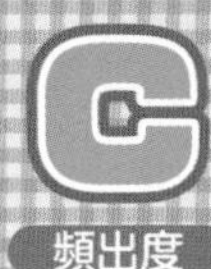

頻出度

消費者を狙ったさまざまな悪質商法について，その呼び名と手口を知っておきましょう。対処法ではクーリング・オフの制度が重要です。そのほか，消費者を保護する制度としてPL法を学習します。

1 悪質商法とその対策

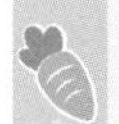

クーリング・オフは，一定期間内であれば，理由を問わず契約を解除できる制度である。

(1) 代表的な悪質商法の手口

契約をめぐるトラブルに巻き込まれた場合には，法律などによる対処もできますが，どんな手口があるかを知っておくことは，予防策として有効です。

キャッチセールス	路上でアンケート調査などと称して近づき，喫茶店や営業所に連れ込んで契約をさせる
アポイントメントセールス	「あなたが選ばれました」などと電話やメールで呼び出し，契約をさせる
かたり商法	制服らしきものを着用し，官公署や大手メーカーから来たように勘違いさせて商品を売りつける
ネガティブオプション（送りつけ商法）	商品を勝手に送りつけ，断らなければ購入を承諾したものとみなして代金を請求してくる
SF 商法（催眠商法）	会場に人を集め，買わないと損をするような雰囲気をつくり，契約させる。SFは「新製品普及会」の頭文字
内職商法	内職で収入が得られると言って勧誘し，その仕事に必要な物品などを購入させ，仕事は紹介しない

霊感商法	先祖のたたりを感じるなどと言って，印鑑やつぼなどを不当に高い金額で売りつける
マルチ商法	商品を購入させて，買い手が増えるごとに手数料が入ると言って商品の買い手を探させ，次々と人を引き込む
フィッシング詐欺	金融機関のWebサイトなどを装ってカードの暗証番号などを入力させて悪用する
原野商法	必ず値上がりすると偽って，ほとんど価値のない原野などの土地を不当に高い金額で売りつける
モニター商法	商品モニターになるとモニター料がもらえると言って商品を購入させ，モニター料を支払わない
電話勧誘商法	自宅や職場に電話をかけて資格講座などの勧誘を行い，契約を結ばせる
クリーニング商法	電話で布団，エアコンフィルターなどのクリーニングを勧められて作業をしてもらうと，高額な作業料を請求されたり，器具を買わされたりする

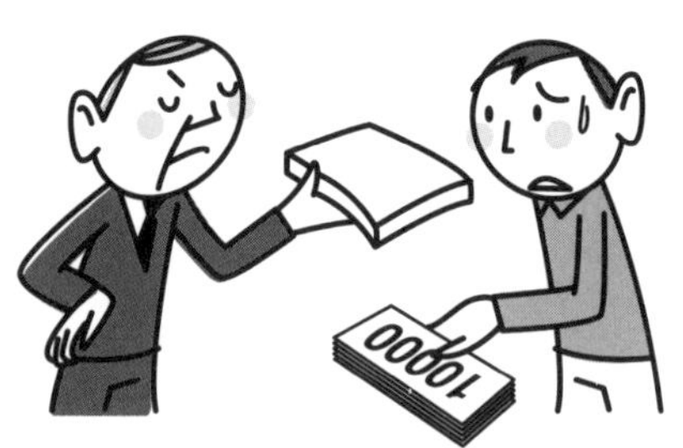

(2) 悪質商法への対処

①契約の不成立

売買契約は，「売りましょう」という**申込み**の意思表示と，「買いましょう」という**承諾**の意思表示とが合致したときに成立します。売買契約が成立すると，売り主には商品を引き渡す義務が生じ，買い主には代金を支払う義務が生じます。

■契約の成立

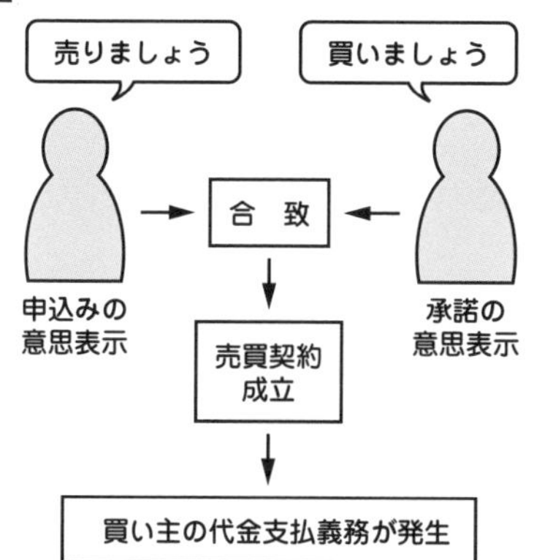

ネガティブオプションの場合は，勝手に商品を送りつける行為が申込みに当たるとしても，それに対して送りつけられた側が承諾の意思表示をしない限り契約は**不成立**です。したがって，請求書が送られてきても代金を支払う義務はありません。

②意思表示の取り消し

権利を得るのも義務を負うのも個人の自由な意思によるべきです。そのため**民法**では，**詐欺**または**強迫**による意思表示は取り消すことができるとしています。取り消すと契約は最初からなかったことになります。

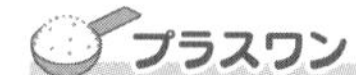

ネガティブオプション
特定商取引法の改正(2021年)により，売買契約に基づかずー方的に送りつけられた商品は，直ちに処分できることとなった。

③契約の解除

契約が成立しているにもかかわらず，契約当事者の一方が義務を果たさないとき（債務不履行），相手方は契約を解除することができます。

(3) 消費者を守る法律・制度

①特定商取引法

1976（昭和51）年に制定された「訪問販売等に関する法律」が，2000（平成12）年「特定商取引に関する法律（特定商取引法）」に改正された際に，規制対象が拡大されました。

この法律は，事業者による違法，悪質な勧誘などを防止し，消費者の利益を守ることを目的としています。

■特定商取引法の対象となる取引

種類	取引の例
訪問販売	販売業者が通常の店舗以外の場所で行う販売のほか，特定の方法で誘った客を通常の店舗に同行して行う販売も含まれる
通信販売	新聞，雑誌，インターネットなどで広告している商品を，郵便や電話，インターネットなどの方法で購入申込みを受け付ける取引
電話勧誘取引	電話で勧誘し，申し込みを受け付ける取引。電話がかかってきた後，消費者が郵便や電話などによって申込む場合も含まれる
連鎖販売取引	マルチ商法のこと
特定継続的役務提供	長期間，継続的に役務やサービスを提供し，代金を支払わせる取引
業務提供誘引販売取引	内職商法のこと
訪問購入	購入業者が消費者の自宅を訪問し，自宅にある品物を買い取る取引

プラスワン

オンラインマーク制度
通信販売で適正な事業者かどうかを判断する指標の1つ。日本商工会議所と日本通信販売協会が協同して行っている認定制度で，認定された事業者はマークを表示している。

悪質商法の場合，販売業者は商品を引き渡すので，債務不履行を理由として契約を解除することは困難です。そこで，**特定商取引法**などでは**クーリング・オフ**という制度を定めています。クーリング・オフとは「頭を冷やして考え直す」という意味です。

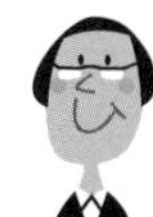

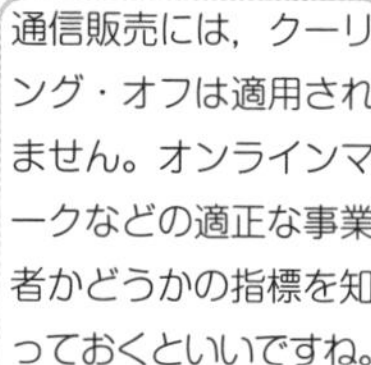

通信販売には，クーリング・オフは適用されません。オンラインマークなどの適正な事業者かどうかの指標を知っておくといいですね。

②消費者契約法

プロの事業者が熱心に商品の説明をするので仕方なく買ってしまったなどという場合は，騙されたとも脅されたとも言いにくいため，詐欺や強迫を理由として取り消すことは難しいといえます。

そこで，**消費者契約法**が制定され，事業者と消費者が契約を結ぶ際に，事業者に以下の行為があった場合には，契約の取り消しができることになりました。

■契約を取り消せる取引の例

- 契約の重要事項について事実と異なることを告げる
- 消費者宅や職場に長時間居座り，なかなか帰らない
- 消費者をどこかに誘い出し，帰らせてくれない

③クーリング・オフ制度

クーリング・オフ制度によって消費者は，**理由を問わず**，一定の期間内であれば契約を解除することができます。払っていた代金は返還されます。商品を受け取っている場合は，販売業者が費用を負担して引き取ります。さらに，工事などが行われていた場合には，元の状態に戻すよう請求することもできます。

プラスワン

訪問販売，電話勧誘販売でクーリング・オフできないもの

- 3,000円未満の現金による取引
- 消耗品（健康食品や化粧品など）を使ってしまった場合
- 自動車の販売または自動車のリース

■クーリング・オフができる期間

訪問販売 キャッチセールス，アポイントメントセールス，SF商法（催眠商法）など	8日間
電話勧誘取引	
特定継続的役務提供 エステ，語学教室，結婚相手紹介サービスなど	
訪問購入	
連鎖販売取引 マルチ商法など	20日間
業務提供誘引販売取引 内職商法，モニター商法など	

クーリング・オフは，必ず書面で行います。この書面がクーリング・オフ期間中に発送されたことを明らかにするためには，**内容証明郵便**で送るのが確実です。内容証明郵便であれば，文書の内容や発送日が公的に証明されるからです。

■内容証明郵便の記載例

クーリング・オフ通知書

○年○月○日

○○県○○市○丁目○番地
株式会社○○
代表取締役　○○殿

○○県○○市○丁目○番地
氏名　○○○○　印

私は，○年○月○日に貴社販売員○○○氏の訪問を受け，○○という商品を○○円で1個購入する契約をしましたが，本日この契約を解除します。　以上解除すれば契約は最初からなかったことになり，支払っていた代金は返還されます。商品を受け取っている場合は，販売業者が費用を負担して引き取ります。さらに，工事などが行われていた場合には，元の状態に戻すよう請求することもできます。

2 不法行為と製造物責任法

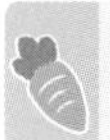

製造物責任法（PL 法）によれば，メーカーの過失を証明しなくても損害賠償の請求ができる。

(1) 不法行為と過失責任主義

不注意で人にけがをさせたり，他人の品物を壊したりしたときは，それによって生じた損害を賠償しなければなりません。このような行為を**不法行為**といい，加害者に**故意**（こい）（わざと）または**過失**（不注意）のあることが不法行為の成立要件とされています。

逆に言うと，過失がない限りは責任を負わなくてすむのです。これを**過失責任主義**といいます。そして，加害者に過失があったことは，原則として被害者側が証明しなければなりません。

(2) 製造物責任法（PL法）

たとえば，テレビを見ていたらそのテレビが爆発して大けがをしたという場合，製造したメーカーに賠償を求めたいけれど，専門的な知識を持たない消費者にとってメーカーの過失を証明することは非常に困難といえます。そこで，製造物の**欠陥**によって人の生命，身体または財産に被害が生じた場合は，その製造業者が**無過失**であっても賠償責任を負わせるという法律ができました。それが**製造物責任法**（**PL法**）です。PL法によればメーカーの過失を証明する必要はなく，爆

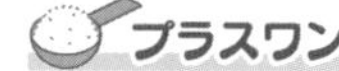

インフォームド・コンセント

「説明と同意」という意味。医療現場においては医師が十分な説明を行ったうえで患者から同意を得ることをいう。医師は患者に対して説明義務を負っており，この義務を果たさずに医療行為を行った場合は損害賠償を求められることがある。

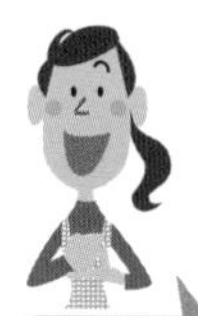

PLとは「製造物責任」という意味を表す英語の Product Liability の頭文字です。

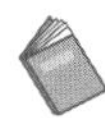

用語

欠陥

PL法にいう「欠陥」とは，製造物が通常有すべき安全性を欠いていることをいう。

発したテレビに欠陥が認められれば損害賠償を請求することができます。

対象となる「製造物」とは，製造または加工された物をいいます。そのため，加工食品である冷凍食品や缶詰，食用油などは該当しますが，未加工の生鮮食品は含まれません。責任を負う製造業者には，製造者と加工者のほか，輸入業者も含まれます。

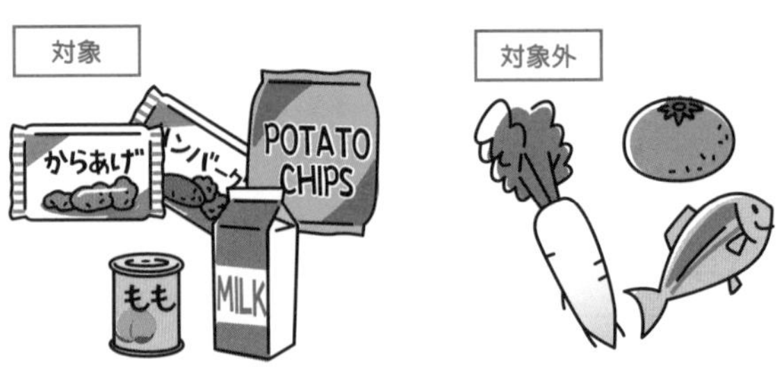

チェック&テスト

キーポイント	できたらチェック ☑		
悪質商法とその対策	□	1	ネガティブオプションとは，勝手に商品を送りつけて代金を請求してくる「送りつけ商法」のことをいう。
	□	2	マルチ商法とは，会場に人を集めて，買わないと損をするような雰囲気をつくり出して契約をさせる悪質商法である。
	□	3	クーリング・オフ制度は，消費者契約法に定められている。
	□	4	クーリング・オフとは，一定期間内であれば，理由を問わず契約を解除できる制度である。
不法行為と製造物責任法	□	5	製造物責任法（PL法）によれば，製造物の欠陥によって人の生命に被害が生じた場合，製造業者に過失があるときに限り賠償責任を負わすことができる。

解 答 1.○／2.× マルチ商法は連鎖販売取引の一種。設問の記述はSF商法（催眠商法）である／3.× 消費者契約法ではなく，特定商取引法などに定められている／4.○／5.× 製造業者が無過失であっても賠償責任を負わせるのが製造物責任法（PL法）である

本試験形式 記述問題演習

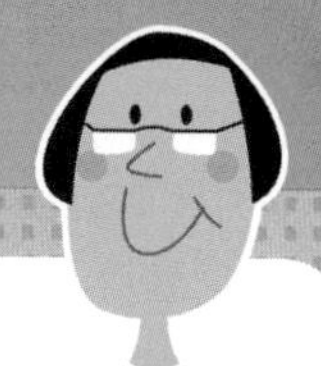
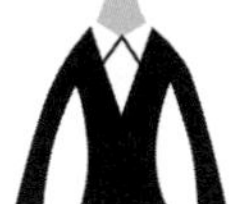

栄養と健康 ……………… 228
食文化と食習慣 …………… 230
食品学 ………………………… 232
衛生管理 …………………… 234
食マーケット ……………… 236
社会生活 …………………… 238

記述式の問題は，13問出題されます。配点１問３点で，全体の32％を占めています。合格には，記述式で着実に得点することが不可欠だといえるでしょう。
「○文字で答えなさい」「漢字で答えなさい」といった問いには，より正確な知識が必要です。また，試験で慌てないように，演習問題で解答の仕方に慣れておきましょう。

問題1　摂取した食物に含まれる栄養素を体内に吸収できるように分解していく過程を何というか漢字２文字で答えなさい。

【解答】　消 化

【解説】　酵素の働きにより分解された栄養素は，消化管壁から血液中に取り込まれる

問題2　各国に対する保健のための援助・指導などを行うＷＨＯとは何の略称か漢字６文字で答えなさい。

【解答】　世 界 保 健 機 関

【解説】　国連の機関で，世界的な保健活動のための国際協力や公衆衛生に関連した活動なども幅広く行う

問題3　血流をよくして動脈硬化予防を期待できるＥＰＡとは何の略称か10文字で答えなさい。

【解答】　エ イ コ サ ペ ン タ エ ン 酸

【解説】　n-３系不飽和脂肪酸の１つ

問題4　食事制限にだけによってダイエットをした場合に陥る，筋肉が減り脂肪が増える悪循環を「○○○○現象」という。この○の中に入る言葉をカタカナで答えなさい。

【解答】　ヨ ー ヨ ー **現象**

【解説】　やせにくく，太りやすいからだになっていく

問題5　体重81kg，身長172cmの場合のBMIを求めなさい。
※解答は正確に算出し，小数点以下1位を四捨五入すること。

【解答】 27

【解説】 計算方法は 体重（kg）÷身長（m）^{2}
ＢＭＩ＝81÷（1.72×1.72）＝27.3796……

問題6　「○○○○○」の不足は，糖尿病の原因の1つである。この○の中に入るホルモンの名称をカタカナ5文字で答えなさい。

【解答】 イ ン ス リ ン

【解説】 インスリンが不足したり，十分に作用しなかったりすると，血液中のブドウ糖（血糖）がエネルギー源として使われず，高血糖状態となる

問題7　無酸素運動を指す言葉をカタカナ6文字で答えなさい。

【解答】 ア ネ ロ ビ ク ス

【解説】 有酸素運動のことは，エアロビクスという

問題8　仕事とは異なる活動を行うことによって疲労回復を図ることを「○○○休養法」という。この○の中に入る言葉を漢字で答えなさい。

【解答】 積 極 的 **休養法**

【解説】 精神的なストレスを発散し，リフレッシュするために有効

問題1　季節の変わり目となる節句につくる特別な料理を何というか漢字2文字で答えなさい。

【解答】節｜供

【解説】五節句は，明治初期に公式の祝日ではなくなったが，節供とともに年中行事として残っている

問題2　賀寿のうち90歳の祝いを何というか漢字2文字で答えなさい。

【解答】卒｜寿

【解説】「卒」の略字「卆」が九十とも読めることから90歳の祝いとされている

問題3　食料の輸送が地球環境に与える負荷を示す概念として，「輸入相手国からの輸入量×輸送距離」で求められる値を何というかカタカナ8文字で答えなさい。

【解答】フ｜ー｜ド｜マ｜イ｜レ｜ー｜ジ

【解説】フードマイレージの値が小さいほど，地球環境に与える影響は少ない。地産地消の考え方の数量的な裏付けといえる

問題4　季節の始まりに収穫した食材を「旬の○○」という。この○の中に入る言葉を2文字で答えなさい。

【解答】旬の 走｜り

【解説】収穫量は少なく，価格が高いこともあるが，いち早く季節を感じることができる

問題5　食べ物のおいしさを感じる要因の1つで，その食物について感じる口の中の感覚を何というかカタカナ6文字で答えなさい。

【解答】 テ ク ス チ ャ ー

【解説】 食物に由来する要因のうちの物理的特性

問題6　日本料理で，平たい皿に料理を盛り付ける場合，奥を高く，手前を低くする「○○盛り」にする。この○の中に入る言葉を漢字で答えなさい。

【解答】 山 水 **盛り**

【解説】 山と谷をつくって立体感を演出する

問題7　殺生を禁じる仏教の教えに基づき，肉や魚を使わず，野菜や豆類を中心としてつくられる料理を「○○料理」という。この○の中に入る言葉を漢字で答えなさい。

【解答】 精 進 **料理**

【解説】 現在は仏事の席で出されることが多い

問題8　箸使いのタブーである嫌い箸の1つで，箸を器の上に渡して置くことを何というか3文字で答えなさい。

【解答】 渡 し 箸

【解説】 「不要である」ことを表すため，もてなしている側への失礼になる

問題1　木材を熱した煙を，塩漬けにした肉や魚に当てて，煙に含まれる殺菌成分などにより，保存性を高める技法を何というか漢字2文字で答えなさい。

【解答】 燻 煙

【解説】 燻煙による加工食品を燻製という

問題2　果実飲料の加工法で，しぼった果汁を一度濃縮してから水で戻すことを何というか漢字4文字で答えなさい。

【解答】 濃 縮 還 元

【解説】 しぼったままのものはストレート

問題3　2015（平成27）年施行の食品表示法で，食品表示の規定が統合された。それまでJAS法，食品衛生法，健康増進法が，異なる目的で定めていた食品表示の規定を統合した具体的なルールを何というか漢字6文字で答えなさい。

【解答】 食 品 表 示 基 準

【解説】 従来の法律で定められていた58本の食品に関する表示基準を統合した内閣府令

問題4　63～65℃で30分間加熱する，牛乳の殺菌方法を何というかカタカナ7文字で答えなさい。

【解答】 パ ス チ ャ ラ イ ズ

【解説】 低温のため，熱処理による成分の変成が少ない

問題5　飲用乳については，食品表示基準に基づく表示のほかに，「飲用乳の表示に関する○○○○○○」に基づく表示が必要である。この○の中に入る言葉を漢字で答えなさい。

【解答】 公 正 競 争 規 約

【解説】 景品表示法に基づいて認定された業界の自主ルール。飲用乳については，牛乳業界が定めている

問題6　有機農産物について，事業者の申請に基づいて検査，認定する機関を何というか漢字6文字で答えなさい。

【解答】 登 録 認 定 機 関

【解説】 認定を受けた場合のみ，有機JASマークをつけ，「有機○○」と表示することができる

問題7　科学的根拠に基づいた機能性を，事業者の責任において表示した食品を何というか漢字7文字で答えなさい。

【解答】 機 能 性 表 示 食 品

【解説】 消費者庁長官への届出制

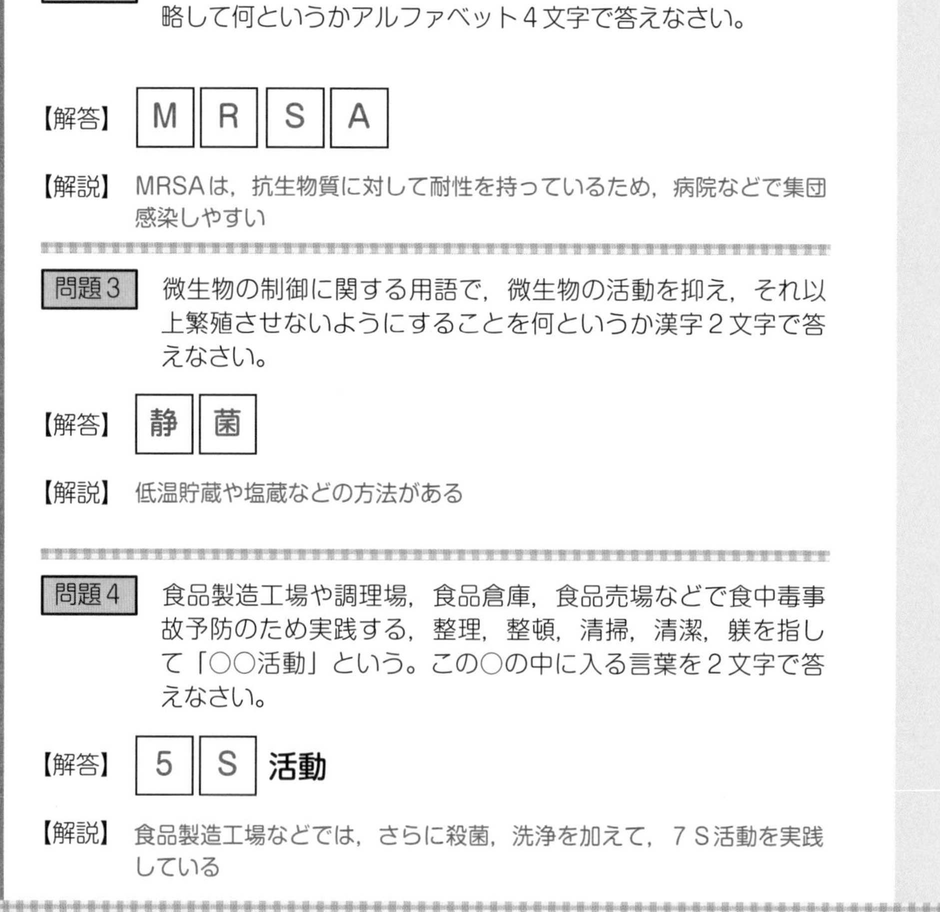

問題1　自然毒食中毒の原因物質のうち，毒きのこに含まれる毒素名をカタカナ6文字で答えなさい。

【解答】 ア マ ト キ シ ン

【解説】 その他ムスカリンもある。きのこは食中毒統計では植物に分類されている

問題2　黄色ブドウ球菌の一種で，メチシリン耐性黄色ブドウ球菌を略して何というかアルファベット4文字で答えなさい。

【解答】 M R S A

【解説】 MRSAは，抗生物質に対して耐性を持っているため，病院などで集団感染しやすい

問題3　微生物の制御に関する用語で，微生物の活動を抑え，それ以上繁殖させないようにすることを何というか漢字2文字で答えなさい。

【解答】 静 菌

【解説】 低温貯蔵や塩蔵などの方法がある

問題4　食品製造工場や調理場，食品倉庫，食品売場などで食中毒事故予防のため実践する，整理，整頓，清掃，清潔，躾を指して「○○活動」という。この○の中に入る言葉を2文字で答えなさい。

【解答】 5 S 活動

【解説】 食品製造工場などでは，さらに殺菌，洗浄を加えて，7S活動を実践している

問題5　りんごなどに含まれるポリフェノールが空気に触れ，変色することを何というか漢字2文字で答えなさい。

【解答】 褐 変

【解説】 酸化酵素が空気中の酸素に反応して起こる。有害物質が生じているわけではない

問題6　食品の安全性や品質を確保するための計画的な監視システム「ＨＡＣＣＰ」の意味を日本語で何というか漢字9文字で答えなさい。

【解答】 危 害 分 析 重 要 管 理 点

【解説】 HACCPによる衛生管理では，各工程であらかじめ定めた方法で監視，記録を行い，危害を防除する

問題7　遺伝子組換え作物を原材料とする食品を「○○食品」という。この○の中に入る言葉をアルファベットで答えなさい。

【解答】 G M 食品

【解説】 ＧＭは，Genetically Modified（遺伝子組換え）の頭文字

問題8　原材料の製造・加工で使用された添加物が，最終食品に持ち越されているものの微量であり，添加物としての効果を示さない場合を何というかカタカナ8文字で答えなさい。

【解答】 キ ャ リ ー オ ー バ ー

【解説】 表示は免除となる

問題１　家族が揃っていても，一人ひとりが異なる内容の食事をとることを何というか漢字２文字で答えなさい。

【解答】個食

【解説】家族間でおいしさを共感するなどの楽しみが減るだけでなく，栄養素の摂取も偏りがちになる

問題２　現金払い持ち帰り方式の会員制卸売業が，低価格小売業として発展した形態を何というかカタカナ９文字で答えなさい。

【解答】ホールセールクラブ

【解説】会員になれば個人でも利用できる。ロット売りなどにより，低価格化を実現している

問題３　ボランタリーチェーンで，本部が卸売業となり加盟店を支援することを何というかカタカナ８文字で答えなさい。

【解答】リテールサポート

【解説】共同仕入れなどのメリットがある

問題４　生産者による消費者への販売戦略を，流通を川の流れにたとえて何というか漢字４文字で答えなさい。

【解答】川下戦略

【解説】商品の動きから，生産者側を川上，消費者側を川下と呼ぶ

問題5 産地直送や通信販売など生産者と消費者の間に卸売業者や小売業者などが介在しない流通経路を「○○流通」という。この○の中に入る言葉を漢字で答えなさい。

【解答】 直 接 **流通**

【解説】 卸売業者などの流通業者が存在する場合を間接流通という

問題6 商品の内容や価格，販売方法などの商品化計画を何というかカタカナ10文字で答えなさい。

【解答】 マ ー チ ャ ン ダ イ ジ ン グ

【解説】 売り場に対する利益を向上させるための方策

問題7 ロジスティックスを実現するため，「必要なものを，必要なときに，必要なだけ」供給するシステムを「○○○○○○○○○物流」という。この○の中に入る言葉をカタカナで答えなさい。

【解答】 ジ ャ ス ト イ ン タ イ ム **物流**

【解説】 多頻度小口配送。「多品種・小口・多頻度」の物流を可能にする

問題8 134円で50個仕入れた商品を，3か月の期間限定で1個400円で販売したときの商品原価率（%）を答えなさい。

【解答】 33.5 **%**

【解説】 商品原価率の計算方法は，仕入価格÷販売価格×100
134÷400×100＝33.5

問題１　個人所得の総額から税金や社会保険料を差し引いた金額を何というか漢字５文字で答えなさい。

【解答】可処分所得

【解説】所得のうち，実際に自分が使える金額

問題２　農林水産省が毎年公表しているデータで，日本で供給される食料の生産から最終消費に至るまでの総量を明らかにしたものを何というか漢字５文字で答えなさい。

【解答】食料需給表

【解説】食料自給率算出の基礎となる

問題３　米などの国内消費量に比べ輸入の割合が低い品目について，最低限の輸入機会を設ける制度を何というかカタカナ８文字で答えなさい。

【解答】ミニマムアクセス

【解説】米の輸入自由化についての諸外国の要求に対し，日本は1993（平成５）年ウルグアイ・ラウンドで市場の部分的開放を受け入れた

問題４　開発途上国から輸入される一定の農水産品などに関税を課す場合，一般の関税率より低くした税率を何というか漢字４文字で答えなさい。

【解答】特恵税率

【解説】開発途上国の輸出所得を増やして経済発展の促進を図ることが目的

問題5　原則としてすべての農薬に基準値を定めた制度を「○○○○○○○○制度」という。この○の中に入る言葉をカタカナで答えなさい。

【解答】 ポ ジ テ ィ ブ リ ス ト **制度**

【解説】 残留農薬が基準値を超えていた場合，その食品の流通を禁止できる

問題6　企業を健全に運営していく「企業統治」を何というかカタカナ11文字で答えなさい。

【解答】 コ ー ポ レ ー ト ガ バ ナ ン ス

【解説】 組織ぐるみの違法行為や経営者に権限が集中することで生じる弊害などを監視し阻止する

問題7　食品廃棄物等のうち，飼料や肥料などとして有効利用されるものを何というか漢字6文字で答えなさい。

【解答】 食 品 循 環 資 源

【解説】 食品循環資源の再生利用の促進は，環境への負荷の軽減となり，循環型社会の構築につながる

問題8　業者から商品が送られてきても消費者側が購入を承諾しないかぎり，契約が成立しないという悪質商法をカタカナ10文字で答えなさい。

【解答】 ネ ガ テ ィ ブ オ プ シ ョ ン

【解説】 契約が成立するには消費者と業者双方の意思表示が必要

予想模擬試験

〈第１回〉……… p. 242

〈第２回〉……… p. 264

試験時間　90分

食生活アドバイザー®試験の攻略にあたり，問題形式（六肢択一，記述式）や解答形式，出題傾向を把握し，それに慣れておくことはとても重要です。また，まちがえた問題については，必ず復習し，再度チャレンジしてください。
本模擬試験（第１回・第２回）の出題形式は，実際の試験に沿ったかたちになっています。p.287，p.289についている解答用紙を活用し，実際の試験時間内で，食生活アドバイザー®試験をイメージして問題を解いてみてください。

[出題形式]
六肢択一のマークシート方式，記述式

[合格基準]
全科目の合計点数の60％以上の得点を有することで合格となります。

予想模擬試験〈第１回〉

問題１　食生活と健康に関する記述として不適当なものを選びなさい。該当するものがない場合は，６を選びなさい。

1　生きていくうえで必要なものを体内に摂り入れ，消化・吸収したり，からだの組織をつくったり，発育させることを，栄養という。

2　食事の摂り方が不十分で，栄養素が欠乏していると，抵抗力の低下などにより，風邪や感染症にかかりやすくなる。

3　特定の食品や栄養素について，健康への有用性または有害性を過大に信じたり，評価したりすることを，フードファディズムという。

4　世界保健機関（WHO）の憲章によると，健康とは，疾病や病弱の存在しないことをいい，最高基準の健康を享有することは，万人の有する基本的権利の１つとされている。

5　健康は，食事だけで語れるものではない。栄養のバランスや食品の効用だけを優先させる食生活ではなく，生活全体として食と健康について考え，実践していくことが大切である。

6　該当なし

問題２　生活習慣病に関する記述として不適当なものを選びなさい。該当するものがない場合は，６を選びなさい。

1　高血圧の状態が続くと，血管に過度の負担がかかり，動脈硬化が進行したり，血流が悪くなるほか，血栓ができやすくなる。

2　高血圧を予防するためには，減塩するとともに，過度の緊張やストレスを避けるほか，たんぱく質，カルシウムを含む食品を摂り，飲酒や喫煙，カリウムを含む食品は控えるようにする。

3　虚血性心疾患のうち，狭心症は，心臓の冠動脈が狭くなって血流が悪くなった状態をいい，心筋梗塞は，冠動脈が完全に詰まった状態をいう。

4　脳卒中のうち，脳の血管が詰まってしまうものを脳梗塞，脳の血管が破れて出血するものを脳出血という。

5　糖尿病は，血液中に含まれるブドウ糖（血糖）が異常に増えることによって，目や腎臓，神経などに障害が起こる病気である。

6　該当なし

問題３　たんぱく質と糖質に関する記述として不適当なものを選びなさい。該当するものがない場合は，６を選びなさい。

1　たんぱく質には，動物性と植物性があり，組成が異なるため，食べ合わせることで不足するアミノ酸を補うことができる。

2　ブドウ糖（グルコース）と果糖（フルクトース）は，糖質の種類としては少糖類に分類される。

3　たんぱく質は，肉類，魚類，乳製品などの動物性食品のみならず，豆類，大豆加工品などの植物性食品にも多く含まれている。

4　糖質はエネルギー源として即効性があり，体内で１g当たり４kcalのエネルギーを生み出す。

5　たんぱく質は，筋肉，内臓，皮膚，つめ，毛髪，血液，ホルモンなどの構成成分となる。

6　該当なし

問題４　ビタミンに関する記述として適当なものを選びなさい。該当するものがない場合は，６を選びなさい。

1　ビタミンは「微量栄養素」といわれ，生きていくうえで必要不可欠なものではないが，不足すると欠乏症が現れる。

2　人間の体内ではビタミンを合成できない（または合成されても十分な量でない）ため，食物から摂取する必要がある。

3　油脂に溶けやすい脂溶性ビタミンは，ビタミンA，ビタミンC，ビタミンE，ビタミンKの４種類である。

4　ビタミンBは脂溶性ビタミンであり，ナイアシン，パントテン酸，ビオチン，葉酸などと合わせて「ビタミンB群」と総称される。

5　ビタミン摂取不足の場合は，ビタミン剤などのサプリメントで補助すればよく，過剰摂取しても問題はないとされている。

6　該当なし

問題5　ミネラルに関する記述として不適当なものを選びなさい。該当するものがない場合は，6を選びなさい。

1　からだを構成する元素のうち，炭素，水素，酸素，窒素以外の元素を総称して，ミネラル（無機質）という。

2　ミネラルは微量で作用するが，人間の体内では合成できないため，食物から摂取する必要がある。

3　ミネラルは，ビタミンと同様，からだの構成成分にはならない。

4　現代の日本人は，カルシウムと鉄の摂取不足が指摘されている。

5　ミネラルは，欠乏症による影響だけでなく，過剰症による健康障害もあるため，サプリメントの使用には注意が必要である。

6　該当なし

問題6　肥満に関する記述として不適当なものを選びなさい。該当するものがない場合は，6を選びなさい。

1　摂取エネルギーが消費エネルギーを上回り，その結果，体内に蓄積された脂肪が肥満の原因となる。

2　見た目は痩せていても，体脂肪率が高ければ肥満に分類される。

3　BMIは，「体重（kg）÷身長（m）^{2}」で求められる。

4　肥満のうち，内臓脂肪型のほうが皮下脂肪型よりも脂肪を落としやすいとされている。

5　最も有効なダイエットは，食事の量を減らすことである。

6　該当なし

問題7　運動後の疲労回復に関する記述として不適当なものを選びなさい。該当するものがない場合は，6を選びなさい。

1　横になり，できる限りからだを動かさないでいることが，筋肉疲労を取り除く最も早い手段である。

2　運動後の温浴は,からだの循環機能を高め,疲労回復の促進に役立つ。

3　ビタミン類のほか，カルシウムや鉄，塩分などを摂取するとよい。

4　運動後に軽いジョギングや体操などの整理運動をすることは，疲労回復を促進するために有効である。

5　ストレッチングを行うと，筋肉にたまった乳酸の除去を早め，疲れを取る効果がある。

6　該当なし

問題８　おいしさに影響を与える要因に関する記述として不適当なものを選びなさい。該当するものがない場合は，６を選びなさい。

1　テクスチャー（触覚）を除いて，味覚，嗅覚，視覚，聴覚といった感覚は，すべておいしさに影響を与える。

2　年齢，健康状態，空腹度といった生理的な条件は，おいしさに影響を与える。

3　食卓，食器，部屋の照明，BGMその他，食事をする場の雰囲気もおいしさに影響を与える。

4　幼い頃から好きで食べ慣れているものはおいしく感じ，嫌いなもの，食べ慣れないものには抵抗を感じるなど，過去の食体験もおいしさに影響を与えている。

5　喜怒哀楽の感情や緊張状態，誰と食事をしているかなどといった心理的な状態もおいしさに影響する。

6　該当なし

問題９　食べ物の味に関する記述として適当なものを選びなさい。該当するものがない場合は，６を選びなさい。

1　食べ物の味は，「甘味・酸味・苦味・うま味・渋味」の５つの基本味によって構成されている。

2　数種の味が複合すると，常に互いの味を相殺し合うことになる。

3　先に口にした味の影響で，あとに食べるものの味が異なって感じられることを「抑制効果」という。

4　スイカに食塩をかけると甘みが増すように，別の味が加わることで一方の味が強められることを「対比効果」という。

5　コーヒーに砂糖を入れると苦みが弱まるというのは，「相乗効果」の一例である。

6　該当なし

問題10　日本料理の特徴に関する記述として不適当なものを選びなさい。該当するものがない場合は，6を選びなさい。

1　味付けは，食材本来の味を活かして，淡白に仕上げる。

2　目で楽しみ味わう料理ともいわれ，食材の色やかたち，盛り付けにも工夫を凝らす。

3　見て楽しむという日本料理は，平面的な盛り付け方を基本とする。

4　四季を織り込み，陶器・磁器，漆器，ガラス，竹細工などの「器」に，旬のもの，山の幸や海の幸を調和させながら盛り付ける。

5　季節の食材が出始めるころを「旬の走り」といい，出回りの最盛期を「旬の盛り」，最盛期を過ぎたころの食材を「旬の名残」と呼ぶ。

6　該当なし

問題11　本膳料理に関する記述として不適当なものを選びなさい。該当するものがない場合は，6を選びなさい。

1　日本料理の正式な膳立てである本膳料理は，一人ひとりの正面に，本膳，二の膳，三の膳の順に配膳される。

2　三汁七菜の場合，本膳には主食の飯のほか，本汁，なます，坪，香の物，二の膳には二の汁，刺身，椀が並べられる。

3　なますは，魚や貝，野菜などを刻んで生のまま酢で和えた料理（酢の物）であり，「坪」とは，蓋つきの深い器に盛り付けられた煮物のことである。

4　「台引」は，折り詰めにして持ち帰る土産用の膳で，「引き物膳」とも呼ばれる。

5　本膳料理を簡略化したものが袱紗料理であり，これが会席料理へと発展していった。

6　該当なし

問題12　次の節句や年中行事とその代表的な料理の組み合わせとして不適当なものを選びなさい。該当するものがない場合は，６を選びなさい。

1　人日 …………… 七草がゆ
2　節分 …………… 煎り大豆，恵方巻き
3　上巳 …………… 散らしずし，ハマグリの吸い物
4　秋のお彼岸 …… おはぎ，精進料理
5　冬至 …………… かぼちゃ，こんにゃく
6　該当なし

問題13　「ものの数え方」として不適当なものを選びなさい。該当するものがない場合は，６を選びなさい。

1　たらこ ……………… 一腹
2　イカ ………………… 一丁
3　にぎりずし ………… 一貫
4　客用のご飯茶碗 …… 一客
5　箸 …………………… 一膳
6　該当なし

問題14　食事のマナーに関する記述として不適当なものを選びなさい。該当するものがない場合は，６を選びなさい

1　食事中，指先や口元を拭くときは，自分のハンカチではなく，提供されたナプキンを使用することがマナーである。
2　あらかじめセットされたナイフやフォークは，料理が出てくる順に外側から使用していくが，料理皿に添えられている場合は，そちらを優先して使用する。
3　大皿などから料理を取るときは，他人の分までまとめて取ったり，取った料理を残すことは，マナー違反となる。
4　大皿などから箸で料理を取り分けるときは，口を付けた部分が料理に触れないように，箸をひっくり返して使うことがマナーである。
5　立食パーティーで食事中に会話をするときは，手には飲み物だけを持ち，料理の皿や食器はテーブルに置くようにする。
6　該当なし

問題15　加工食品の食品表示に関する記述として適当なものを選びなさい。該当するものがない場合は，6を選びなさい。

1　「名称」は，その加工食品の商品名を表示し，そのあとのカッコ内に，内容物を表す一般的な名称を併記するのが原則である。

2　「原材料名」は，原材料と添加物を区分することなく，重量の重い順にすべて表示する。

3　「原料原産地名」は，輸入品を除くすべての加工食品に表示が義務づけられている。

4　「内容量」は，必ず重量（g，kg）または体積（ml，L）のいずれかで表示する。

5　「期限」は，消費期限または賞味期限を表示するが，どちらもその期限が経過すると衛生上の問題が生じることを意味している。

6　該当なし

問題16　冷凍食品のメリットに関する記述として不適当なものを選びなさい。該当するものがない場合は，6を選びなさい。

1　食材の組織が壊れないように急速冷凍されているので，解凍すればほぼ元の状態に戻る。

2　低温で管理されるため，保存料を使用しなくても微生物の活動・繁殖が抑えられ，品質が保持される。

3　食材の前処理がされており，調理の手間が省けるので，時間の短縮につながる。

4　皮むき，カットなどの前処理をする必要がないので，家庭から排出される生ゴミの量を減らすことができる。

5　適切に包装されているので，汚染や型崩れが生じにくいだけでなく，食品表示や調理方法などの必要な情報が容器包装に示される。

6　該当なし

問題17　次のうち生鮮食品扱いになるものとして適当なものを選びなさい。該当するものがない場合は，６を選びなさい。

1　キャベツとにんじんのカットサラダ
2　マグロ，イカ，タコの刺身３種盛
3　サワラの西京漬
4　焼肉用に味付けした牛カルビ
5　牛カルビと牛ロースをそれぞれスライスして盛り合わせたもの
6　該当なし

問題18　農産物の食品表示に関する記述として不適当なものを選びなさい。該当するものがない場合は，６を選びなさい。

1　店舗内で果物をカットし，その場で飲食用として販売する場合などは，食品表示義務の対象とならない。
2　輸入品のオレンジの場合，原産地を国名で「アメリカ産」と表示するのではなく，「カリフォルニア産」などと地名で表示することもできる。
3　白菜を，茨城県産50%，長野県産46%，群馬県産４%で混合して販売する場合，「白菜　茨城県産・長野県産・群馬県産」のように，ごく少量の県も省略せず，重量の多い順にすべて表示する必要がある。
4　販売前の農産物を，オゾン水や次亜塩素酸ナトリウムで殺菌洗浄してあれば，加工食品扱いとなる。
5　遺伝子組換え技術を利用した農産物は，有機農産物とはいえないため，「有機」の表示をすることはできない。
6　該当なし

問題19　水産物の食品表示に関する記述として適当なものを選びなさい。該当するものがない場合は，６を選びなさい。

1　水産物については，名称，原産地のほかに，養殖されたものは「養殖」，それ以外のものは「天然」と表示することが義務づけられている。

2　天然のマグロと養殖のハマチの盛り合わせの場合，ハマチについては「養殖」の表示をしなければならない。

3　冷凍されたマグロの刺身を，冷蔵ケースに入れて販売する場合でも，「解凍」の表示をしなければならない。

4　国産品の場合は，原産地として水域名を表示することが原則であるが，広範囲に回遊するものや沿岸にいるものなど，水域名の表示が困難な場合には，「遠洋」「近海」といった表示も認められる。

5　輸入品の場合は，原産地として，原産国名または水域名のいずれかを表示することが義務づけられている。

6　該当なし

問題20　畜産物の食品表示に関する記述として不適当なものを選びなさい。該当するものがない場合は，６を選びなさい。

1　国産品の場合，原産地表示は「国産（または国内産）」とするのが原則であるが，主たる飼養地（最も飼養期間が長い場所）が属する都道府県名や市町村名のほか，一般に知られている地名で表示することもできる。

2　神戸牛，松阪牛など，地名を冠した銘柄名（ブランド名）を表示する場合，その銘柄名に含まれる地名が主たる飼養地と同じ場合，原産地表示に代えることができる。

3　生体で輸入して日本国内でも飼養した場合は，海外での飼養期間のほうが長い場合であっても，「国産」と表示することができる。

4　輸入品について，２つ以上の外国で飼養された場合には，飼養期間が最も長い国の国名を，原産国名として表示する。

5　「黒豚」と表示できるのは，国産品，輸入品を問わずバークシャー純系種の豚肉のみとされている。

6　該当なし

問題21　遺伝子組換え表示に関する記述として適当なものを選びなさい。該当するものがない場合は，６を選びなさい。

1　遺伝子組換え食品に関する事項が義務表示とされている農産物は，大豆，とうもろこし，ばれいしょ（じゃがいも），菜種，綿実，アルファルファ，てんさい，パパイヤの８種類である。

2　とうもろこしの加工品のうちポップコーン，コーンスナック菓子，コーンスターチは，遺伝子組換え表示の対象とされている。

3　大豆の加工品のうち豆腐，おから，納豆，味噌，しょうゆ，大豆油は，遺伝子組換え表示の対象とされている。

4　遺伝子組換え農産物と非遺伝子組換え農産物とが分別されていない農産物を使用した加工食品について，「遺伝子組換え不分別である」旨の表示は任意とされている。

5　遺伝子組換えでない食品を，分別生産流通管理のもとに使用している場合は，「遺伝子組換えでない」旨の表示をしなければならない。

6　該当なし

問題22　食中毒に関する記述として不適当なものを選びなさい。該当するものがない場合は，６を選びなさい。

1　細菌性食中毒には，感染により体内で増殖した細菌によって発症する感染型食中毒と，細菌が産生した毒素の生理活性によって発症する毒素型食中毒がある。

2　細菌とは，健康被害を引き起こすなど，人間生活にとってマイナスにしか作用しない微生物のことを指す。

3　二次汚染とは，包丁やまな板などの調理器具，人間の手などを介して，ある食品（肉，魚など）から別の食品（野菜など）へと微生物が移行することをいう。

4　食中毒の発生には，食品の製造・加工過程だけでなく，流通形態や消費者のライフスタイルなど，さまざまな要因が影響している。

5　患者を食中毒と診断した医師は，原因物質や感染経路を判明させるため，また，二次感染を防ぐためにも，最寄りの保健所に届け出ることが義務づけられている。

6　該当なし

問題23　**食中毒の原因物質と分類の組み合わせとして不適当なものを選びなさい。該当するものがない場合は，6を選びなさい。**

1　サルモネラ菌 ……… 感染型の細菌性食中毒菌
2　ボツリヌス菌 ……… 食品内毒素型の細菌性食中毒菌
3　カンピロバクター … 生体内毒素型の細菌性食中毒菌
4　テトラミン ………… 巻貝に含まれる動物性自然毒
5　ソラニン …………… じゃがいもの芽に含まれる植物性自然毒
6　該当なし

問題24　**細菌性食中毒の予防に関する記述として不適当なものを選びなさい。該当するものがない場合は，6を選びなさい。**

1　細菌性食中毒予防の3原則は，細菌を「つけない」「増やさない」「殺す」の3つであり，これを「清潔」「迅速・冷却」「加熱・消毒」と言い換えることもできる。
2　低温保存（冷蔵・冷凍）を行った場合には，細菌の増殖がゆっくりになったり停止したりするが，死滅するわけではない。
3　加熱処理を行えば，毒素型の場合でも，細菌が死滅するとともに，産生された毒素がすべて無毒化される。
4　細菌が増殖したり，毒素を産生したりしても，食品の臭いや外見，味などは普段と変わらないことがあるため，注意が必要である。
5　食品製造工場や倉庫，調理場，食品売り場などで細菌性食中毒予防のために行う整理，整頓，清掃，清潔，躾の5つを「5S」というが，近年はこれに洗浄，殺菌を加えた「7S」が実践されている。
6　該当なし

問題25　腸管出血性大腸菌に関する記述として不適当なものを選びなさい。該当するものがない場合は，６を選びなさい。

1　ベロ毒素と呼ばれるたんぱく質を産生する大腸菌であり，その代表である「O-157」は，O抗原（細胞壁由来）と呼ばれる構造の157番目に発見されたことから名づけられた。

2　生体内毒素型の食中毒に分類され，潜伏期間が比較的長く，感染力が非常に強いという特徴がある。

3　下痢，腹痛，血便がみられ，症状が重くなると，尿毒症や意識障害を引き起こし，短期間で死に至る場合がある。

4　真水に弱いが，熱には強いため，加熱処理による予防は困難であるとされている。

5　原因食品として，肉類のほかに，飲料水が挙げられることから，定期的な水質検査が予防につながる。

6　該当なし

問題26　食品の変質に関する記述として不適当なものを選びなさい。該当するものがない場合は，６を選びなさい。

1　食品が変質する原因として，化学作用，物理作用，微生物の繁殖の３つが考えられるが，化学作用による場合の例として，油脂の酸化による肉類・魚類の変質などが挙げられる。

2　油を長時間加熱したり，加熱しすぎるとアクロレインなどの毒性物質を生じる。

3　微生物の繁殖による変質の例として，食品中のたんぱく質が微生物（腐敗細菌）の作用により分解され，食用に適さなくなることなどが挙げられる。

4　食用に適さなくなる場合も含め，微生物の作用による食品の変質を「発酵」という。

5　食品中の糖質や脂質が，微生物によって酵素分解されたり，空気中の酸素によって酸化されたりすることを，「変敗」という。

6　該当なし

問題27 次の記述とそれに関連する（　　）内の語句の組み合わせとして不適当なものを選びなさい。該当するものがない場合は，6を選びなさい。

1　有害微生物を死滅または減少させ，感染力がない安全な状態にする（消毒）
2　微生物を，洗浄，ろ過，沈殿などの物理的な方法で取り除く（除菌）
3　微生物の活動を抑え，それ以上繁殖させないようにする（静菌）
4　微生物の発生・生育・増殖を阻止したり，抑制したりする（抗菌）
5　微生物をほとんど死滅させて，ほぼ無菌の状態にする（滅菌）
6　該当なし

問題28 農産物に関する記述として不適当なものを選びなさい。該当するものがない場合は，6を選びなさい。

1　収穫後の農産物に残留している農薬を残留農薬といい，残留が許容される量（基準値）を超えたものについては，食品衛生法により，販売等が規制される。
2　カビや害虫による損害などを防ぐために，収穫後の農産物に対して使用される農薬をポストハーベスト農薬といい，これも残留農薬に含まれる。
3　海外では，収穫後に使用された農薬による農産物の汚染が報告されているが，日本では，一部の燻蒸剤を除き，収穫後の農産物に対する農薬の使用は禁止されている。
4　日本では，収穫後の農産物に使用されるカビ防止剤などは，農薬ではなく食品添加物とされるため，食品衛生法により，食品添加物として規制を受ける。
5　現在採用されているポジティブリスト制度では，規制を必要とする農薬にのみ個別の基準値が定められ，これを超えるものには規制を行うが，リスト外の農薬については規制が及ばない。
6　該当なし

問題29　流通に関する記述として不適当なものを選びなさい。該当するものがない場合は，６を選びなさい。

1　流通とは，生産者によってつくられたモノ（商品，サービス，情報）が，消費者にわたるまでの一連の経済活動全般を指す。

2　生産者が直接消費者に販売する場合を「直接流通」といい，生産者と消費者との間に卸売業者や小売業者が存在する場合を「間接流通」という。

3　生産者と小売業者の間に複数の卸売業者が介在する場合，生産者に近いほうから一次卸，二次卸と呼ぶ。

4　流通を川の流れにたとえて，生産者を「川上」，消費者を「川下」，卸売業者や小売業者を「川中」ということもある。その場合，消費者に対する販売戦略のことは「川下戦略」という。

5　近年では，卸売業の存在意義が問われ，生産者と小売業者が直接取引を行う「卸の中抜き」と呼ばれる流通経路がある。

6　該当なし

問題30　閉鎖的であるとして消費者や外国企業から見直しが迫られている日本的商慣行に関する記述として不適当なものを選びなさい。該当するものがない場合は，６を選びなさい。

1　一店一帳合制とは，メーカーが卸売業者に対し小売業者を指定したり，小売業者に特定の卸売業者以外と取引させないようにしたりすることをいう。

2　派遣店員制度とは，商品の出荷や仕分けを手伝うために，小売店の店員がメーカーに派遣社員として出向させられる制度をいう。

3　リベートとは，メーカーが，自社商品の売上高に応じて，卸売業者や小売業者に正当な売買差益以外に支払う謝礼金のことをいう。

4　販売協力金とは，小売業者がメーカー等に対し，売り場の改装費や広告にかかった費用などを，イベント料，宣伝費などの名目で要求することをいう。

5　抱き合わせ販売とは，売れ筋商品に売れない商品を添付し，両方の商品を買わない限り販売しないことをいう。

6　該当なし

問題31　近年の食マーケットに関する記述として不適当なものを選びなさい。該当するものがない場合は，6を選びなさい。

1　価格の決定権が従来は小売店側にあったものが，メーカー側主導へと変化しており，これは「消費者起点流通」のマーケットトレンドに対応した変化であるといえる。
2　ライフスタイルの変化に伴い，八百屋，魚屋といった「業種」よりも，「どんな売り方をするか」という「業態」が重視されるようになっている。
3　農産物・畜産物・水産物においても，たとえば，南魚沼産コシヒカリや大間マグロなどブランド化が進み，差別化の傾向がみられるようになった。
4　スーパーマーケットはここ数年，出店コストの増加や価格競争などにより，経営環境が厳しい状態になっているところが増えている。
5　コンビニエンスストア業界では，出店が飽和状態になりつつあり，チェーン店同士の淘汰や再編成などが行われているところもある。
6　該当なし

問題32　チェーンストアに関する記述として不適当なものを選びなさい。該当するものがない場合は，6を選びなさい。

1　大手スーパーマーケットなど，単一の資本によって多店舗展開しているチェーン店を，レギュラーチェーンという。
2　ボランタリーチェーンとは，食料品，日用品，衣料品など，業種や業態の異なる企業が合流し，大手の百貨店やスーパーマーケットなどに対抗しようとするチェーン店のことをいう。
3　ボランタリーチェーンの加盟店は，自らがチェーン本部に参画し，経営の中心となることを可能とする。
4　フランチャイズチェーンでは，本部と加盟店をそれぞれフランチャイザー，フランチャイジーと呼び，加盟店は本部に対して，加盟料や経営指導料などを支払う。
5　日本のコンビニエンスストアの多くは，いずれかのフランチャイズチェーンに加盟しているといってよい。
6　該当なし

問題33　次の流通用語に関する記述として不適当なものを選びなさい。該当するものがない場合は，６を選びなさい。

1　製造から販売までの期間短縮や在庫の減少などによって削減されたコストを，販売価格の引き下げなどによって消費者に還元することを「クイックレスポンス」という。

2　POSシステムと連携した，企業間でのオンライン受発注システムのことを「EOSシステム」という。

3　「機会損失（チャンスロス）」とは，品切れや欠品がなければ得られていたはずの売上や利益を失うことをいう。

4　商品の鮮度維持と回転率を高めるため，先に入荷した商品から先に売れるように陳列する方法を「先入先出陳列」という。

5　在庫管理の現場では，商品を注文してから届けられるまでに要する時間を「アイドルタイム」という。

6　該当なし

問題34　物流に関する記述として不適当なものを選びなさい。該当するものがない場合は，６を選びなさい。

1　ロジスティックスとは，輸送だけでなく，在庫計画，保管・包装・荷役等の業務も含め，企業経営における物資の移動について体系的にとらえ，効率的な運営を目指そうとする戦略的な技法である。

2　情報技術の進歩により，消費者が購買した段階で販売データの集計が可能となり，在庫管理や商品政策においてそのデータを活かすことができるようになった。

3　物流は，交通渋滞を招いたり，排気ガスによって大気汚染を悪化させたりするなど，環境にかかわる課題を抱えている。

4　SCM（サプライチェーンマネジメント）とは，原材料調達から最終消費者に商品が至るまでの供給連鎖の全体を，自社だけでなく仕入先や取引先をも含めてコントロールすることをいう。

5　近年，大手小売業界では，物流頻度を少なくして配送費や人件費を抑える「大量一括物流」が主流となっている。

6　該当なし

問題35　**飲食業マネジメントに関する記述として不適当なものを選びなさい。該当するものがない場合は，6を選びなさい。**

1　飲食業マネジメントのポイントとされる「QSC」とは，品ぞろえ，価格，清潔の3つの頭文字をとったものである。

2　メニューメイキングにおける「ABC分析」とは，各商品を売上などの割合でランクづけする方法であり，割合が高い順番にA・B・Cの3つのグループに分け，Cグループをメニュー変更の対象とする。

3　「FLコスト」とは，食材原価と人件費の合計であり，一般的には売上の55～60%程度が理想とされている。

4　損益分岐点は，目標とする利益を上げるためにどれぐらいの売上が必要であるか，また，目標の売上を得るためには経費をどれぐらい投資できるかということを，客観的に判断するための指標となる。

5　市場競争に勝つためのマーケティング活動は，商品（Product），価格（Prise），場所（Place），プロモーション（Promotion）の4つのPを重視して行う。

6　該当なし

問題36　**インフレとデフレに関する記述として適当なものを選びなさい。該当するものがない場合は，6を選びなさい。**

1　消費者の購買力が低下し，買い控えをすることがインフレの最大の要因となる。

2　海外から安い商品が国内に流入し，これに対抗して国産品の価格を下げることによって，インフレの進行に拍車がかかることがある。

3　景気が停滞している状況下で，同時にインフレが起こる現象のことを「デフレスパイラル」という。

4　デフレによって，企業は売上高が減少するため，とくに低収益体質の企業にとっては大きな打撃となる。

5　モノやサービスの価格が継続的に下落すると，一部の企業では経営が圧迫されるものの，消費者としては長期的なデフレが望まれる。

6　該当なし

問題37　日本の食料自給率に関する記述として不適当なものを選びなさい。該当するものがない場合は，６を選びなさい。

1　食料の消費が，国内生産でどの程度まかなえているかを示す指標を食料自給率といい，一般に３種類の方法で算出されている。

2　「供給熱量ベース自給率」は，食料に含まれる熱量を用いて計算した自給率であり，野菜や果物などの生産が的確に反映できるという特徴がある。

3　「生産額ベース自給率」は，食品の価格を用いて計算した食料自給率である。

4　「重量ベース自給率」とは，食料の重さを用いて計算した自給率であり，品目別の自給率はこれによって算出されている。

5　日本で供給される食料の生産から最終消費に至るまでの総量を明らかにしたものが「食料需給表」であり，食料自給率算出の基礎となっている。

6　該当なし

問題38　輸入に関する記述として不適当なものを選びなさい。該当するものがない場合は，６を選びなさい。

1　輸入品に課される関税には，国の財政収入になるほか，国内産業を保護するという目的がある。

2　セーフガードとは，特定の品目の輸入が急増して国内産業に重大な損害を与え，または与えるおそれがある場合にとられる緊急輸入制限措置のことである。

3　輸入割当制度とは，輸入数量の増加によって国内産業が損害を被ることを防ぐため，特定品目の輸入数量を割り当てる制度をいう。

4　ミニマムアクセスとは，国内消費量に比べて輸入の割合が低い品目について最低限の輸入機会を設ける制度であり，最低限輸入義務などと訳される。

5　特恵関税制度とは，開発途上国から輸入される一定の産品に対し，一般の関税率よりも低い税率を適用する制度をいう。

6　該当なし

問題39　食品衛生法に関する記述として不適当なものを選びなさい。該当するものがない場合は，6を選びなさい。

1　栄養の改善など，健康増進を図るための措置を講じることにより，国民保健の向上を図ることを目的とした法律である。

2　食品の安全性を確保するために，公衆衛生の見地から必要な規制を行い，飲食に起因する衛生上の危害の発生を防止するとしている。

3　国民の健康の保護のため，食品，添加物，容器包装などの規格基準の策定のほか，規格基準に適合しない食品等の製造販売の禁止，農薬の残留規制の強化なども対象としている。

4　乳幼児が接触することにより，その健康を損なうおそれがあるものとして指定された玩具（おもちゃ）についても基準を設けている。

5　従来は，食中毒予防などの見地から販売用の食品と添加物の表示に関する基準を定めていたが，食品の表示に関する規定は食品表示法に移管された。

6　該当なし

問題40　リユースに関する記述として適当なものを選びなさい。該当するものがない場合は，6を選びなさい

1　ペットボトルを細かく砕いて繊維製品の原材料とするなど，廃棄物を資源として再生利用することをいう。

2　壊れたものを修理して長く使う，買い物袋を持参してレジ袋を使わないようにするなど，廃棄物の発生を抑制することをいう。

3　メーカーに回収されて何度も使われるリターナブルびんのように，使用済み製品を原型のまま繰り返し使用することをいう。

4　環境と共存しながら，健康的で無理のない生活を追求するライフスタイルのことをいう。

5　生ゴミなどの有機性廃棄物を原料として堆肥などをつくること，またはそのための装置をいう。

6　該当なし

問題41　食品リサイクル法に関する記述として不適当なものを選びなさい。該当するものがない場合は，６を選びなさい。

1　食品廃棄物等の発生を抑制するとともに，食品循環資源の再生利用を促進することによって，環境への負荷を軽減しながら持続的な発展ができる循環型社会の構築を目指している。

2　食品廃棄物等とは，製造・調理過程で生じる加工残さで食用に供することができないもの，食品の流通過程または消費段階で生じる売れ残り，食べ残しなどをいう。

3　食品関連事業者が自ら，または再生利用事業者に委託して再生利用等の目標を達成する責務を負う。

4　食品関連事業者には，食品の製造・加工業者のほか，飲食店など食事の提供を伴う事業者，家庭で調理を行う者などが含まれる。

5　食品廃棄物等の発生抑制，再生利用および減量などについて，基準に従った取り組みを行うことを定めている。

6　該当なし

問題42　悪質商法に関する記述として適当なものを選びなさい。該当するものがない場合は，６を選びなさい。

1　路上でアンケート調査などと称して近づき，喫茶店や営業所に連れ込んで契約をさせる手口を「アポイントメントセールス」という。

2　制服らしきものを着用し，官公署や大手メーカーなどから来たように勘違いさせて商品を売りつける手口を「SF商法」という。

3　商品を購入させ，買い手が増えるごとに手数料が入ると言って商品の買い手を探させ，次々と人を引き込む手口を「かたり商法」という。

4　会場に人を集め，買わないと損をするような雰囲気をつくり，契約をさせる手口を「マルチ商法」という。

5　商品を勝手に送りつけ，断らなければ購入を承諾したものとみなして代金を請求するという手口を「ネガティブオプション」という。

6　該当なし

記述問題

A　内臓脂肪型肥満に加えて，高血圧，脂質異常，高血糖のうち，いずれか２つ以上を合併した状態を何というか。カタカナ12文字で答えなさい。

B　たんぱく質そのものを英語で何というかカタカナ５文字で答えなさい。

C　「身土不二」や「土産土法」の考え方とも結びつく，「地域で生産されたものはその地域で消費する」ことを意味する四字熟語を何というか漢字４文字で答えなさい。

D　長寿の祝い（賀寿）のうち，数え年88歳のお祝いを何というか漢字２文字で答えなさい。

E　健康の維持増進に役立つという機能性を表示できる食品の１つであり，国の審査および消費者庁長官の許可によって，「おなかの調子を整えるのに役立つ」「コレステロールの吸収を抑える」などといった表示ができる食品のことを何というか漢字７文字で答えなさい。

F　加工食品には「原材料名」の表示が義務づけられているが，この中には，たとえば「煮物」のように，それ自体が２種類以上の原材料からできているものもある。この「煮物」のような原材料のことを何というか漢字５文字で答えなさい。

G　食品の保存方法のうち，食塩の脱水作用を利用して腐敗細菌の発育を抑える方法を何というか。漢字３文字で答えなさい。

H　次の特徴を持つ食中毒菌を何というか５文字で答えなさい。

- 毒素型の細菌性食中毒菌であり，おう吐型と下痢型に分けられる
- 芽胞を形成するため，加熱や乾燥に強い抵抗性を示す

I　1990年代，アメリカのスーパーマーケット業界が外食産業に対抗するために打ち出したマーケティング戦略であり，食に関するあらゆる問題点について解決策を提案していく手法を何というかカタカナ10文字で答えなさい。

J　デパートの地下階にある食品売り場などを充実させることにより，そこから上の階へも顧客を呼び込むことが期待できることを何というか。漢字4文字で答えなさい。

K　つぎの数値条件を基にした粗利益率（%）を求めなさい。
　＊「%（パーセント）」まで解答すること
●売価（売上高）　100,000円
●売上原価（仕入原価）　55,000円

L　法律や社会のルールを守って企業活動を行う「法令遵守」を意味し，食品の偽装表示事件などが相次ぐなかで，その重要性が再認識された語句を何というかカタカナ8文字で答えなさい。

M　あらかじめ商品の価格に容器代を上乗せしておき，消費者が容器を店舗などに返却した時点で，その容器代を返却するというシステムのことを「○○制」という。この○○に入る言葉をカタカナ5文字で答えなさい。

予想模擬試験〈第２回〉

問題１　栄養素に関する記述として不適当なものを選びなさい。該当するものがない場合は，６を選びなさい。

1　炭水化物は，糖質と食物繊維で構成されており，糖質の最小単位を単糖といい，10個以上の多数の単糖が結合したものを多糖という。

2　糖質は，即効性のあるエネルギー源であるが，摂取後すぐに使われない糖質は，肝臓などでグリコーゲンや脂肪として蓄えられる。

3　脂質を構成する脂肪酸は，飽和脂肪酸と不飽和脂肪酸に分類され，前者は動物の脂，後者は植物の油に多く含まれている。

4　LDLコレステロールを減らすとされるオレイン酸や，動脈硬化の予防に効果があるとされるEPA，認知症予防に効果があるとされるDHAは，いずれも飽和脂肪酸に分類される。

5　脂質が不足すると，疲労しやすくなるだけでなく，ウイルスや細菌などからからだを守る抵抗力が低下する。

6　該当なし

問題２　食物繊維に関する記述として不適当なものを選びなさい。該当するものがない場合は，６を選びなさい。

1　食物繊維は，人の消化酵素では消化できない難消化性成分である。

2　水溶性の食物繊維は，ブドウ糖の吸収を遅らせたりコレステロールの排出を促進する効果があり，糖尿病，高血圧の予防が期待できる。

3　水に溶けない不溶性の食物繊維は，便通をよくし，便秘を防ぎ，大腸がんの予防に効果的である。

4　食物繊維のサプリメントなどによる過剰摂取は，下痢や軟便，ミネラルの吸収阻害などを起こすことがある。

5　食物繊維は，エネルギー源やからだの構成成分になることもわかってきたため，５大栄養素に次ぐ第６の栄養素と呼ばれている。

6　該当なし

問題３　ビタミンに関する記述として不適当なものを選びなさい。該当するものがない場合は，６を選びなさい。

1　ビタミンB群およびビタミンCは水溶性ビタミンであり，必要な量以外は尿と一緒に体外に排せつされる特性がある。

2　ビタミンCは，新鮮な果実や緑黄色野菜に多く含まれ，コラーゲンの生成を助け，血管を丈夫にしたり皮膚のハリを保ったりする。

3　ビタミンKには血液を凝固させる作用があり，欠乏すると，出血が止まりにくくなるという特性がある。

4　ビタミンAは，レバーや緑黄色野菜などに多く含まれ，発育を促進したり，視力や目の角膜を正常に保ったりする。

5　ビタミンDは，「若返りビタミン」といわれるように，がんや老化を防ぐ作用が期待できる。

6　該当なし

問題４　ミネラルに関する記述として不適当なものを選びなさい。該当するものがない場合は，６を選びなさい。

1　ナトリウムは，細胞の浸透圧を維持するなど重要な働きをするが，過剰摂取は高血圧を招き，腎臓障害を引き起こすこともある。

2　日本人は鉄が不足しがちであり，鉄の欠乏によって貧血を起こしやすい。

3　リンは，加工食品に含まれる食品添加物に使用されていることが多いため，現代人の食生活では過剰摂取気味であるといわれている。

4　カルシウムには，血圧を正常に保つ，筋肉の働きをよくする，腎臓の老廃物の排せつを促すといった特性がある。

5　亜鉛はコラーゲンの合成に関わるほか，味覚や嗅覚を正常に保つ作用があり，亜鉛が欠乏すると味覚神経への伝達が停滞し，味覚異常を引き起こすことがある。

6　該当なし

問題5　消化と吸収に関する記述として不適当なものを選びなさい。該当するものがない場合は，6を選びなさい。

1　消化液中の酵素の働きによって分解することを化学的消化といい，腸内細菌の働きによって分解することを生物学的消化という。

2　十二指腸で消化される段階で，たんぱく質はアミノ酸，糖質はブドウ糖，脂質は脂肪酸やグリセリンなどに分解される。

3　アミノ酸と脂肪酸は血管に入って肝臓へ送られ，ブドウ糖とグリセリンはリンパ管に入って全身へと送られる。

4　肉，レバーなどに多く含まれるヘム鉄は，野菜などに多く含まれる非ヘム鉄と比べて，吸収率が高い。

5　カルシウムの吸収率は，乳製品の場合は約40～50%，小魚の場合は約30%とされている。

6　該当なし

問題6　運動に関する記述として不適当なものを選びなさい。該当するものがない場合は，6を選びなさい。

1　運動には，ストレスを発散させ，免疫力を高める効果がある。

2　一般に運動の効果は，運動後72時間しかもたないため，いったん効果が失われると，0（ゼロ）からの出発であるといわれている。

3　無酸素性運動では，主に糖質を分解してエネルギーを生み出す。

4　有酸素性運動では，主に体脂肪を燃焼することでエネルギーを生み出す。

5　有酸素性運動の例として，ウォーキングや筋力トレーニングなどが挙げられる。

6　該当なし

問題７　糖尿病に関する記述として適当なものを選びなさい。該当するものがない場合は，６を選びなさい。

1　網膜症，腎症，神経障害は，糖尿病の３大合併症とされている。

2　血糖値を上げるインスリンというホルモンの作用が，糖尿病の主な原因である。

3　かつては成人病と呼ばれていた病気の１つであり，現在も子どもの発症例はほとんど確認されていない。

4　初期段階から自覚症状の出る病気であるが，治療法は食事療法しかない。

5　糖尿病の予防法としては，普段から糖質の摂取量をできる限り制限することが重要である。

6　該当なし

問題８　次の記述のうち適当なものを選びなさい。該当するものがない場合は，６を選びなさい。

1　たけのこ，菜の花は春，きゅうり，なすは夏，まつたけ，栗は秋，はくさい，冬瓜は冬が「旬」の食材である。

2　輸送や保存方法の発達などにより，一年中どの季節でも食べられ，旬を感じさせない食材を，「時知らず」という。

3　外側の器にお湯を入れ，その内側に食材を入れた小さな器を入れて，中の食材を間接的に温める調理方法を「湯びき」という。

4　青菜は，緑色色素を失わないよう，蓋をしたうえで，高温・短時間でゆでる。

5　煮汁が少しだけ残るくらいまで，だし汁，しょうゆ，みりん，砂糖などによって味と色が染み込むまで時間をかけて煮ることを「煮こごり」という。

6　該当なし

問題9　次のうち「甘茶」に深く関連する年中行事として適当なものを選びなさい。該当するものがない場合は，6を選びなさい。

1　鏡開き
2　春彼岸
3　灌仏会
4　盂蘭盆
5　新嘗祭
6　該当なし

問題10　次のうち，各国の代表的な料理として不適当なものを選びなさい。該当するものがない場合は，6を選びなさい。

1　フランス……フォアグラ，トリュフ，ブイヤベース
2　イギリス……フィッシュアンドチップス，ローストビーフ
3　ロシア………ビーフストロガノフ，ボルシチ
4　タイ…………トムヤムクン，グリーンカレー
5　インド………タンドリーチキン，マサラティー
6　該当なし

問題11　食事のマナーに関する記述として不適当なものを選びなさい。該当するものがない場合は，６を選びなさい。

1　いすに座る際は，男女を問わず，いすの左側から入ることが基本であり，女性同伴の場合は，必ず女性が先に座るようにする。

2　日本間における席次は，「床の間」のある部屋の場合，掛け軸を正面に見る席が上座となる。

3　中国料理の円卓の場合は，一般に入口から最も遠い席が上座となり，次いで上座に座る人の右手前，左手前というように交互に席次が決まる。

4　食事は，自分だけ極端に早すぎず，また遅すぎず，同席者に合わせたペースで食べるようにする。

5　西洋料理の場合，ナプキンは膝の上に置き，中座するときは軽くたたんでいすの上に置き，食事が終わったら軽くたたんでテーブルの上に置くようにする。

6　該当なし

問題12　食器に関する記述として不適当なものを選びなさい。該当するものがない場合は，６を選びなさい。

1　漆器は「塗り物」とも呼ばれ，重箱や椀，膳，盆などに用いられる。代表的なものとして，輪島塗（石川），会津塗（福島）などがある。

2　陶器は，粘土を主な原料とし，吸水性がある素地にうわぐすりを塗って焼く。磁器に比べると焼成温度が低く，強度が落ちるものもある。

3　磁器は，高温で焼くため薄手で強度があり，たたくと金属音がする。代表的なものとして，備前焼（岡山），信楽焼（滋賀）などがある。

4「切子」と呼ばれる日本のガラス食器は，江戸切子（東京），薩摩切子（鹿児島）が有名である。

5　竹細工には，ざるやかご，箸置きなどがあり，伝統工芸品としても伝えられている。

6　該当なし

問題13　次の郷土料理とその産地の組み合わせとして不適当なものを選びなさい。該当するものがない場合は，6を選びなさい。

1　いも煮 ……………… 山形県
2　ほうとう …………… 栃木県
3　ひつまぶし ………… 愛知県
4　皿鉢料理 …………… 高知県
5　辛子れんこん ……… 熊本県
6　該当なし

問題14　食べ物にまつわる四字熟語で「他人に恩恵を施すこと」を意味する言葉として適当なものを選びなさい。該当するものがない場合は，6を選びなさい。

1　粗衣粗食
2　悪意悪食
3　不時不食
4　無為徒食
5　牛飲馬食
6　該当なし

問題15　加工食品に関する記述として不適当なものを選びなさい。該当するものがない場合は，6を選びなさい。

1　食品加工には，食べやすくする，安全性を確保する，保存性を高める，輸送を可能にする，付加価値を高めるなどの目的がある。
2　粉砕，洗浄，混合，分離，乾燥，加熱，凍結，燻煙などによる加工を物理的加工といい，加水分解，中和，酸化などの化学変化を利用した加工を化学的加工という。
3　生物的加工には，カビ（麹カビ，青カビなど），酵母（ビール酵母，ブドウ酒酵母など），細菌類（納豆菌，乳酸菌など）を利用したものがある。
4　調理済みの食品を密封して，加圧加熱殺菌装置の中で高圧加熱殺菌した食品のことを，真空調理食品という。
5　無菌充填包装食品とは，殺菌にした食品を，無菌の包装・容器の中に，無菌環境のもとで充填包装したものをいう。
6　該当なし

問題 16　加工食品の食品表示に関する記述として不適当なものを選びなさい。該当するものがない場合は，６を選びなさい。

1　別の場所で製造された加工食品を仕入れ，それを調理してその場で飲食させる場合は，食品表示の適用外となる。

2　表示事項は，容器包装を開けなくても容易に見ることができるように，その容器包装の見やすい箇所に表示する。

3　期限の表示（消費期限，賞味期限）は，すべての加工食品に対して義務づけられており，これを省略することは認められていない。

4　複合原材料の原材料が３種類以上ある場合，重量の占める割合が３位以下であって，かつ，その割合が５％未満である原材料については，「その他」と表示することができる。

5　納豆や豆腐などで「国産大豆使用」とだけ表示されている場合は，その使用されている大豆は100％国産であると考えてよい。

6　該当なし

問題 17　次の記述のうち不適当なものを選びなさい。該当するものがない場合は，６を選びなさい。

1　生乳，牛乳または乳製品を主原料とし，これに鉄分，カルシウム，ビタミンなどの栄養分，またはコーヒーや果汁などを加えたものを加工乳という。

2　容器包装やパック詰めされた玄米および精米の場合，食品表示として「玄米」，「精米」といった名称のほかに，製品の原料として使用される玄米（原料玄米）の産地，品種，産年などを表示する。

3　食物アレルギーの原因となる特定原材料は，容器包装へのアレルギー表示が義務づけられているが，特定原材料に準ずるものについては，義務づけではなく，表示推奨品目とされている。

4　保健機能食品とは，一定の条件を満たした健康食品であり，栄養機能食品，特定保健用食品，機能性表示食品の３種類がある。

5　有機農産物とは，一定の年数以上，化学肥料や化学合成農薬を使用することなく，堆肥などで土づくりをした農地で栽培された農産物をいう。

6　該当なし

問題18　生鮮食品（水産物）の食品表示として不適当なものを選びなさい。該当するものがない場合は，6を選びなさい。

1　カツオ　小名浜港
2　天然アユ　四万十川
3　ミナミマグロ　解凍　オーストラリア（南インド洋）
4　マサバ　福島県沖　鹿島沖
5　養殖　ウナギ　浜松市
6　該当なし

問題19　畜産物の食品表示に関する記述として不適当なものを選びなさい。該当するものがない場合は，6を選びなさい。

1　同じ種類の食肉であって複数の原産地のものを混合したものについては，その製品に占める重量の割合が高いものから順に，すべての原産地名を表示する。
2　輸入品の原産地がアメリカ合衆国である場合には，原産国名の表示を「アメリカ産」「米国産」とする代わりに，「USA」「US」と表示することができる。
3　外国で12か月飼養した牛を生体輸入して，A県で10か月，さらにB県で8か月それぞれ飼養し，これにより生産した牛肉については，原産地表示を「国産」または「A県産」とすることができる。
4　「和牛」とは，日本国内で出生し，飼養された黒毛和種，褐毛和種，無角和種，日本短角種の4つの品種とそれらの品種間の交配による交雑種の総称であり，これをもって「原産地」の表示とすることはできない。
5　「SPF豚」とは，指定された特定の病原体を持っていないことが証明された豚のことであり，特別な品種の豚というわけではない。
6　該当なし

問題20　遺伝子組換え表示に関する記述として不適当なものを選びなさい。該当するものがない場合は，６を選びなさい。

1　遺伝子組換え表示は，飲食店などで調理し，その場で提供するものについては不要とされている。

2　加工食品の場合，主な原材料（重量の割合が上位３位以内で，かつ全体に占める割合が５％以上のもの）についてのみ表示が義務づけられている。

3　容器包装の表示可能面積がおおむね30㎠以下の場合，その食品についての遺伝子組換え表示を省略することができる。

4　遺伝子組換え表示が義務づけられている作物を原材料とする加工食品であっても，しょうゆ，大豆油，綿実油，菜種油などは表示不要とされている。

5　食品添加物については，遺伝子組換え表示が義務づけられていない。

6　該当なし

問題21　食品添加物に関する記述として不適当なものを選びなさい。該当するものがない場合は，６を選びなさい。

1　加工食品に使用された食品添加物は，重量の割合が高いものから順に，すべて表示する必要がある。

2　食品添加物には，化学的な物質だけでなく，自然界に存在している動植物から抽出された天然の物質も含まれる。

3　食品添加物には，食品の栄養価を高めるために使用されるものもあり，その代表としてアミノ酸類，ビタミン類が挙げられる。

4　食品添加物である保存料とは，食品の腐敗などの原因となる微生物の増殖を抑制し保存性を高めるものであり，微生物を殺すことを目的とした殺菌剤とは異なる。

5　キャリーオーバーとは，食品の原材料の製造・加工の過程において使用された添加物が，ごく微量残存したものをいう。

6　該当なし

問題22　食中毒に関する記述として不適当なものを選びなさい。該当するものがない場合は，６を選びなさい。

1　食中毒は，原因物質が付着した飲食物やその付着した容器などが原因となって引き起こされる急性の健康被害である。

2　食中毒は，一般には「食あたり」とも呼ばれ，栄養素の摂取不足や過剰摂取による栄養不良の状態もこれに含まれる。

3　一般的な食中毒の症状として，風邪に似た頭痛，発熱のほか，腹痛や下痢，おう吐などの胃腸障害が挙げられる。

4　日本は初夏から初秋にかけて高温多湿であり，食中毒の原因となる細菌の増殖に最適な環境となるため，細菌性食中毒は６～10月ごろに多発する。

5　ノロウイルスを原因とする食中毒は12～１月ごろに多発することから，食中毒予防のためには高温多湿の時期だけでなく，年間を通した対策が求められる。

6　該当なし

問題23　カンピロバクターに関する記述として適当なものを選びなさい。該当するものがない場合は，６を選びなさい。

1　家禽（鶏）や家畜（牛・豚）の腸管内に生息するが，乾燥に弱く，また，熱にも弱いため，十分な加熱調理が予防法として有効である。

2　アーモンド，ピスタチオ，香辛料などからも汚染事例が報告されているアフラトキシンと呼ばれる毒素によって，健康被害をもたらす。

3　ソーセージやハム，または肉類の缶詰といった気密性の高い容器の中で増殖し，毒素を産生して食中毒を起こす。

4　食肉（牛レバー刺し，鶏肉）や鶏卵が主な原因となり，とくに鶏卵の場合，殻はもちろん中身まで汚染するため，生食に注意する。

5　生鮮魚介類とその加工品が主な原因となる。塩分を好み，海水程度の濃度３％前後でよく増殖し，ほかの細菌と比べても増殖速度が速い。

6　該当なし

問題24　食中毒の予防に関する記述として不適当なものを選びなさい。該当するものがない場合は，６を選びなさい。

1　ラップや包装されている野菜やカット野菜であっても，調理の際はよく洗ってから使用する。

2　肉や魚のドリップが，果物やサラダなど生で食べる食品や調理済みの食品にかからないようにする。

3　人の化膿創などに存在する黄色ブドウ球菌は，加熱によって細菌が死滅しても，残った毒素が食中毒を引き起こすことがあるため，手指などに傷があるときは，食材に直接触れないようにする。

4　調理された食品は速やかに食用に供し，残った食品は冷蔵庫に保管する，もしくは，時間が経ちすぎた場合は処分するという判断も必要となる。

5　生で食べる果物や野菜などはなるべく手早く調理するべきなので，生の肉や魚を切ったあとの包丁やまな板であっても，そのまま洗わずに引き続き使用する。

6　該当なし

問題25　殺菌と消毒に関する記述として不適当なものを選びなさい。該当するものがない場合は，６を選びなさい。

1　殺菌とは，有害微生物を死滅させることであり，加熱または煮沸による殺菌，次亜塩素酸ナトリウム，逆性石鹸，さらし粉などの薬剤による殺菌のほか，紫外線や超音波などによる殺菌方法がある。

2　パスチャライズと呼ばれる低温長時間殺菌による牛乳には消費期限が示されるが，超高温短時間殺菌によって無菌の状態で充填されるロングライフ（LL）牛乳は，室温で約３か月間保存できる。

3　消毒とは，有害微生物を死滅または減少させ，感染力のない安全な状態にすることであり，煮沸消毒，日光消毒，アルコール消毒などがある。

4　消毒剤としてのアルコールは，低濃度の水溶液でも，病原微生物やカビ，ウイルスに効果があるが，芽胞細菌には効果がない。

5　洗浄は衛生管理の基本とされており，食品衛生法では，食品添加物と同様に，食品，飲食器の洗浄に使用する洗浄剤の成分規格について定めている。

6　該当なし

問題26　食品の化学変化である「熟成」に関する記述として適当なものを選びなさい。該当するものがない場合は，６を選びなさい。

1　たんぱく質や糖質などの有機物質が微生物の作用により分解され，悪臭や有害な物質を生じている状態

2　炭水化物や脂肪が，繁殖した微生物の作用によって劣化した状態

3　食品中の有機物質が微生物の作用によって分解され，有益な化合物へと変化した状態

4　温度や湿度，時間などの外的環境によって，食品のうま味や風味が増している状態

5　油脂などが熱や光の作用によって酸化または分解された状態

6　該当なし

問題27　衛生管理の手法である「HACCPシステム」に関する記述として不適当なものを選びなさい。該当するものがない場合は，６を選びなさい。

1　最終製品の抜き取り検査を実施し，問題があることがわかった場合に出荷の差し止め，あるいは製品の回収を行うという手法である。

2　2020（令和２）年６月より，すべての食品等事業者にHACCPの導入が義務づけられている。

3　HACCPの導入によって，管理事項が明確化され，食品の安全性が向上する，衛生管理の意識が高まる，製品の競争力が強化されるといった効果が得られる。

4　NASA（アメリカ航空宇宙局）が宇宙食の安全性を追求するために考案した手法であるが，日本語では「危害分析重要管理点」と訳され，HAが「危害分析」，CCPが「重要管理点」を意味する。

5　生物学的危害（病原微生物，ウイルスなど），化学的危害（農薬，添加物など），物理的危害（金属片のような異物の混入など）の３つの観点から危害を分析する。

6　該当なし

問題28　遺伝子組換え食品に関する記述として不適当なものを選びなさい。該当するものがない場合は，６を選びなさい。

1　遺伝子組換え技術は，農産物を除草剤に対して枯れにくくしたり，害虫に食われにくくしたり，日持ちをよくしたりすることなどを目的として開発された。

2　除草剤に対して耐性を持たせることによって，その作物以外の雑草だけを効果的に駆除できるようになるため，農薬散布の回数を減らせるといったメリットが生まれる。

3　低温や乾燥などの不良環境でも生育できる農産物の開発によって，食料問題の解決に貢献することが期待できる。

4　遺伝子組換え食品を摂取した場合，その遺伝子が消化・吸収されることにより，遺伝子情報が体内に伝わってしまう可能性がある。

5　「特定の害虫を殺すとされている農産物が，益虫などほかの生物をも殺してしまうのではないか」といった，生態系への悪影響を懸念する声が，一般に根強く残っている。

6　該当なし

問題29　流通に関する記述として不適当なものを選びなさい。該当するものがない場合は，６を選びなさい。

1　流通の基本的役割は，生産者と消費者の間の人的・空間的・時間的な隔たりを埋めることであり，保管・仕分け・輸送などの物流機能，売買などによって取り引きする商流機能などを果たす。

2　多数の卸売業者を経由するなど，日本の流通構造は多段階にわたることが問題点とされてきた。

3　近年，大型食品スーパーなど小売業の現場では，メーカー別ではなく，生活提案型の売り場づくりが推進されるようになっている。

4　生産者と消費者が直接的に行う取引（直接流通）として，インターネットのウェブサイトを活用した通信販売が急速に発展している。

5　最近は，メーカーがその支配力を背景として，自社商品の販売強化や価格維持の手段として，卸売業者と小売業者を系列化していく傾向が強まっている。

6　該当なし

問題30　日本的商慣行の1つである「建値」に関する記述として適当なものを選びなさい。該当するものがない場合は，6を選びなさい。

1　小売業者が，店舗で販売する特売品について低めに設定した価格
2　メーカーが，自社製品について設定した販売参考小売価格
3　メーカーが，卸売業者や小売業者に対してあらかじめ設定した価格
4　メーカーが，制度価格の安定を図るため，一定の取引数量について設定した価格
5　卸売業者や小売業者が，独自の判断で決められる価格
6　該当なし

問題31　フランチャイズチェーンに関する記述として不適当なものを選びなさい。該当するものがない場合は，6を選びなさい。

1　フランチャイズチェーンとは，本部企業が加盟店を募集し，一定の地域内での商標等の使用と営業の権利を認めて商品を供給する形態をいう。
2　加盟店は，未経験者であっても，本部からの情報提供やノウハウの指導によって新規出店ができるというメリットがある。
3　加盟店は本部企業から資本的に独立しているが，統一の店舗運営を行うため，店舗設備や品ぞろえ，価格などについては本部の統制下に置かれる。
4　加盟店が本部企業に支払う加盟料をイニシャルフィー，経営指導料をロイヤリティーと呼ぶ。
5　フランチャイズ展開は，コンビニエンスストア，ファストフードをはじめとする外食産業，フィットネスクラブ，不動産販売，学習塾などで行われている。
6　該当なし

問題32　**さまざまな商品に関する記述として適当なものを選びなさい。該当するものがない場合は，６を選びなさい。**

1　「目玉商品」とは，コーヒーと砂糖のように，両方が一緒に売れる可能性のある商品のことをいう。

2　「日配品」とは，商品陳列棚の両端に位置する，顧客の目にとまりやすい場所に陳列された商品のことをいう。

3　「エンド商品」とは，発注や配送のミスなどによって，予定していた数量が取りそろえられていない商品のことをいう。

4　「欠品」とは，販売計画よりも極端に売れず，今後は販売を中止にすると判断された商品のことをいう。

5　「死に筋商品」とは，バターとマーガリンのように，どちらか一方が売れれば他方は売れない可能性がある商品のことをいう。

6　該当なし

問題33　**ジャストインタイム物流に関する記述として不適当なものを選びなさい。該当するものがない場合は，６を選びなさい。**

1　トヨタ自動車が部品調達の効率化を図るために開発した「かんばん方式」と呼ばれる手法を物流に応用したものである。

2　「必要なものを，必要なときに，必要なだけ」供給するシステムであり，多品種・小口・多頻度の物流を可能にする。

3　コンビニエンスストアを中心とした大手小売業者の多くは，納入業者との間で「ジャストインタイム物流」を導入している。

4　商品の在庫負担は少なくなるものの，品薄や欠品の危険が高くなるというデメリットがある。

5　大手小売業者が納入業者にジャストインタイム物流を要求することは，在庫コストの押しつけにつながる可能性もある。

6　該当なし

問題34　次の記述のうち不適当なものを選びなさい。該当するものがない場合は，6を選びなさい。

1　かつては家族が同じ時間に一緒に食事をすることが一般的であったが，少子高齢化の進行や単身者世帯の増加などにより，家族そろって食事をする機会が減っている。

2　一人きりで食事することを孤食といい，核家族で共働きが当たり前となった現在，孤食する子どもが増えている。

3　家族がそろっていても，一人ひとりが異なる内容の食事をとることを個食という。

4　食事を抜くことを欠食といい，規則正しい食事が難しくなっていることのほか，ダイエット志向などもその要因とされている。

5　近年，コンビニエンスストアでは，揚げ物や和え物といった総菜類を強化するなど，外食市場への参入が積極化している。

6　該当なし

問題35　次の数値条件を基にした「売上高」と「客単価」の組み合わせとして適当なものを選びなさい。該当するものがない場合は，6を選びなさい。

●販売個数 ……………………… 180個
●客数 ………………………… 60人
●1品当たりの平均単価 …… 1,200円

	売上高	客単価
1	72,000円	2,400円
2	72,000円	3,600円
3	144,000円	3,600円
4	216,000円	2,400円
5	216,000円	3,600円
6	該当なし	

問題36　税金に関する記述として適当なものを選びなさい。該当するものがない場合は，６を選びなさい。

1　税金は，国に納める「国税」と，都道府県または市区町村に納める「地方税」に大別され，所得税と法人税は「国税」，相続税と贈与税は「地方税」に含まれる。

2　所得税や法人税は直接税であるが，間接税には消費税，たばこ税，酒税のほか，収入印紙や郵便切手なども含まれる。

3　国内において，事業者が事業として対価を得て行う資産の譲渡等はすべて消費税の課税対象とされており，社会福祉事業等によるサービスや出産費用などにも消費税がかかる。

4　納税者自らが，その年１年間に生じた所得とそれに対する所得税額を計算して申告し，納税すべき税額を確定する手続きを「年末調整」という。

5　「源泉徴収」とは，所得が発生する段階で一定税率の所得税を差し引いてから支払うことをいい，一般には「天引き」と呼ばれている。

6　該当なし

問題37　次の記述のうち不適当なものを選びなさい。該当するものがない場合は，6を選びなさい。

1　企業活動における「サステナビリティ」とは，経済的な側面だけでなく，環境問題に対する取り組みや社会貢献活動といった社会的な側面も含めて，継続性ある活動を行おうとする考え方を指す。

2　環境保護のため，壊れた製品をすぐに廃棄せず，修理して使用したり，衣服や家具などをリメイクしたりする取り組みを，リフューズという。

3　SPA（Speciality Store Retailer of Private Label Apparel）とは，自社で商品開発から製造・販売を行う「製造小売業」のことであり，顧客ニーズの的確な把握，低価格での製造といったメリットがある。

4　FSP（Frequent Shopper Program）は，顧客に対し，購買金額に応じてポイントや割引クーポンなどの特典プログラムを提供するシステムである。

5　フードマイレージの考え方では，輸入相手国からの食料輸入量と，その国から日本までの輸送距離を掛け合わせ，その値が大きいほど地球環境への負荷が大きいとされる。

6　該当なし

問題38　外国為替に関する記述として適当なものを選びなさい。該当するものがない場合は，6を選びなさい。

1　ドルを円に換える動きが活発化すると，円売り・ドル買いが進む。

2　1ドル＝99円から1円だけ円高が進むと，1ドル＝100円になる。

3　円安が進むと，輸出業者は利益が減ってしまう。

4　円高のとき，一般的には輸入食品の商品価格は上がる。

5　国内の「産業の空洞化」は一般に，強い円安のときに起こりやすい。

6　該当なし

問題39　食生活に関連する法律に関する記述として不適当なものを選びなさい。該当するものがない場合は，６を選びなさい。

1　「食品安全基本法」は，食品の安全性確保に関する施策を総合的に推進するための法律であり，基本理念や施策策定の基本方針を定めるほか，国・地方公共団体・食品関連事業者の責務，消費者の役割などについて規定している。

2　「食育基本法」は，食品の安全性確保のために公衆衛生の見地から必要な規制を行うことにより，飲食によって起こる危害の発生を防止する法律である。

3　「JAS法」は，飲食料品や農林物資が一定の品質または特別な生産方法で作られていることなどを保証する規格制度を定め，この規格を制定し普及させることによって，品質の改善，生産の合理化，取引の単純公正化などを図っている。

4　「景品表示法」は，不当な景品類や表示による顧客の誘引を防止するため，一般消費者による自主的で合理的な選択を阻害するおそれのある行為を規制するための法律である。

5　「食品リサイクル法」は，食品循環資源の再生利用，熱回収および食品廃棄物等の発生の抑制，減量に関して基本的な事項を定めるとともに，食品関連事業者による食品循環資源の再生利用を促進するための措置について定めた法律である。

6　該当なし

問題40　企業による組織ぐるみの違法行為や，経営者に権限が集中することで生じる弊害などを監視し，阻止することによって，企業を健全に運営していくことを意味する語句として適当なものを選びなさい。該当するものがない場合は，６を選びなさい。

1　コーポレートガバナンス

2　サステナビリティ

3　コンプライアンス

4　ナレッジマネジメント

5　リストラクチャリング

6　該当なし

問題41　容器包装リサイクル法に関する記述として不適当なものを選びなさい。該当するものがない場合は，6を選びなさい

1　容器包装廃棄物のリサイクルシステムの構築を目的として制定された法律である。

2　手紙やダイレクトメールを入れた封筒，音楽用CDのプラスチックケースなど，すべての容器および包装が対象となる。

3　消費者は分別排出，市町村は分別収集，そして事業者は再商品化というように，3者による役割分担を義務づけている。

4　事業者には，容器の製造業者だけでなく，容器包装を用いて中身の商品を販売する事業者も含まれる。

5　アルミ缶，スチール缶，紙パック，段ボールについては，分別収集の対象にはなるが，再商品化義務の対象とはされていない。

6　該当なし

問題42　消費者保護に関する記述として不適当なものを選びなさい。該当するものがない場合は，6を選びなさい。

1　特定商取引法は，訪問販売，通信販売，電話勧誘販売，訪問購入といった特定商取引における違法・悪質な勧誘行為等を規制することによって，消費者の利益を保護する法律である。

2　クーリング・オフの制度を利用すれば，消費者は，原則として理由を問わず，契約書を交付された日を含めて8日間以内（マルチ商法などは20日間以内）であれば契約を解除できる。

3　製造物責任法（PL法）によれば，製造物の「欠陥」によって人の生命，身体または財産に被害が生じたことを証明すれば，被害者は製造業者に対して損害賠償を求めることができる。

4　製造物責任法（PL法）の対象とされる食品には，加工食品だけでなく，生鮮食品（農産物，畜産物，水産物）も含まれる。

5　新聞，雑誌，書籍，音楽ソフトを対象として，メーカーが卸売価格と小売価格を定め，これを流通業者に守らせる再販売価格維持制度は，自由競争原理に反するとして廃止が求められている。

6　該当なし

記述問題

A　たんぱく質を構成する物質のうち，バリン，ロイシン，イソロイシンなど，人間の体内で合成することができないため，食物から摂取しなければならないものを何というか６文字で答えなさい。

B　植物油に水素を添加する過程で発生する物質であり，マーガリンやショートニングのほか，これらを使用したドーナツ，ピザ，パスタなどにも多く含まれている。大量に摂取すると，心臓病を引き起こすリスクが高まるとされているこの物質を何というか。7文字で答えなさい。

C　子どもの成長を祝い，生後100日目（地方によっては120日目）に行う「お食い初め」で用意する食事を何というか。5文字で答えなさい。

D　焼き魚には，大根おろし，芽ショウガの酢漬け（はじかみ）またはシシトウというように，器に盛った料理を引き立てるために添えるものを何というか。ひらがな4文字で答えなさい。

E　加工食品のうち，加熱などの殺菌後，食品を腐敗させることなく，しかも凍結させない程度の低温状態で流通・販売されている食品を何というか。5文字で答えなさい。

F　これまであった「特定JASマーク」「生産情報公表JASマーク」「定温管理流通JASマーク」の３つを統合した新たなマークを何というか。8文字で答えなさい。

G　フグ毒の主成分である毒素は何というか。毒素名をカタカナ８文字で答えなさい。

H　プリオンという異常たんぱく質を原因とする，牛の異常行動で問題となった「牛海綿状脳症」を何と略すか。アルファベット３文字で答えなさい。

I　メーカーなどが，自社の在庫品を処分する店舗のことを何というかカタカナ９文字で答えなさい。

J　原材料の調達から商品の輸配送，廃棄，リサイクルまでをトータルに考える，環境に配慮した物流のことを何というかカタカナ12文字で答えなさい。

K　もともとは，アメリカの食品小売業や外食産業が，中食市場に参入したときに使ったキャッチフレーズであり，簡単な調理をするだけ，あるいは盛り付けるだけで食卓に出せる食事（またはそのような食事を提供する手法）のことを何というかカタカナ14文字で答えなさい。

L　ISO 14001（環境），ISO 22000（食品安全）といった，電気および電子技術分野を除く全産業分野の国際的な規格を策定している機関である「ISO」を正式には何というか漢字７文字で答えなさい。

M　循環型社会の構築を目的として，あらゆる産業から排出される廃棄物を，ほかの産業の原材料として活用することなどによってなくしていこうとする考え方を何というかカタカナ８文字で答えなさい。

切取線

第1回予想模擬試験
解答用紙

1	① ② ③ ④ ⑤ ⑥
2	① ② ③ ④ ⑤ ⑥
3	① ② ③ ④ ⑤ ⑥
4	① ② ③ ④ ⑤ ⑥
5	① ② ③ ④ ⑤ ⑥
6	① ② ③ ④ ⑤ ⑥
7	① ② ③ ④ ⑤ ⑥
8	① ② ③ ④ ⑤ ⑥
9	① ② ③ ④ ⑤ ⑥
10	① ② ③ ④ ⑤ ⑥
11	① ② ③ ④ ⑤ ⑥
12	① ② ③ ④ ⑤ ⑥
13	① ② ③ ④ ⑤ ⑥
14	① ② ③ ④ ⑤ ⑥
15	① ② ③ ④ ⑤ ⑥
16	① ② ③ ④ ⑤ ⑥
17	① ② ③ ④ ⑤ ⑥
18	① ② ③ ④ ⑤ ⑥
19	① ② ③ ④ ⑤ ⑥
20	① ② ③ ④ ⑤ ⑥
21	① ② ③ ④ ⑤ ⑥

22	① ② ③ ④ ⑤ ⑥
23	① ② ③ ④ ⑤ ⑥
24	① ② ③ ④ ⑤ ⑥
25	① ② ③ ④ ⑤ ⑥
26	① ② ③ ④ ⑤ ⑥
27	① ② ③ ④ ⑤ ⑥
28	① ② ③ ④ ⑤ ⑥
29	① ② ③ ④ ⑤ ⑥
30	① ② ③ ④ ⑤ ⑥
31	① ② ③ ④ ⑤ ⑥
32	① ② ③ ④ ⑤ ⑥
33	① ② ③ ④ ⑤ ⑥
34	① ② ③ ④ ⑤ ⑥
35	① ② ③ ④ ⑤ ⑥
36	① ② ③ ④ ⑤ ⑥
37	① ② ③ ④ ⑤ ⑥
38	① ② ③ ④ ⑤ ⑥
39	① ② ③ ④ ⑤ ⑥
40	① ② ③ ④ ⑤ ⑥
41	① ② ③ ④ ⑤ ⑥
42	① ② ③ ④ ⑤ ⑥

記述問題

A	
B	
C	
D	
E	
F	
G	

H	
I	
J	
K	
L	
M	

第2回予想模擬試験

解答用紙

1	① ② ③ ④ ⑤ ⑥
2	① ② ③ ④ ⑤ ⑥
3	① ② ③ ④ ⑤ ⑥
4	① ② ③ ④ ⑤ ⑥
5	① ② ③ ④ ⑤ ⑥
6	① ② ③ ④ ⑤ ⑥
7	① ② ③ ④ ⑤ ⑥
8	① ② ③ ④ ⑤ ⑥
9	① ② ③ ④ ⑤ ⑥
10	① ② ③ ④ ⑤ ⑥
11	① ② ③ ④ ⑤ ⑥
12	① ② ③ ④ ⑤ ⑥
13	① ② ③ ④ ⑤ ⑥
14	① ② ③ ④ ⑤ ⑥
15	① ② ③ ④ ⑤ ⑥
16	① ② ③ ④ ⑤ ⑥
17	① ② ③ ④ ⑤ ⑥
18	① ② ③ ④ ⑤ ⑥
19	① ② ③ ④ ⑤ ⑥
20	① ② ③ ④ ⑤ ⑥
21	① ② ③ ④ ⑤ ⑥

22	① ② ③ ④ ⑤ ⑥
23	① ② ③ ④ ⑤ ⑥
24	① ② ③ ④ ⑤ ⑥
25	① ② ③ ④ ⑤ ⑥
26	① ② ③ ④ ⑤ ⑥
27	① ② ③ ④ ⑤ ⑥
28	① ② ③ ④ ⑤ ⑥
29	① ② ③ ④ ⑤ ⑥
30	① ② ③ ④ ⑤ ⑥
31	① ② ③ ④ ⑤ ⑥
32	① ② ③ ④ ⑤ ⑥
33	① ② ③ ④ ⑤ ⑥
34	① ② ③ ④ ⑤ ⑥
35	① ② ③ ④ ⑤ ⑥
36	① ② ③ ④ ⑤ ⑥
37	① ② ③ ④ ⑤ ⑥
38	① ② ③ ④ ⑤ ⑥
39	① ② ③ ④ ⑤ ⑥
40	① ② ③ ④ ⑤ ⑥
41	① ② ③ ④ ⑤ ⑥
42	① ② ③ ④ ⑤ ⑥

記述問題

A	
B	
C	
D	
E	
F	
G	

H	
I	
J	
K	
L	
M	

切取線

食生活アドバイザー® 検定２級「速習テキスト＆予想模試」

予想模擬試験
解答・解説

〈第１回〉 解答一覧 ……… p. 292

〈第１回〉 解答・解説 ……… p. 293

〈第２回〉 解答一覧 ……… p. 305

〈第２回〉 解答・解説 ……… p. 306

予想模擬試験終了後，採点と弱点補強のために，ご活用ください。

予想模擬試験〈第1回〉解答一覧

1章 栄養と健康		2章 食文化と食習慣		3章 食品学	
問題1	4	問題8	1	問題15	3
問題2	2	問題9	4	問題16	6
問題3	2	問題10	3	問題17	5
問題4	2	問題11	2	問題18	4
問題5	3	問題12	6	問題19	3
問題6	5	問題13	2	問題20	3
問題7	1	問題14	4	問題21	2
4章 衛生管理		**5章 食マーケット**		**6章 社会生活**	
問題22	2	問題29	6	問題36	4
問題23	3	問題30	2	問題37	2
問題24	3	問題31	1	問題38	6
問題25	4	問題32	2	問題39	1
問題26	4	問題33	5	問題40	3
問題27	6	問題34	5	問題41	4
問題28	5	問題35	1	問題42	5

記述問題

A	メタボリックシンドローム	H	セレウス菌
B	プロテイン	I	ミールソリューション
C	地産地消	J	噴水効果
D	米寿	K	45%
E	特定保健用食品	L	コンプライアンス
F	複合原材料	M	デポジット
G	塩蔵法		

1章	2章	3章	4章	5章	6章	記述	合計
／7問	／7問	／7問	／7問	／7問	／7問	／13問	／55問

予想模擬試験〈第１回〉解答・解説

問題１　解答　４

〔解説〕　４　世界保健機関（WHO）の憲章によると，**健康**とは，**肉体的，精神的，社会的に良好な状態**を指し，**単に疾病や病弱が存在しないことをいうのではない**とされています。そのうえで，到達しうる最高基準の健康を享有することは，差別なしに万人の有する基本的権利の１つであるとしています。

問題２　解答　２

〔解説〕　２　血液中に**ナトリウムが増える**と，血管が**水分**を取り込んで塩分濃度を調節しようとし，**血液量が増える**ことなどから，血圧が上昇します。**カリウム**は，過剰に摂取した**塩分を体外に排出**する働きがあるので，高血圧を予防するためには，カリウムを含む食品を積極的に摂るほうがよいといえます。

問題３　解答　２

〔解説〕　２　ブドウ糖（グルコース）と果糖（フルクトース）は，どちらも糖質の最小単位である**単糖類**です。これに対し，単糖類が２個つながった**二糖類**にはショ糖（スクロース），麦芽糖（マルトース）があります。また，**少糖類**（オリゴ糖）とは単糖類が３～９個つながったものをいいます。

問題４　解答　２

〔解説〕　１　ビタミンはごく微量で働く「微量栄養素」ですが，生きていくうえで**必要不可欠**であり，不足すると欠乏症が現れます。

３　**脂溶性ビタミン**はビタミンA，D，E，Kの４種類です。ビタミンCは水溶性ビタミンです。

４　ビタミンBはナイアシン，パントテン酸，ビオチン，葉酸などと合わせて「ビタミンB群」と総称されますが，これらは脂溶性ではなく**水溶性ビタミン**です。

５　脂溶性ビタミンは体内に蓄積されるため，とくにサプリメントの過剰摂取による副作用（**過剰症**）に注意する必要があります。水溶性ビタミンは，必要量以外は排出されるため，過剰摂取の心配はありません。

問題5　解答　3

〔解説〕　3　ミネラルは，体内の生理機能を調整するほか，骨や歯，血液，筋肉，臓器など**からだを構成する成分**にもなります。たとえば，カルシウムは骨や歯の構成成分，鉄は血液に含まれるヘモグロビンの構成成分，イオウはたんぱく質の構成成分になります。

問題6　解答　5

〔解説〕　5　食事の量を減らすだけのダイエット方法は，筋肉が減って，そのかわりに脂肪が増えるという悪循環に陥る危険性があります。ゆるやかにエネルギー摂取量を減らすだけでなく，同時に**エネルギー消費量も増やす**ということがダイエットの鉄則といえます。

問題7　解答　1

〔解説〕　1　整理運動として**ストレッチング**を行うと，筋肉にたまった**乳酸**の除去を早め，疲労を回復する効果があります。からだを休ませることは必要ですが，からだを動かさないでいることが筋肉疲労を取り除く最も早い手段とはいいきれません。

問題8　解答　1

〔解説〕　1　**味覚**はもちろんのこと，**嗅覚**や**視覚**，聴覚（肉がジュージュー焼ける音など）のほか，歯ざわりや噛み応え，のど越しといったテクスチャー（**触覚**）も含めた五感のすべてが，おいしさに影響を与えます。

問題9　解答　4

〔解説〕　1　基本味（五味）には「渋味」ではなく「**塩味**」が入ります。うま味ではなく辛味を加えて五味とする考え方もあります。

2　互いに作用し合い，味に変化が生まれます（**味の相互作用**）。

3　これは「**変調効果**」です。「抑制効果」とは，異なる味を混合することによって一方の味が弱められることをいいます。

5　これは「**抑制効果**」です。「相乗効果」とは，同じ系統の味を2つ一緒に味わったとき，より強く感じられることをいいます。

問題10　解答　3

〔解説〕　3　平面的な盛り付け方ではなく，**立体的な盛り付け方**が日本料理の特徴です。とくに平たい皿に盛り付けるときは，山と谷をつくって立体感を演出します（**山水盛り**）。深めの鉢などの場合は，こんもりと中高に盛るのが基本です。

問題11　解答　2

〔解説〕　2　三汁七菜の**本膳料理**では，各膳に次のものが並べられ，そのほかに台引と焼き物がつきます。

・**本膳**……飯，本汁，**なます**（酢の物），**坪**（つぼ）（煮物），**香の物**
・**二の膳**…二の汁，**平**（ひら）（煮物），**猪口**（ちょく）（酢の物や和え物など）
・**三の膳**…三の汁，**刺身**，**椀**

問題12　解答　6

〔解説〕　1　**人日**は1月7日で，「**七草の節句**」ともいいます。

2　**節分**は2月3日または4日。恵方巻きは，節分に食べる太巻きずしです。

3　**上巳**は3月3日の「**ひな祭り**」で，散らしずし（五目ずし）やハマグリの吸い物，菱餅，白酒などが節供とされます。

4　**秋の彼岸**は9月20日ごろの7日間。なお春の彼岸は3月20日ごろの7日間で，ぼた餅を食べます。

5　**冬至**は12月22日または23日。かぼちゃ，こんにゃくのほか，けんちん汁，あずきなどを食べます。

問題13　解答　2

〔解説〕　2　イカは，生き物としては「一匹」，漁獲されたものは「**一杯**」と数えます。なお，「一丁」は豆腐などの数え方です。

問題14　解答　4

〔解説〕　4　箸で料理を取り分けるとき，自分の箸をひっくり返して使用することを「**逆さ箸**」といいます。これは手の触れた部分で料理を取ることになるため**非衛生的**であり，その箸で引き続き料理を食べることにも問題があります。このため，料理を取り分けるための「**取り箸**」を用意しておくことがマナーとなります。

問題15　解答　3

〔解説〕　1　「**名称**」は，商品名ではなく，その**内容物を表す一般的な名称**で表示するのが原則です。なお，名称にカッコを付して商品名を併記することは，名称を誤認させるものでない限り可能です。

2　「**原材料名**」は，**原材料と添加物を区分**して（または「添加物」の項目を別に設けて），それぞれ重量の重い順に表示します。

4　「内容量」は，**重量**（g，kg）や**体積**（ml，L）だけでなく，**数量**（個，枚など）でも表示することができます。

5　**消費期限**は，衛生上の問題が発生するおそれがない期限を示すもので，**賞味期限**は，**おいしく食べられる期限**を示すものです。

問題16　解答　6

〔解説〕　一般社団法人日本冷凍食品協会によると，**冷凍食品**とは，①前処理している，②**急速凍結**している，③**適切に包装**している，④品温を**－18℃以下で保管**している，の4つの条件を満たすようにつくられたものとされており，選択肢1～5のようなメリットがあります。

問題17　解答　5

〔解説〕　1　キャベツとにんじんの**異種混合**なので，**加工食品**扱いです。

2　マグロ，イカ，タコの**異種混合**なので，**加工食品**扱いです。

3　魚の切り身に**味付け処理**をしているので，**加工食品**扱いです。

4　牛肉に**味付け処理**をしているので，**加工食品**扱いです。

問題18　解答　4

〔解説〕　4　オゾン水，次亜塩素酸ナトリウムによる**殺菌洗浄**を行った場合でも，農産物には実質的な変化を与えないため，**生鮮食品**扱いのままとなります。

問題19　解答　3

〔解説〕　1　生鮮食品である水産物には，**名称**，**原産地**のほか，養殖されたものには「**養殖**」の表示が義務づけられていますが，「天然」の表示は義務ではありません（なお，事実に基づいて「天然」と表示することはできます）。

2　天然のマグロと養殖のハマチの盛り合わせは，**異種混合**なので**加工食品**扱いとなります。したがって，「養殖」の表示義務はありません。

4　原産地の表示は**水域名**が原則です。困難な場合には水域名に代えて，**水揚げした港名**または水揚げした港が属する**都道府県名**を表示することができます。「遠洋」「近海」などの表示は認められません。

5　**輸入品**の原産地の表示は，**原産国名**が原則とされ，**水域名**のみの表示は認められていません。なお，原産国名に水域名を**併記する**ことはできます。

問題20　解答　3

〔解説〕　3　日本国内での**飼養期間**のほうが長い場合は，「**国産**」と表示することができます。飼養期間の最も長い国を原産国として表示します。

問題21　解答　2

〔解説〕　1　遺伝子組換え表示が**義務づけ**られている農産物（**対象農産物**）は，次の**９品目**です（令和４年３月時点）。

●**大豆**　●**とうもろこし**　●**ばれいしょ**（じゃがいもの別名） ●**菜種**　●**綿実**　●**アルファルファ**　●**てんさい** ●**パパイヤ**　●**からしな**

3　**しょうゆ**と**大豆油**は，組換えられた遺伝子やたんぱく質が加工後に検出されないことから，遺伝子組換え表示の対象とされていません。これに対し，**豆腐**，**おから**，**納豆**，**味噌**は，33食品群に含まれています。

4　**遺伝子組換え農産物**と**非遺伝子組換え農産物**＊が分別されていない農産物を原材料として使用した加工食品は，主な原材料（重量比が３位までのもので，かつ重量比５％以上のもの）について「**遺伝子組換え不分別である**」旨の表示が**義務づけ**られています。

＊遺伝子組換え農産物と非遺伝子組換え農産物

遺伝子組換え農産物	対象農産物のうち，組換えＤＮＡ技術を用いて生産されたもの
非遺伝子組換え農産物	対象農産物のうち，遺伝子組換え農産物ではないもの

5　「**遺伝子組換えでない**」旨の表示は**任意表示**で，義務はありません。任意でこの表示をする場合は，食品表示基準の遺伝子組換え食品に関する事項の規定に従う必要があります。

問題22　解答　2

〔解説〕　2　細菌には病原菌など有害なものもありますが，チーズや納豆，ヨーグルトといった**発酵食品**のように，食品の加工に利用される有益な細菌もあるため，人間生活にとってマイナスにしか作用しない微生物というのは誤りです。

問題23　解答　3

〔**解説**〕 3　**カンピロバクター**は，**感染型**の細菌性食中毒菌です。食品内である程度増殖してから食品とともに体内に取り込まれ，さらに増殖して症状を引き起こします。なお，**生体内毒素型**の細菌性食中毒菌としては，腸管出血性大腸菌，セレウス菌（下痢型），ウエルシュ菌などが挙げられます。

問題24　解答　3

〔**解説**〕 3　細菌は，熱に弱いものが多いため十分に加熱することが大切ですが，加熱処理で**すべての細菌が死滅するわけではない**ので注意が必要です。また，**黄色ブドウ球菌**の場合，菌自体は熱に弱いのですが，増殖するときに産生する**毒素**（エンテロトキシン）には**耐熱性**があり，多少の加熱では無毒化されません。

問題25　解答　4

〔**解説**〕 4　**腸管出血性大腸菌**は，サルモネラ菌や腸炎ビブリオなどの食中毒菌と同様，**加熱によって死滅**するため，基本の食中毒予防の原則をふまえた対策を確実に実施すれば，予防が可能とされています。

問題26　解答　4

〔**解説**〕 4　微生物の作用をコントロールして有益なものをつくり出す場合を「**発酵**」というが，コントロールできずに食用に適さなくなる場合は「**腐敗**」という。

問題27　解答　6

〔**解説**〕 なお，広い意味では，「消毒」「除菌」「静菌」「抗菌」「滅菌」はすべて「**殺菌**」に含まれます。

問題28　解答　5

〔**解説**〕 5　これはかつて採用されていた**ネガティブリスト制度**の説明です。現在の**ポジティブリスト制度**では，国内外で使用されている農薬のほとんどすべてについて基準が設定され，その基準を超える農薬が残留している農産物は販売等が規制されます。

問題29　解答　6

〔**解説**〕 近年では「**卸の中抜き**」だけでなく，**産地直送**やインターネットに

よる**通信販売**など，小売業者さえ介在させず，生産者が直接消費者に販売する動きが急速に発展しています。

問題30　解答　2

〔解説〕　2　**派遣店員制度**とは，メーカーが自社商品を優先的に販売したり，直接顧客のニーズを汲み取る目的で，自社の社員を販売要員として小売店に派遣することをいいます。小売店側にとって利点もあるものの，売り場の主導権をメーカー側に握られる等の弊害もみられます。

問題31　解答　1

〔解説〕　1　近年，小売業の現場ではメーカーの影響力は弱まりつつあり，価格の決定権も，従来のメーカー側から**小売店側主導**へと変化してきています。そしてこれは，消費者を中心とした流通形態である「**消費者起点流通**」のマーケットトレンドに対応した変化といえます。

問題32　解答　2

〔解説〕　2　**ボランタリーチェーン**とは，業種や業態の異なった企業が合流するのではなく，中小小売店等の**同業者**が集まり，共同で仕入れや配送，販売促進などを行うことによって，大手業者に対抗しようとするチェーン店をいいます。

問題33　解答　5

〔解説〕　5　在庫管理において，商品を注文してから届けられるまでに要する時間は「**リードタイム**」と呼ばれます。生産現場では，製造の指示が出てから商品が完成するまでの時間を指します。これに対し，「**アイドルタイム**」は，飲食店において来客数の少ない時間帯のことをいいます。

問題34　解答　5

〔解説〕　5　大手小売業者の多くは，在庫を増やしたくないこと，総菜や弁当など鮮度を大切にする商品が多いことなどから，ジャストインタイム物流（多頻度小口配送）を導入しています。

問題35　解答　1

〔解説〕　1　「**QSC**」は，**品質**（Quality），**奉仕**（Service），**清潔**（Cleanliness）の頭文字です。飲食業マネジメントにおいては，この３つの視点からレベルの向上を図ることが重要とされています。

問題36　解答　4

〔解説〕物価が上がり続ける現象を**インフレ**，物価が下落し続ける現象を**デフレ**といいます。

1　インフレではなく，**デフレ**の要因になります。

2　インフレではなく，**デフレ**の進行に拍車をかけます。

3「**スタグフレーション**」の説明です。**デフレスパイラル**とは，デフレによって消費者の購買力が低下し，さらなるデフレを招くという悪循環に陥った状態をいいます。

5　デフレが長期化すると，**賃下げ**や**リストラ**，企業の倒産などが起こり，**失業者**が増えるなど，企業だけでなく消費者にとっても望ましいことではありません。

問題37　解答　2

〔解説〕2　野菜や果物といった低カロリーの食料は，供給熱量ベースよりも**生産額ベース**のほうが，より的確に生産等を反映することができます。

問題38　解答　6

〔解説〕**セーフガード**（緊急輸入制限措置）の場合は，関税の引き上げや輸入数量の制限を行います。また，**輸入割当制度**では，輸入割当数量を超過する輸入を禁止します。

問題39　解答　1

〔解説〕1　これは「**健康増進法**」に関する記述です。この法律は「国民の**健康の増進**の総合的な推進に関し基本的な事項を定めるとともに，国民の栄養の改善その他の国民の健康の増進を図るための措置を講じ，もって国民保健の向上を図ることを目的とする」としています。これに対し，「**食品衛生法**」は，「**食品の安全性の確保**のために公衆衛生の見地から必要な規制その他の措置を講ずることにより，**飲食に起因する衛生上の危害の発生を防止**し，もって国民の健康の保護を図ることを目的とする」としています。

問題40　解答　3

〔解説〕1「**リサイクル**（再資源化，再生利用）」に関する記述です。

2「**リデュース**（発生抑制，減量）」に関する記述です。

４　環境や健康について意識の高い人々が追求するライフスタイルとされる「**ロハス**（LOHAS : Lifestyles Of Health And Sustainability）」に関する記述です。

５　「**コンポスト**」に関する記述です。

問題41　解答　４

〔**解説**〕　４　**食品関連事業者**には，食品の製造・加工業者，食品の卸売・小売業者，飲食店のほか食事の提供を伴う事業者が該当しますが，家庭で調理を行う者は含まれません。

問題42　解答　５

〔**解説**〕　１　「**キャッチセールス**」についての記述です。「アポイントメントセールス」とは，「あなたが選ばれました」などと言って電話やメールなどで呼び出して，契約をさせる手口をいいます。アポイントメントとは，（面会の）約束という意味です。

２　「**かたり商法**」についての記述です。

３　「**マルチ商法**」についての記述です。

４　「**SF商法**（睡眠商法）」についての記述です。

記述問題

A　**解答**　メタボリックシンドローム

〔**解説**〕日本語では「内臓脂肪症候群」といいます。皮下脂肪型肥満よりも内臓脂肪型肥満のほうが**生活習慣病**になりやすいとされており，そのため，内臓脂肪症候群に着目した健診が行われています。

肥満の判定法である**BMI**（Body Mass Index）とその計算方法も覚えておきましょう。

B　**解答**　プロテイン

〔**解説**〕プロテイン（Protein）は，ギリシャ語で「**いちばん大切なもの**」を意味する「プロティオス」が語源となっています。

なお，食物繊維のことを英語で「**ダイエタリーファイバー**」ということも覚えておきましょう。

C　**解答**　地産地消

〔**解説**〕地産地消の発想は，**身土不二**（人のからだと土地は2つに分けられない）や，**土産土法**（その土地で収穫されたものは，その土地の方法で調理・保存して食べるのが最も望ましい）といった昔ながらの考え方と結びつきます。

D　**解答**　米寿

〔**解説**〕「米」という字を分解すると，八十八になることがその由来です。

「**古希**」「**喜寿**」「**卒寿**」など，賀寿はすべて漢字で書けるようにしておきましょう。

E　**解答**　特定保健用食品

〔**解説**〕健康の維持増進に役立つことを国の審査によって認められ，機能性の表示を消費者庁長官に許可された食品です。一般に「**トクホ**」とも呼ばれます。なお，2015（平成27）年度から導入された**機能性表示食品**は，事業者の責任において機能性を表示でき，国による審査や許可は不要とされています（消費者庁長官への届出は必要）。

F　解答　複合原材料

〔解説〕 複合原材料の表示をするときは，「煮物（じゃがいも，にんじん，しいたけ，その他）」のように，複合原材料名のあとにカッコをつけ，その中に，複合原材料に占める割合が高い原材料から順に表示します。

なお，アレルギー表示の対象とされている「**特定原材料**」と混同しないよう注意しましょう。

G　解答　塩蔵法

〔解説〕 **食塩の脱水作用**により食品中の水分が抜けて，微生物が繁殖するのに必要な水分がなくなり，微生物の働きが抑制されることで腐敗が防止されます。例として，**新巻鮭**，**塩辛**などが挙げられます。

H　解答　セレウス菌

〔解説〕 **おう吐型**は食品内毒素型，**下痢型**は生体内毒素型に分類されます。土壌，水中，ほこりなど自然界に広く生息しています。

このほか，さまざまな食中毒の特徴から，**カンピロバクター**，**黄色ブドウ球菌**など，その原因となる細菌の名称が書けるようにしておきましょう。

I　解答　ミールソリューション

〔解説〕 ミールソリューションは，消費者が抱えている食の問題について共に考え，よりよい解決策を提案していく食生活アドバイザー®の職務とも深く関係しています。

食事のあり方に関して「**孤食・個食**」「**欠食**」「**中食**」などの語句を押さえておきましょう。

J　解答　噴水効果

〔解説〕 デパ地下に集客力のある商品を置くと，そこで買い物をする目的で来店した客が上のフロアにも興味をもつことにより，下から上への流れが期待できるということから，**噴水効果**と呼ばれます。

なお，これとは逆に，最上階にレストラン街やイベント会場などを設けることにより，そこから下のフロアへと客を誘導することを**シャワー効果**といいます。

K　**解答**　45%

〔**解説**〕 まず，**粗利益**を次の式で求めます。

粗利益 ＝ 売価（売上高）－ 売上原価（仕入原価）

＝ 100,000円－55,000円 ＝ 45,000円

粗利益率とは，売価（売上高）に占める粗利益の割合なので，

粗利益率 ＝ 粗利益 ÷ 売価（売上高）×100

＝ 45,000円 ÷ 100,000円 ×100 ＝ 45%

記述問題として，本問のような粗利益率のほか，**商品原価率**などを計算で求める問題も出題されています。

L　**解答**　コンプライアンス

〔**解説**〕 法令遵守や社会貢献はもちろんのこと，最近では消費者，取引先，従業員，株主といった利害関係者に対して責任ある行動を取ることが，企業の社会的責任として求められるようになりました。

コーポレートガバナンス（企業統治），**サステナビリティ（持続可能性）**などの語句の意味も合わせて確認しておきましょう。

M　**解答**　デポジット

〔**解説**〕 デポジットとは「**預かり金**」という意味です。日本ではビールびんについて，デポジット制（預かり金の払い戻し）が行われています。

「**リターナブルびん**」の意味も確認しておきましょう。さらに，リサイクルに関する法律として，**容器包装リサイクル法**，**食品リサイクル法**などが重要です。

予想模擬試験〈第２回〉解答一覧

1章 栄養と健康		2章 食文化と食習慣		3章 食品学	
問題1	4	問題8	2	問題15	4
問題2	5	問題9	3	問題16	3
問題3	5	問題10	6	問題17	1
問題4	4	問題11	2	問題18	5
問題5	3	問題12	3	問題19	2
問題6	5	問題13	2	問題20	6
問題7	1	問題14	6	問題21	1
4章 衛生管理		**5章 食マーケット**		**6章 社会生活**	
問題22	2	問題29	5	問題36	5
問題23	1	問題30	4	問題37	2
問題24	5	問題31	6	問題38	6
問題25	4	問題32	6	問題39	2
問題26	4	問題33	4	問題40	1
問題27	1	問題34	5	問題41	2
問題28	4	問題35	5	問題42	4

記述問題

A	必須アミノ酸	H	BSE
B	トランス脂肪酸	I	アウトレットストア
C	食い初め膳	J	グリーンロジスティックス
D	あしらい	K	ホームミールリプレースメント
E	チルド食品	L	国際標準化機構
F	特色JASマーク	M	ゼロエミッション
G	テトロドトキシン		

1章	2章	3章	4章	5章	6章	記述	合計
／7問	／7問	／7問	／7問	／7問	／7問	／13問	／55問

第2回 解答・解説

予想模擬試験〈第2回〉解答・解説

問題1　解答　4

〔解説〕 4　**オレイン酸**，エイコサペンタエン酸（EPA），ドコサヘキサエン酸（DHA）は，いずれも**不飽和脂肪酸**に分類されます。なお，EPA，DHAは，サンマ，マグロなどの青背魚に多く含まれていますが，植物性の油に多く含まれるとされる不飽和脂肪酸に分類されるので注意しましょう。

問題2　解答　5

〔解説〕 5　食物繊維は，その働きが重要であることから「第6の栄養素」とも呼ばれています。しかし，**消化吸収されない**ため，エネルギー源やからだの構成成分になることはありません。

問題3　解答　5

〔解説〕 5　がんや老化を防止する作用が期待できる「若返りビタミン」と呼ばれているのは**ビタミンE**です。食べる人の状態やそのときの条件などを考慮して摂取するようにしましょう。なお，ビタミンDには，カルシウムの吸収を助け，骨や歯を健康に保つ作用があります。

問題4　解答　4

〔解説〕 4　血圧を正常に保つ，筋肉の働きをよくする，腎臓の老廃物の排せつを促すなどは，カルシウムではなく**カリウム**の作用です。カリウムが欠乏すると，血圧が上がったり，夏バテしやすくなったりします。なお，**カルシウム**は骨や歯の構成成分になるほか，精神を安定させるなどの特性があります。

問題5　解答　3

〔解説〕 3　たんぱく質が分解された**アミノ酸**，糖質が分解された**ブドウ糖**は，**血管**に入って肝臓へと送られます。**リンパ管**に入って全身へと送られるのは，脂質が分解された**脂肪酸**と**グリセリン**です。

問題6　解答　5

〔解説〕 5　筋力トレーニングは，短距離走と同じく短時間に強い力を発揮する運動であり，**無酸素性運動**の例です。有酸素性運動の例としては，ウォーキングのほかに，軽いジョギングやサイクリング，スイミング，エアロビクスダンスなどが挙げられます。

問題７　解答　１

〔**解説**〕２　インスリンには**血糖値を下げる作用**があり，これが不足したり十分に作用しなかったりすることが，糖尿病の原因となります。

３　最近は，子どもでも発症するケースが増えています。

４　初期段階で自覚症状の出ないことが糖尿病の特徴です。治療法としては，**食事療法**と**運動療法**の両面によるものが有効です。

５　適正なエネルギー摂取を心がけ，毎日規則正しい時間に食事をすることが大切です。糖質をできる限り制限するというのは適切とはいえません。

問題８　解答　２

〔**解説**〕１　**冬瓜**の旬は**夏**です。主な収穫時期は6～9月で，夏に最盛期を迎えます（冷暗所で保存すれば冬までもつことから，「冬瓜」と呼ばれるようになったといわれています）。

３　これは「**湯せん**」の説明です。「**湯びき**」は，魚類など，生でも食べられる食材を**熱湯にくぐらせる**ことによって，**表面だけサッと熱を通す**調理方法です。

４　**青菜**は，緑色色素（クロロフィル）を失わないように，**高温・短時間**でゆでますが，含有する**揮発酸**（ギ酸，酢酸，シュウ酸などの有機酸）を**空中へ逃がす**ことで青菜の**色が鮮やかになる**ため，**蓋をしない**でゆでます。

５　これは「**煮しめ**」の説明です。「**煮こごり**」は，ゼラチン質の多い魚の煮汁を冷やしてゼリー状に固めたものや，魚肉などをやわらかく煮てゼラチンで固めたものをいいます。

問題９　解答　３

〔**解説**〕年中行事とそれに関連する食べ物・飲み物は，次のとおりです。

１　**鏡開き**…鏡餅を入れたあずき汁粉

２　**春彼岸**…ぼた餅，彼岸団子，精進料理

３　**灌仏会**（かんぶつえ）…甘茶

４　**盂蘭盆**（うらぼん）**（お盆）**…野菜，果実，精進料理

５　**新嘗祭**（にいなめ）…新しい穀物で作った餅，赤飯

問題10　解答　6

〔解説〕いずれも各国の代表的な料理です。

なお，**グリーンカレー**は香辛料（青唐辛子），ココナッツミルクなどを材料とする代表的な**タイ料理**です。日本では「カレー」と呼んでいますが，本国では「ゲーンキャオワーン」という汁物です。

問題11　解答　2

〔解説〕2　掛け軸を正面に見る席ではなく，**掛け軸を背面にした席**または床の間に最も近い席が上座となります。なお，床の間のない部屋では，基本的に入口から最も遠い席が上座となりますが，部屋の状況やもてなしの主旨などによって変わる場合もあります。

問題12　解答　3

〔解説〕3　備前焼（岡山），信楽焼（滋賀）は，**陶器**を代表するものです。磁器では，有田焼（佐賀）や九谷焼（石川）などが有名です。

問題13　解答　2

〔解説〕2「ほうとう」は，平打ちうどんとかぼちゃなどの野菜を味噌で煮込んだ料理で，武田信玄の時代から**山梨県**（甲斐国）を中心に作られてきた郷土料理です。

問題14　解答　6

〔解説〕「**他人に恩恵を施すこと**」を意味する言葉は，**解衣推食**（かいいすいしょく）（自分の着衣を脱いで着せてあげたり，自分の食べ物を食べさせてあげたりすること）です。「衣を解き，食を推す」と訓読します。

1　**粗衣粗食**…簡素な暮らし（粗末な衣服，粗末な食事）を意味します。

2　**悪意悪食**…選択肢1と同様，簡素な暮らし（悪い〔粗末な〕衣服，悪い〔粗末な〕食事）を意味します。

3　**不時不食**…季節外れのものは食べないという意味です。また，旬のものを大切にすること。訓読では「時ならざるは食らわず」と読みます。

4　**無為徒食**…働きもしないで，ただ遊び暮らすことを意味します。

5　**牛飲馬食**…牛や馬のように，大量に飲食するという意味です。

問題15　解答　４

〔解説〕　４　これは**レトルトパウチ食品**（「レトルト食品」ともいう）の説明です。これに対して，**真空調理食品**とは，生または前処理された食材をフィルムで**真空包装**した後**加熱**して，急速**冷却**をした食品をいいます。

問題16　解答　３

〔解説〕　３　食品表示基準では，**品質の劣化が極めて少ないもの**（でん粉，チューインガム，冷菓，砂糖，アイスクリーム類，食塩およびうまみ調味料，酒類，飲料水および清涼飲料水〔ガラス瓶またはポリエチレン容器入りのものに限る〕並びに氷）について，**期限（消費期限，賞味期限），保存方法の表示を省略できる**としています。

問題17　解答　１

〔解説〕　１　これは「**乳飲料**」の説明です。原料の生乳，牛乳または乳製品に，これら以外のものを加えたものであり，栄養強化型のほかに，コーヒーや果汁などの風味を加えたもの（コーヒー牛乳，イチゴ牛乳など）があります。これに対し，「**加工乳**」は，生乳や牛乳および，生乳や牛乳を原料として製造された乳製品でつくられたものをいいます。

問題18　解答　５

〔解説〕　１　国産の水産物の原産地表示は，**水域名**が原則ですが，水域名を特定することが困難な場合には，**水揚げした港名**または水揚げした港が属する**都道府県名**で表示することもできます。「小名浜港」は，水揚げした港名として適切です。

２　「四万十川」は**水域名**として適切です。また，事実に基づくものであれば養殖でないものを「**天然**」と表示することはできます。

３　冷凍されたものを解凍した場合は「**解凍**」と表示します。また輸入品の原産地表示は，**原産国名**が原則で，これに**水域名**を**併記**することもあります。

４　**生鮮食品**（農産物・畜産物・水産物）は，**同じ種類**の生鮮食品であって**複数の原産地**のものを**混合**した場合には，重量の割合が高いものから順に表示します。このため「福島県沖　鹿島沖」

と，複数の水域名を原産地として表示することがあります。

5　養殖されたものには「**養殖**」の表示とともに，原産地として，**主たる養殖場が属する都道府県名**を表示します。「浜松市」は市町村名なので，不適切です。

問題19　解答　2

〔**解説**〕 2　食品表示は，消費者に商品選択の情報を提供することが目的なので，表示事項は**邦文**（日本語）により，**理解しやすい用語**で正確に記載する必要があります。このため，原産国名を「USA」「US」と表示することは認められません。

問題20　解答　6

〔**解説**〕 選択肢1～5は，いずれも**遺伝子組換え表示の問題点**として指摘されている事項です。

問題21　解答　1

〔**解説**〕 1　加工食品に使用された**食品添加物**は，重量の割合が高いものから順にすべて表示するのが原則ですが，次の①～③については例外的に**表示が免除**されます。

①**栄養強化の目的**で使用されるアミノ酸類，ビタミン類など

②**加工助剤**（食品の加工の際に添加されるもので，次のいずれかに該当するもの）

・食品の完成前に除去されるもの

・食品の原材料に起因してその食品中に通常含まれる成分と同じ成分に変えられ，その成分の量を明らかに増加させるものではないもの

・食品中に含まれる量が少なく，その成分による影響をその食品に及ぼさないもの

③**キャリーオーバー**

問題22　解答　2

〔**解説**〕 2　栄養素の摂取不足や過剰摂取による栄養不良の状態というのは，**栄養障害**に分類されるものであり，食中毒とは異なります。

問題23　解答　1

〔**解説**〕 2　アフラトキシンは**カビ毒**の一種です。

3　**ボツリヌス菌**（細菌・毒素型）に関する記述です。

４　**サルモネラ属菌**（細菌・感染型）に関する記述です。

５　**腸炎ビブリオ**（細菌・感染型）に関する記述です。

問題24　解答　５

〔解説〕　５　生の肉や魚を切った包丁やまな板は，よく洗い，**熱湯**をかけてから使うことが大切です。また，包丁やまな板は，肉用・魚用・野菜用を別々に揃え，使い分けることが望ましいといえます。

問題25　解答　４

〔解説〕　４　消毒剤としての**アルコール**は，60～85％程度の**高濃度水溶液**でなければ，病原微生物やカビ，ウイルスに効果がありません。また，高濃度であっても**芽胞細菌**には効果がありません。**芽胞**とは，一部の細菌が，増殖に適さない環境になったときに形成する耐久性の高い特殊な細胞構造であり，熱や薬剤などに強い抵抗力を示します（長期間休眠状態を維持し，再び適当な環境に戻ると，細菌に復元して増殖します）。

問題26　解答　４

〔解説〕「**熟成**」とは，温度や湿度，時間の経過などさまざまな外的環境によって，食品のうま味や風味が増した状態をいいます。

１　「**腐敗**」に関する記述です。

２　「**変敗**」に関する記述です。

３　「**発酵**」に関する記述です。

５　「**酸敗**」に関する記述です。

問題27　解答　１

〔解説〕　１　抜き取り検査を実施するのは従来の手法です。これに対し，HACCPでは，食品の原材料の生産から最終消費者に至るまでの各段階で発生するおそれのある**危害の分析**をあらかじめ行い，その結果に基づいて，**重要管理点**を定め，これを継続的に監視・記録することによって製品の安全を確保します。

問題28　解答　４

〔解説〕　４　遺伝子はすべての動植物の細胞内にあります。遺伝子組換え食品を食べても，ほかの動植物の遺伝子と同様，消化管の中で原形をとどめないかたちで消化吸収されるため，その遺伝子の情報が体内に伝わるということはありません。

問題29　解答　5

〔解説〕 5　近年，小売業の現場では，大手小売業者などが販売力を発揮して価格主導権を握るなど，**メーカーの影響力は弱まる傾向**にあります。また，商品の品揃えや価格設定が制限される流通の系列化に代わり，メーカー同士，小売業同士といった業界再編成の動きが強まっています。

問題30　解答　4

〔解説〕 1　記述は，小売業者が特売品（目玉商品，お買得商品など）について設定する価格です。

2 「**メーカー希望小売価格**」の説明です。

3 「**制度価格**」の説明です。

5 「**オープン価格**」の説明です。制度価格やこれを維持するための建値制度があると，卸売業者や小売業者は自由に価格決定ができません。このため，近年は制度価格などを廃止し，卸売業者や小売業者が独自に価格を決める**オープン価格制度**が導入されています。

問題31　解答　6

〔解説〕 **フランチャイズチェーン方式**は，未経験者でも新規出店ができるため，急速な店舗展開につながります。

問題32　解答　6

〔解説〕 1 「**補完商品**」に関する記述です。コーヒーと砂糖のほかに，そうめんと麺つゆ，ホットケーキミックスとシロップなども補完商品の例として挙げられます。これに対し，「**目玉商品**」とは，商品広告などによって特に売り出そうとしている特売品や低価格のお買得品などを指します。

2 「**エンド商品**」に関する記述です。商品陳列棚の両端に位置する，顧客の目にとまりやすい場所を「**エンド**」といいます。これに対し，「**日配品**」とは，日持ちせず，温度管理を必要とする商品（牛乳，豆腐など）のことで，基本的に毎日配送されます。

3 「**欠品**」に関する記述です。

4 「**死に筋商品**」に関する記述です。

5 「**代替商品**」に関する記述です。バターとマーガリンのほかに，コーヒーと紅茶，ビールと発泡酒なども代替商品の例として挙げられます。

問題33　解答　4

〔**解説**〕 4　ジャストインタイム物流では**多頻度小口配送**が行われるため，在庫負担が少なくなるだけでなく，品薄や欠品の危険が高くなるということもありません。

問題34　解答　5

〔**解説**〕 5　コンビニエンスストアでは，揚げ物や和え物などの総菜類を強化するようになっていますが，これらは買ってすぐに自宅で食べられるものです。このように家庭の外で作られた料理を，家庭やオフィスなどに持ち込んで食べる様式を「**中食**」といいます。これに対し，レストランなど家庭の外で作られた料理を家庭の外で食べる様式は「**外食**」といいます。コンビニエンスストアが参入に積極的なのは，外食市場ではなく，**中食市場**です。

問題35　解答　5

〔**解説**〕 5　〈売上高について〉

１品当たりの平均単価＝売上高÷販売個数と表されます。

この式を変形すると，

売上高＝１品当たりの平均単価×販売個数

したがって，設問の数値条件より，

売上高＝1,200円×180個＝216,000円　…①

〈客単価について〉

売上高＝客数×客単価とも表されます。

この式を変形すると，

客単価＝売上高÷客数

したがって，①と設問の数値条件より，

客単価＝216,000円÷60人＝3,600円　…②

以上，①と②より，５が正解となります。

問題36　解答　5

〔**解説**〕 1　相続税と贈与税は，所得税や法人税と同様，「**国税**」です。

2　**収入印紙**とは，領収書や預貯金通帳，手形など一定の課税文書を作成した人が，所定の金額の収入印紙をその文書に貼りつけ，

第2回　解答・解説

消印することで納付する税金（**印紙税**）であり，間接税に含まれますが，郵便切手は郵便代金を支払ったという証であり，税金ではありません。前半の法人税，消費税，酒税は正しい記述です。

3　消費税は，原則として，国内において事業者が事業として対価を得て行う資産の譲渡等および輸入取引を課税対象としています。しかし，取引の性格上消費税の課税対象としてなじまないものや社会政策的配慮から課税しないもの（**非課税取引**）もあり，社会福祉事業等によるサービス，出産費用はこれに該当します。

4「**年末調整**」とは，給与を支払う際に源泉徴収をしている会社が，毎年12月に年間の給与所得が確定したとき，正確な税額を計算し直して過不足を調整する手続きをいいます。選択肢４の記述は「**確定申告**」の説明です。

問題37　解答　2

〔解説〕　2　これは「**リペア**（Repair）：**修理**」と呼ばれる取り組みです。これに対し，「**リフューズ**（Refuse）：**拒否**」は，商品を買う際に過剰包装を断るとか，マイバッグを持参してレジ袋をもらわないといった，ゴミの元になるものを受け取らない取り組みを指します。

問題38　解答　6

〔解説〕　1　ドルを売って円に換えるので，**ドル売り・円買い**が進みます。

2　１ドル＝99円から１円の円高で，１ドル＝98円になります。

3　**円安**が進むと**輸出業者は売上が上昇**し，利益が増えます。

4　円高のとき，輸入品は安く買えるため，一般には価格が下がります。

5　強い円高のときに，安い労働力と土地を求めて海外に生産拠点を移してしまうため，国内に「産業の空洞化」が起こります。

問題39　解答　2

〔解説〕　2「食育基本法」は，食育に関する基本理念を定め，総合的かつ計画的に食育に関する施策を推進していくための法律です。選択肢２の記述は「食品衛生法」についての説明です。

問題40　解答　1

〔解説〕　コーポレートガバナンスは，「**企業統治**」と訳されます。

2　「**持続可能性**」と訳されます。環境問題への取り組みや社会貢献活動なども含めて，継続性を持って企業活動を続けられるようにしようという考え方です。

3　「**法令遵守**」ともいい，法律や社会のルールに違反することなく企業活動を行うことを意味します。

4　従業員が現場で得た知識や情報を組織で共有し，活用することによって，問題解決や業績向上に役立てる経営手法をいいます。

5　企業が経営環境の変化に対応して事業を再構築することをいいます。ただし，日本では人員削減の意味で「リストラ」という場合が一般的です。

問題41　解答　2

〔解説〕　2　容器包装リサイクル法では，容器および包装のうち，**中身の商品**を消費したり分離したりした際に**不要となるもの**を「容器包装」として定義しています。そのため，手紙やダイレクトメールを入れた封筒の場合は中身が商品ではなく，また，音楽用CDのプラスチックケースの場合は分離しても不要にならないと考えられることから，容器包装リサイクル法の対象になりません。

問題42　解答　4

〔解説〕　4　**製造物責任法**（**PL法**）の対象とされるのは「**製造物**」，つまり製造または加工されたものです。このため，**加工食品**に含まれる冷凍食品や缶詰，食用油などは該当しますが，生鮮食品は該当しません。

記述問題

A　解答　必須アミノ酸

〔解説〕 たんぱく質は，20種類の**アミノ酸**の組み合わせによってつくられていますが，このうち９種類は人間の体内では合成できず，食物から摂取しなければならないため，必須アミノ酸と呼ばれています。

栄養素に関しては，**オリゴ糖**（少糖類），**DHA**（ドコサヘキサエン酸）などの語句にも注意しましょう。

B　解答　トランス脂肪酸

〔解説〕 **トランス脂肪酸**は，脂質の構成成分である脂肪酸の一種であり，水素添加の過程で発生するほか，天然でも牛などの反芻動物に由来する乳製品や肉に含まれています。過剰摂取により，心筋梗塞などの**心臓病**が増加する可能性が高まるとされています。

C　解答　食い初め膳

〔解説〕 お食い初めは，**生後100日目**（または120日目）の子どもに，料理を作って食べさせる（実際は食べるまねをさせる）行事です。一汁三菜を基本とする**食い初め膳**（赤飯，鯛，煮物，吸い物，香の物など）を用意します。

D　解答　あしらい

〔解説〕 **あしらい**は，器に盛り付けた料理に**いろどり**を加えたり，**季節感**を出したりするために添えられるものです。料理の手前に添えられる場合は「**前盛り**」とも呼ばれます。

E　解答　チルド食品

〔解説〕 **チルド食品**の温度帯に法的な規制はありませんが，食品別に最適な温度帯が設定され，－５℃～５℃程度の低温状態で流通しています。これに対し，**冷凍食品**は－18℃以下（業界基準）で管理される食品です。両者を混同しないようにしましょう。

F　解答　特色JASマーク

〔解説〕 2018（平成30）年12月に，「**特色JASマーク**」が制定されました(2022〔令和４〕年3月31日までに新マークに順次移行)。これにより，日本産品・サービスのさらなる差別化・ブランド化に向け，消費者に高付加価値性やこだわり，優れた品質や技術などをわかりやすくアピールすることが期待されます。

G　解答　テトロドトキシン

〔解説〕フグの卵巣や肝臓に含まれる猛毒です。加熱しても毒性が失われず，死亡率が非常に高いことで知られています。

このほか，じゃがいもの芽の**ソラニン**，黄色ブドウ球菌が産生する**エンテロトキシン**など各種毒素の名称を確認しておきましょう。

H　解答　BSE

〔解説〕**BSE**（**牛海綿状脳症**）は，牛の脳の組織がスポンジ状になって，異常行動などの症状を示す病気です。日本では，2003（平成15）年以降に出生した牛からBSEは確認されていませんが，異常プリオンが蓄積するとされる危険部位を屠畜場で除去するなどの対策を継続しています。

I　解答　アウトレットストア

〔解説〕メーカーや卸売業者が，衣料品，靴，かばんなど，自社製品の**過剰在庫品を格安で販売**する店舗のことをいいます。

小売業の業態として，**パワーセンター**，**ホールセールクラブ**などの語句も確認しておきましょう。

J　解答　グリーンロジスティックス

〔解説〕企業にとって効率的な物流であっても，環境に対しては悪影響を及ぼす可能性があることから，**環境にまで配慮する物流**としてグリーンロジスティックスが推進されるようになりました。

このほかに，**ジャストインタイム**，**サプライチェーン**などの語句も確認しておきましょう。

K　解答　ホームミールリプレースメント

〔解説〕直訳すると「**家庭の食事に代わるもの**」という意味になります。Ready to Heat（温めるだけで食べられる），Ready to Eat（盛り付けるだけで食べられる）などの形態があり，ミールソリューションの１つの手法として，広く利用されるようになりました。

L　解答　国際標準化機構

〔解説〕ISOとは，International Organization for Standardizationの略です。なお，国際標準化機構が策定した規格自体をISOと呼ぶ場合もあります。

さらにISO22000（食品安全）に関連して，**HACCP**（ハサップ），

コーデックス委員会についても押さえておきましょう。

M　**解答**　ゼロエミッション

〔**解説**〕一般的には，個々の工場から排出される廃棄物や排ガスをゼロにする取り組みを指す場合もあります。

このほか循環型社会に関連して，**3R**（**リデュース・リユース・リサイクル**），**LOHAS**（ロハス），**コンポスト**などの語句にも注意しておきましょう。

索引

■A～Z

ABC分析……184
BMI……47
BSE（牛海綿状脳症）……152
DHA（ドコサヘキサエン酸）……31
EPA（エイコサペンタエン酸）……31
EOSシステム……179
GATT……203
GM食品……150
HACCP（ハサップ）……146
HDL……32
HMR……160
ISO（国際標準化機構）……210
JAS……121
JAS規格……208
JAS法……105,208
JASマーク……121,208
JHFA……124
LDL……31
MRSA……135
O157……136
PL法……225
POSシステム（販売時点情報管理）……179
QSC……182
Recycle（リサイクル）……213
Reduce（リデュース）……213
Reuse（リユース）……213
SCM（サプライチェーンマネジメント）…181
SF商法（催眠商法）……219,224
SPF豚……110
WHO（世界保健機関）……23,50
α-リノレン酸……31
μg（マイクログラム）……34

■あ

アイドルタイム……183
アイランド（島）陳列……178
アウトレットストア……163
秋の七草……58
悪質商法……219
悪性新生物（がん）……46
悪性貧血……36
アコニチン……131
味の相互作用……69
あしらい……73,77
アトウォーター係数……42
アナフィラキシーショック……126
アネロビクス……53
アポイントメントセールス……219,224
アマトキシン……131
アミグダリン……131
アミノ酸……32
アミノ酸価……33
アミラーゼ……20
粗利益……185
アルカロイド……103
アルコール飲料……102
アレルギー表示……126
アレルゲン……126
安静時代謝量……41

■い

意思表示の取り消し……221
医食同源……79
委託販売制……171
一汁三菜……81
一律基準……209
一括表示……127
一店一帳合制……170
一般飲食物添加物……151
遺伝子組換え食品……125,149
遺伝子組換え農産物……125
遺伝子組換え表示……125
芋名月……59
印紙税……194
インスタント食品……100
インスリン……48
インターバンク市場……204
インフォームド・コンセント……225
インフレーション（インフレ）……192
飲用乳……120,124

■う

ウイルス……131
ウイルスによる食中毒……132
ウエルシュ菌……137
牛海綿状脳症……152

内食……157,158
移り箸……86
売上……185
売上高……186
ウルグアイ・ラウンド……203
売れ筋……174
運動時代謝量……41
■え
エアロビクス……53
営業利益……185
栄養……18,51
栄養価……18
栄養学……23
栄養機能食品……123
栄養成分表示……127
栄養素……18,26,92
駅ナカ……159
エスニック料理……80
エタノール製剤……141
エネルギー源……19,26
エネルギー摂取量……44
エネルギー代謝……40
塩蔵……97
円高……204
エンテロトキシン……135,137
エンド陳列……178
円安……204,205
■お
黄色ブドウ球菌……135
オープン価格制度……170
お食い初め……60
お七夜……60
押しつけ販売……171
おせち料理……59,60
お屠蘇……59,60
帯祝……60
オリゴ糖……28
オレイン酸……31
卸売……174
卸売業者……106,170,174
卸の中抜き……175
オンラインショッピング……164,169
■か
加圧加熱殺菌装置……99
壊血病……35
外国為替……204
外国為替市場……204
海産ほ乳動物……94
外食……157,158
懐石料理……83
会席料理……83
解凍……99,111
界面活性剤……141
価格……185,200
化学的加工……97
化学的消化……20,39
化学物質による食中毒……132
かき箸……86
隠し包丁……72
確定申告……196
隠れ肥満……42
家計……190,191
家計消費者……173
加工食品……94,98,101,113
加工貿易……202
過失責任主義……225
賀寿……60
果汁入り飲料……103
過剰在庫品……163
過剰症……37
過剰摂取……29,34,37
過食症……44
可処分所得……191
かしらひだり……77
仮想商店街……169
数え年……60
かたり商法……219
脚気……35
活性酸素……101
褐変……144
カテゴリーキラー……165
家電リサイクル法……217
果糖……28
加熱調理……74
加熱料理……79
カビ毒……132,145
カフェイン……103
芽胞……136
上座……84,87,88
加盟料（イニシャルフィー）……167
からだの構成成分……19,26,32,36
カルシウム……22,35,37

カロリー……40
カロリーベース……200
川下戦略……173
為替相場（為替レート）……204
環境ホルモン……154
間食……157
関税……203
間接税……194
間接流通……175
感染型……130
乾燥……97
広東料理……80
カンピロバクター……134,138
甘味料……151
還暦……61
■き
機会損失（チャンスロス）……178
機械的消化……20,39
危害分析……146
企業……190
企業統治……210
喜寿……61
季節感……76,81
基礎代謝量……40
既存添加物……151
機能性表示食品……123
基本味……68
逆性石鹸……139,142
客単価……186
逆輸入……202
キャッシュ&キャリー……165
キャッチセールス……219,224
キャリーオーバー……151
嗅覚……68
急速冷凍……99
牛肉トレーサビリティ法……153
牛乳……104,119
休養……51,55
給与所得者……196
供給熱量ベース……200
供給連鎖（サプライチェーン）……181
行事食……58
業種……162
業態……162
強調表示……127
郷土料理……62
業務提供誘引販売取引……222
業務用購買者……173
強力粉……101
拒食症……44
緊急輸入制限措置……203
■く
空気の遮断……97
クーリング・オフ……223,224
クリーニング商法……220
グリーンロジスティックス……181
グリコーゲン（糖質）……28,29,54
グリセリン……21,30
クロスドッキング……181
黒豚……110
燻煙……97
■け
ケ……58
経営指導料（ロイヤリティー）……167
景気の動向……192
経済……190
経済主体……190
景品表示法……209
契約の解除……222
計量法……209
化粧塩……74
血液……35
欠陥……225
欠食……157
血糖……48
欠品……178
欠乏症……35,37
原価……185
健康増進法……124,209
健康補助食品……124
原産国名……107,109,111
原産地……106,107,109,111
源泉徴収……196
原野商法……220
原料原産地名……116
■こ
口角炎……35
高血圧……29,47
高血圧症……37,46,47,52
高血糖……47
公衆衛生……208
甲状腺ホルモン……38

公正競争規約……120,210
口内炎……35
高尿酸血症……48
交配……149
小売業者……170,174
香料……151
５Ｓ活動……141
コース料理……78
コーポレートガバナンス（企業統治）……210
古希……61
国際標準化機構……210
国産……107,109,111
国民の健康の保護……208
国民保健の向上……209
個食……157
孤食……156
個人輸入……202
コストインフレ……193
五節句……58
５大栄養素……18,19
骨粗しょう症……35,37
小麦粉……101
個別表示……127
コラーゲン……35,38
コレステロール……30,31,48
コンビニエンスストア……163,164
コンプライアンス（法令遵守）……210
コンポスト……217
■さ
サービス……190
財……190
細菌性食中毒……130,132
再資源化……213
歳出……194
再使用……213
再商品化義務……215
財政……194
再生利用……213,216
再生利用事業者……216
歳入……194
再販売価格維持行為……170
債務不履行……222
先入先出……178
サキシトキシン……131
探り箸……86
刺し箸……86
サステナビリティ……211
サルモネラ属菌……134
酸化防止剤……151
産業の空洞化……206
傘寿……61
山水盛り……76
３大栄養素……18,28
産地直送……175
酸敗……144
三枚おろし……72
残留基準……209
残留農薬……208,209
■し
次亜塩素酸ナトリウム……141
視覚……68
直箸……86
識別マーク……215
資源……212
資産デフレ……193
脂質……19,30,127
脂質異常症……46,48
支出……191
市場介入……206
自然毒食中毒……131
四川料理……80
持続可能性……211
下ごしらえ……71,99
七五三……60
実支出……191
実支出以外の支出……191
湿度……130,138
卓袱料理……83
指定添加物……151
品切れ……178
死に筋……174
脂肪……20,42
脂肪酸……20,30
社会的健康……50
ジャストインタイム物流……180
煮沸殺菌（消毒）……140
上海料理……80
ジャンブル陳列……178
十三参り……60
ジュース……103
収入……191
重要管理点（CCP）……146

重量ベース……200
ジュール……40
熟成……143
主要５項目……127
循環型社会……212
旬の盛り……67
旬の名残……67
旬の走り……67
順応効果……70
常温保存……99
消化……20,39
消化管……39
消化酵素……20,39
消極的休養法……55
上巳……58
精進料理……59,82
脂溶性ビタミン……34
承諾……211
消毒……140,141
消費エネルギー……42
消費期限……115
消費者起点流通……179
消費者契約法……223
消費者物価指数……192
消費税……195
消費性向……191
商品化計画……177
賞味期限……115
食育……207
食育基本法……207
食事制限……43
食生活学……23
食中毒……130,144
食の外部化……157
食品安全委員会……208
食品安全基本法……208
食品衛生法……139,208
食品関連事業者……105,216
食品循環資源……216
食品添加物……151
食品内毒素型……131
食品廃棄物……212,216
食品表示基準……105
食品表示法……105,207
食品リサイクル法……216
植物性自然毒……131
植物性食品……94
植物性たんぱく質……32
食文化……90
食物アレルギー……126
食物繊維……28,29
食料自給率……199
食料需給表……199
食糧法……207
触覚……68
ショ糖……28
所得……191
所得税……195
飼料自給率……200
視力……35
新型コロナウイルス……153
真空調理食品……100
神経障害……48
神経性大食症……44
神経性無食欲症……44
人日……58
心疾患……46,52
腎症……48
身体活動……41,53
身体活動基準……53
身土不二……64
■す
水域名……111
すい液……20
吸い口……83
水産物……94,105,110
水分……27
水溶性食物繊維……30
水溶性ビタミン……35
スーパーバイザー……167
スーパーマーケット……163,164,168
頭蓋内出血……35
スタグフレーション……192
酢漬け……97
ストレス……50
ストレッチング……55
スローフード運動……65
■せ
生活習慣病……46
生活提案型……176
税金（租税）……194
生産額ベース……200

生産情報公表JASマーク……121,122
精神的健康……50
生鮮食品……94,105
製造業者（メーカー）……173,176
製造物責任法（PL法）……225
生体内毒素型……131
政府……190
税負担者……194
生物学的消化……20,39
生物的加工……96
生理作用……34
生理作用の調整……19,26
セーフガード……203
世界３大珍味……78
世界３大料理……78
節供……58
積極的休養法……55
節句……58
摂取エネルギー……42
摂取不足……37
セレウス菌……136
ゼロエミッション……214
全形料理……80
潜伏期間……133
■そ
造血作用……36
総菜……158
相乗効果……70
ソース……78
咀嚼……39
卒寿……61
そら箸……86
ソラニン……131
■た
ターゲット……183
ダイエット……42
体脂肪……43,53
代謝……40
対象加工食品……116
代替商品……178
台引……82
対比効果……70
大名おろし……73
第６の栄養素……19
抱き合わせ販売……171
だし……74
建値制度……170
多糖類……28
七夕……58
端午……58
炭酸飲料……103
炭水化物……19,28,127
胆汁……20
単純脂質……30
単糖類……28
たんぱく質……19,20,32,127
■ち
チェーンストア……166
畜産物……94,105,109
地産地消……64
茶……103
茶懐石……83
着色料……151
中国料理……79
中性脂肪……48
中力粉……101
腸炎ビブリオ……133
聴覚……68
腸管出血性大腸菌……136
超高温殺菌法……119
腸内環境……29
重陽……58
調理……71
直接税……194
直接販売……113
直接流通……175
貯蓄性向……191
チルド食品……99
■つ
通過儀礼……60
通信販売……164,175,222
痛風……48
■て
定温管理流通JASマーク……121,122
低温長時間殺菌法
（パスチャライズ）……119
低温貯蔵……97
テイクアウト……113,157
ディスカウントストア……163,165
ディマンドプルインフレ……193
鉄……37,38
テトラミン……131

テトロドトキシン……131
デパ地下……159
手開き……73
デフレーション（デフレ）……192
デフレスパイラル……192
デポジット制……213
デリカテッセン……160
電子マネー……169
天然香料……151
天然添加物……151
デンプン……20,28,79
天盛り……77
電話勧誘商法……220
電話勧誘取引……222,224
電話勧誘販売……223
■と
糖質……28,54
糖尿病……29,46,48,52
動物性自然毒……131
動物性食品……94
動物性たんぱく質……32
動脈硬化……32,47,52
時知らず……67
特色JASマーク……121,122
独占禁止法……171
毒素型……130
特定家庭用機器（家電４品目）……217
特定危険部位……152
特定継続的役務提供……222,224
特定原材料……126
特定事業者……215
特定JASマーク……121,122
特定商取引法……222
特定保健用食品……123,209
特別用途食品……124,209
トクホ……123
土産土法……64
年越しそば……59
特恵関税制度……204
特恵税率……204
トランス脂肪酸……32
問屋……174
■な
内職商法……219,222,224
内臓脂肪型肥満……47
内容証明郵便……224
中食……158
ながら食い……157
ナショナルブランド……179
ナチュラルチーズ……97
ナトリウム……37
７S活動……141
七草がゆ……58
なみだ箸……86
ナレッジマネジメント……210
■に
ニーズ……162
握り箸……86
肉体的な健康……50
二次汚染……133,137
日配品……178
二糖類……28
日本食品標準成分表……93
日本的な商慣行……170
日本農林規格……121
日本版401k……197
日本料理……81
二枚おろし……72
乳飲料……104
乳酸……54
尿酸……48
■ね
値入れ……177
ネガティブオプション……219,221
ネガティブリスト制度……209
値ごろ感……177
値つけ……177
ネット通販……169
熱量（エネルギー）……127
ねぶり箸……86
年中行事……59
粘膜……35
年金制度……197
年末調整……196
■の
脳血管疾患……46
脳梗塞……46
農産物……94,105,107
濃縮還元……103
脳出血……46
納税義務者……194
脳卒中……46,52

農薬……209
ノロウイルス……137
■は
バーコード……179
廃棄物……212
ハイパーマーケット……166
売買契約……221
白寿……61
薄力粉……101
派遣店員制度……171
箸使いのタブー……85
発酵……97,143
発酵食品……97
発酵分解……39
発生抑制……213
初宮参り……60
初物……67
春の七草……58
ハレ……58
パワーセンター……165
販売協力金……172
■ひ
皮下脂肪型肥満……47
非課税取引……195
微生物……97,140,143,144
ビタミン……19,26,34
ビタミンA……34
ビタミンB群……35
ビタミンC……35
ビタミンD……34
ビタミンE……34
ビタミンK……34
必須アミノ酸……32
肥満……42,47
貧血……36,37,38,52
品種改良……149
品目別の自給率……200
■ふ
フィッシング詐欺……220
フードマイレージ……65
フェイス……178
複合原材料……114
複合脂質……30
ふたり箸……86
物価……191
物理的加工……97
物流業者……174
不当景品類及び不当表示防止法……209
ブドウ糖……28
腐敗……97,143
不法行為……225
不飽和脂肪酸……31
不溶性食物繊維……30
プライベートブランド……179
フランス料理……78
フランチャイズチェーン……164,167
フリーマーケット……213
プリオン……152
プリン体……49
プロセスチーズ……97
プロテイン……32
噴水効果……159
分別収集……215
分別生産流通管理……125
■へ
並行輸入……202
米寿……61
北京料理……80
ペプシン……20
ヘモグロビン……33,38
ベロ毒素……136
変質……143
変調効果……70
変動相場制……204
変敗……144
■ほ
貿易……202
貿易摩擦……206
訪問販売……164,222,223,224
法令遵守……210
飽和脂肪酸……31
ホームミールリプレースメント……160
ホールセールクラブ……165
補完商品……178
保健機能食品……123
ポジティブリスト制度……208,209
補足効果……33
保存料……151
ボツリヌス菌……135
ホテイチ……159
ボランタリーチェーン……167
ポリフェノール……101,144

本膳料理…82
■ま
マーチャンダイジング…177
マナー…84
迷い箸…86
マルターゼ…20
マルチ商法…220,222,224
■み
ミールソリューション（MS）…158
味覚…68
味覚異常…38
ミニマムアクセス（最低限輸入義務）…203
ミネラル…19,26,36
■む
無機質…36
向付…81
無酸素性運動（アネロビクス）…53
ムスカリン…131
■め
メーカー希望小売価格…170
銘柄名…109
名称…106,108,114
メタボリックシンドローム
（内臓脂肪症候群）…47
メニューメイキング…183
■も
申込み…221
網膜症…48
持ち箸…86
モニター商法…220,224
■や
焼き物…77,81
薬食同源（薬食一如）…79
飲茶…80
夜盲症…35
■ゆ
有益微生物…145
有害微生物…145
有機加工食品…122
有機JASマーク…122
有機飼料…122
有機畜産物…122
有機農産物…122
有酸素性運動（エアロビクス）…53
誘導脂質…30
油脂…30,79
輸出産業…205
輸入産業…205
輸入割当制度…203
■よ
容器包装…214
容器包装廃棄物…214
容器包装リサイクル法（容リ法）…214
溶血性貧血…35
養殖…111
洋ナシ型…47
ヨーヨー現象…43
抑制効果…70
寄せ箸…86
■り
リードタイム…177
リサイクル…213
リターナブルびん…213
リデュース…213
リノール酸…31
リパーゼ…20
リバウンド…44
リベート…171
リユース…213
流通…173
流通経路…168,174
リン…37
リンゴ型…47
林産物…94
■れ
霊感商法…220
冷凍食品…99
レギュラーチェーン…166
レトルト食品…99
レトルトパウチ食品…99
■ろ
ロジスティックス…180
ロハス（LOHAS）…212
■わ
和食器…76
和牛…110
渡し箸…86
椀盛り…77,81

●法改正・正誤等の情報につきましては、下記「ユーキャンの本」ウェブサイト内
「追補（法改正・正誤）」をご覧ください。
https://www.u-can.co.jp/book/information

●本書の内容についてお気づきの点は
・「ユーキャンの本」ウェブサイト内「よくあるご質問」をご参照ください。
https://www.u-can.co.jp/book/faq
・郵送・FAX でのお問い合わせをご希望の方は、書名・発行年月日・お客様のお名前・ご住所・FAX 番号をお書き添えの上、下記までご連絡ください。
【郵送】〒169-8682 東京都新宿北郵便局 郵便私書箱第 2005 号
ユーキャン学び出版 食生活アドバイザー®検定 資格書籍編集部
【FAX】03-3350-7883
◎より詳しい解説や解答方法についてのお問い合わせ、他社の書籍の記載内容等に関しては回答いたしかねます。

●お電話でのお問い合わせ・質問指導は行っておりません。

ユーキャンの 食生活アドバイザー®検定２級 速習テキスト＆予想模試 第４版

2012年４月27日　初　版　第１刷発行
2016年３月31日　第２版　第１刷発行
2019年５月25日　第３版　第１刷発行
2023年４月７日　第４版　第１刷発行

編　者　ユーキャン食生活アドバイザー®検定試験研究会
発行者　品川泰一
発行所　株式会社 ユーキャン 学び出版
〒151-0053
東京都渋谷区代々木1-11-1
Tel 03-3378-1400

編　集　株式会社 東京コア

発売元　株式会社 自由国民社
〒171-0033
東京都豊島区高田3-10-11
Tel 03-6233-0781（営業部）

印刷・製本　望月印刷株式会社

※落丁・乱丁その他不良の品がありましたらお取り替えいたします。お買い求めの書店か自由国民社営業部（Tel 03-6233-0781）へお申し出ください。

 ISBN978-4-426-61480-5

ユーキャンの

食生活アドバイザー®検定2級 速習テキスト＆予想模試

第4版

別冊

一問一答 ＆ お役立ち情報

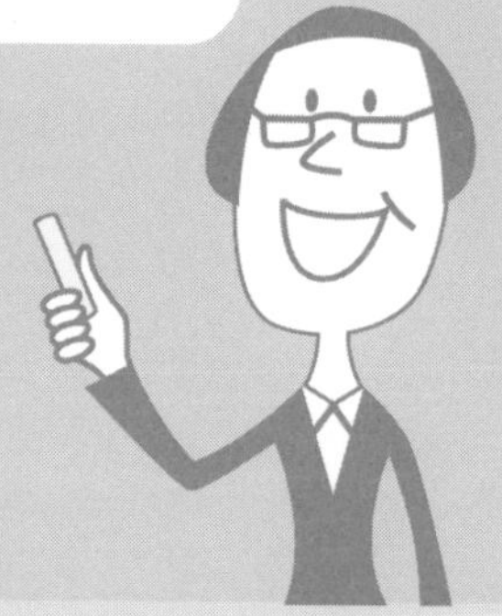

目次

○×一問一答で得点 Get ！

1章　栄養と健康　2
2章　食文化と食習慣　4
3章　食品学　6
4章　衛生管理　8
5章　食マーケット　10
6章　社会生活　12

お役立ち情報 CHECK ！

（1）消化吸収の仕組み　14
（2）生活習慣病の症状・食事の留意点　15
（3）行事や風習　①賀寿　②五節句　18
③行事食　19
④旬　21
（4）全国のおもな郷土料理　22
（5）食にまつわる数・単位　24
（6）食にまつわるマナー　①嫌い箸　26
②席次　27
（7）経済知識　①おもな経済指標　28
②物価と景気　29
（8）税金の種類　30
（9）社会福祉　31
（10）食に関することわざ・格言　32
（11）食に関する四字熟語　34
（12）再チェック用語　36

Q 1 食物に含まれている物質を利用しながら，からだを維持していく状態を栄養という。

Q 2 食生活学とは，健康な生活を送るためにどのような栄養素が必要なのかを考える学問である。

Q 3 3大栄養素のひとつであるたんぱく質は，糖質と食物繊維に分けられる。

Q 4 食品に含まれる栄養素が燃焼するときに発生する1g 当たりのエネルギー量は，アトウォーター係数という。

Q 5 「日本人の食事摂取基準」では，主要無機質を多量ミネラル，微量無機質を微量ミネラルとしている。鉄は微量ミネラルである。

Q 6 何もせず，ただ横になっている状態において消費されるエネルギー量を安静時代謝量という。

Q 7 痛風の発症には，プリン体の多い食事が関わっている。

Q 8 無酸素性運動では，筋肉がつき，基礎代謝量が上がる。肥満の解消に役立つため，できるだけ長時間行うとよい。

Q 9 運動の効果はおおよそ1週間続くので，1週間に1度のペースで運動することが望ましい。

A 1

また，からだを維持していくために必要な物質を栄養素という。 ○

A 2

食生活学では，健康にすごすための，日々の生活の内容やどのようなものを食べているか，ストレスにさらされていないかなどを総合的に考えていく。 ×

A 3

糖質と食物繊維に分けられるのは，炭水化物である。 ×

A 4

３大栄養素のアトウォーター係数は，糖質４kcal，脂質９kcal，たんぱく質４kcalである。 ○

A 5

微量ミネラルは，鉄のほか，亜鉛，銅，マンガン，ヨウ素，セレン，クロム，モリブデンである。 ○

A 6

安静時代謝量とは，座った姿勢で休息している状態において消費されるエネルギー量のことである。設問の記述は基礎代謝量のことである。 ×

A 7

痛風の発症原因となる，血液中の尿酸は，プリン体を原料として肝臓で産生される。血中尿酸値を下げるには，プリン体を多く含む食品の摂取を控える。 ○

A 8

無酸素性運動では，エネルギー源の糖質を分解するときに，乳酸が生じる。筋肉に多量に蓄積すると筋肉の収縮を妨げるため，無酸素性運動は短時間しかできない。 ×

A 9

運動してもその効果は約72時間しかもたないとされている。よって，30分以上の運動を週２回以上行うことが望ましい。 ×

Q 1 3月3日の重陽の節句は散らしずしや，菱餅，ハマグリの吸い物などで祝う。

Q 2 60年たつと，生まれた年の干支に再び還ることから，数え年で61歳を還暦という。

Q 3 土産土法とは，その土地で収穫されたものは，さまざまな過程を経てその土地の土に還すという，循環の考え方である。

Q 4 旬の食材は，収穫量が多いだけでなく，からだにもよい。

Q 5 味には甘味，苦味，酸味，塩味の４つがあり，これを四味という。

Q 6 特に日本料理では，味だけでなく見た目の美しさが重視される。

Q 7 味の調和や季節感を表す目的で汁物に添えられる木の芽，みょうが，柚子，七味唐辛子などをあしらいという。

Q 8 世界３大料理とされるのは，フランス料理，ロシア料理，トルコ料理である。

Q 9 器の中の料理を箸でかき混ぜて，中身を探るのは，「寄せ箸」といい，箸使いのタブーである。

A 1 ３月３日は上巳の節句である。重陽の節句は９月９日で，菊酒，手巻きずし，菊ずし，栗飯などで祝う。 ×

A 2 還暦祝いでは，魔除けや厄除けの意味をもつ赤色の品物を贈る習わしがある。 ○

A 3 土産土法とは，「その土地で収穫されたものは，その土地の方法で調理・保存して食べるのが最も望ましい」とする考え方である。 ×

A 4 旬の食材は，味がよいことのほかに，栄養素が豊富に含まれていることから，その時期に食べることがからだにもよいとされている。 ○

A 5 甘味，苦味，酸味，塩味の四味に，うま味を加えた五味を基本味とすることがある。 ○

A 6 特に日本料理では，見た目の美しさも重視される。盛りつけ方とともに，夏は涼しげなガラス，冬には暖かみのある陶器など，季節に合わせた食器が用いられる。 ○

A 7 あしらいとは，器に盛った料理を引き立てるために添えるものをいう。汁物に添えるのは，吸い口である。 ×

A 8 世界３大料理とされるのは，フランス料理，中国料理，トルコ料理である。 ×

A 9 器の中の料理を箸でかき混ぜて，中身を探るのは，「探り箸」。「寄せ箸」は，箸を使って，器を自分のほうに引き寄せることで，いずれも箸使いのタブー「嫌い箸」の１つである。 ×

Q 1 レトルト食品は，高圧加熱殺菌（120℃で４分以上の加熱）により，長期間（１～２年間）の冷蔵保存が可能である。

Q 2 栄養機能食品は，表示されている効果や安全性について国が審査を行い，食品ごとに消費者庁長官が許可する。

Q 3 食品の安全性の確保は，食品加工の目的のひとつである。

Q 4 小麦の加工品である小麦粉は，含まれるグルテンの量によって，３種類に分けられる。

Q 5 水産物を凍結させただけでも，加工したと見なされ，加工食品とされる。

Q 6 「和」とは「日本」のことなので，「黒毛和牛」と明記してあれば，原産地表示とみなされる。

Q 7 原材料名の表示では，添加物と原材料を合わせた全体で，重量の重い順に表示する。

Q 8 栽培中だけでなく，種まきや植えつけの前２年以上，原則として化学合成農薬と化学肥料を使わずに栽培した野菜は「オーガニック」と表示できる。

Q 9 エネルギー（熱量），たんぱく質，脂質，炭水化物，食塩相当量が，栄養成分表示の主要５項目である。

A 1 レトルト食品は，高圧加熱殺菌（120℃で４分以上の加熱）により，長期間（１～２年間）の常温保存が可能である。 ×

A 2 栄養機能食品は，基準に適合すれば，栄養成分の機能を表示できる。届出や許可は必要ない。表示されている効果や安全性については国が審査を行い，食品ごとに消費者庁長官の許可が必要なのは特定保健用食品である。 ×

A 3 安全な食品として提供できるように，食べられない部分や有毒な部分を取り除く安全性の確保は，食品加工の目的のひとつである。 ○

A 4 グルテンの量が多い順に，強力粉，中力粉，薄力粉の３種類に分けられる。 ○

A 5 単に洗浄したり切断したり，凍結させただけの水産物は加工食品ではなく，生鮮食品とされる。 ×

A 6 「和牛」と表記しただけでは原産地を示していることにはならない。「黒毛和牛（○○県産）」というように，別に原産地表示をしなければならない。 ×

A 7 添加物と原材料とは，明確に区別して重量が重い順に表示する。 ×

A 8 登録認定機関が検査し，認定された事業者のみが有機JASマークをつけることができ，「有機」または「オーガニック」などの表示ができる。 ×

A 9 容器包装に入れられた一般用加工食品と添加物について，栄養成分表示が義務化されている。 ○

Q1 食中毒の原因物質のうち，黄色ブドウ球菌は，感染型に分類される。

Q2 ウエルシュ菌は，75℃で１分以上加熱することにより死滅する。

Q3 細菌が増殖するための条件は，栄養素・湿度・温度の３つである。

Q4 手洗いの際には，殺菌力が強い逆性石鹸を普通の石鹸と同時に使うと効果的である。

Q5 変敗とは，腐敗までは行かないが，色や味が変わって食用に適さなくなった状態のことである。

Q6 HACCP は製造・加工過程における日常的・自主的な予防処置に重点を置いた食品衛生管理システムであり，2018年の食品衛生法改正で食品業界のすべての企業で導入が義務づけられた。

Q7 遺伝子組換え食品を輸入・販売することはできない。

Q8 一部の調味料や甘味料は，食品の風味をよくするために使用する食品添加物である。

Q9 牛肉トレーサビリティ法によって，牛肉が消費者に供給されるまでの生産流通履歴情報の把握（トレーサビリティ）が可能となった。

A 1 黄色ブドウ球菌は，食中毒の原因物質で，食品内毒素型に分類される。 ×

A 2 ウエルシュ菌の耐熱性芽胞は，100℃で1～3時間加熱しても生き残り，食品の温度が発育に適した温度まで下がると発芽し，急速に増殖する。 ×

A 3 梅雨時期から高温多湿の夏場にかけては細菌が増殖しやすく，細菌性の食中毒は6月～10月の発生件数が多い。 ○

A 4 逆性石鹸は，普通の石鹸と同時に使用すると殺菌力がなくなるため，石鹸で洗った後，よく水ですすいでから使用する。 ×

A 5 食品中の炭水化物や脂肪が，繁殖した微生物の作用によって酵素分解され，劣化する現象を変敗という。 ○

A 6 食品衛生法改正で全ての食品等事業者にHACCPに沿った衛生管理が義務づけられた。猶予期間が設けられていたが、2021年6月より完全施行された。 ○

A 7 遺伝子組換え食品は，安全性の確認されたものについて製造・輸入・販売等を許される。 ×

A 8 食品添加物は使用目的別に，食品の製造・加工に必要なもの，保存性を高めるもの，風味・外観をよくするもの，栄養成分を強化するもの，品質をよくするもの，に分類される。 ○

A 9 牛肉トレーサビリティ法では，国内で生まれたすべての牛と輸入牛に，10桁の個体識別番号の印字された耳標の装着が義務化されている。 ○

Q1 食品の流通経路には，生産者と消費者との間に，卸売業者や小売業者などの流通業者が存在しない場合もある。

Q2 電子書籍は再販価格維持制度の対象ではなく，再販売価格維持行為が認められていない。

Q3 アウトレットストアとは，EDLP（Every Day Low Price）をモットーとして，衣類，家庭用品，家電品などを常に低価格で販売する店舗のことである。

Q4 オンラインショッピングは「ネット通販」とも呼ばれ，「楽天市場」「Yahoo! ショッピング」といった仮想商店街への出店が増加している。

Q5 商品が売れてしまい，在庫がなくなることを「欠品」という。

Q6 バターとマーガリンのように，どちらかが売れれば他方は売れない可能性が高い商品を補完商品という。

Q7 食事を抜くことを欠食という。

Q8 売上原価率は，売上高に占める売上原価の割合である。

Q9 商品ごとの原価率は，その商品の販売価格に占める仕入れ価格の割合である。

A 1 流通業者が存在する間接流通のほかに，産地直送やインターネットによる通信販売などの，生産者と消費者が直接取引をする直接流通がある。 ○

A 2 再販価格維持制度の対象6品目は，①書籍，②雑誌，③新聞，④音楽用ＣＤ，⑤音楽用テープ，⑥レコードである。 ○

A 3 アウトレットストアとは，メーカーや卸売業者が，自社製品の過剰在庫品を格安で販売する店舗のことである。設問のEDLPをモットーとした店舗とは，ディスカウントストアのことである。 ×

A 4 商圏に制約される実際の店舗に対し，インターネットでは，世界中に拡大する可能性がある。 ○

A 5 売れてしまって商品在庫がなくなるのは「品切れ」である。発注や配送のミスなどによって，予定していた数量の商品を取り揃えていない状態（または不足している商品）を「欠品」という。 ×

A 6 補完商品とは，コーヒーと角砂糖のように，両方いっしょに売れる可能性が高い商品をいう。一方が売れればもう一方は売れない可能性が高い商品は代替商品という。 ×

A 7 食事を抜くことを欠食といい，生活リズムが乱れる原因になるといわれている。 ○

A 8 売上原価率 ＝ 売上原価 ÷ 売上高 × 100
粗利益率と売上原価率を合計すると，100%となる。 ○

A 9 商品原価率 ＝ 仕入価格 ÷ 販売価格 × 100 ○

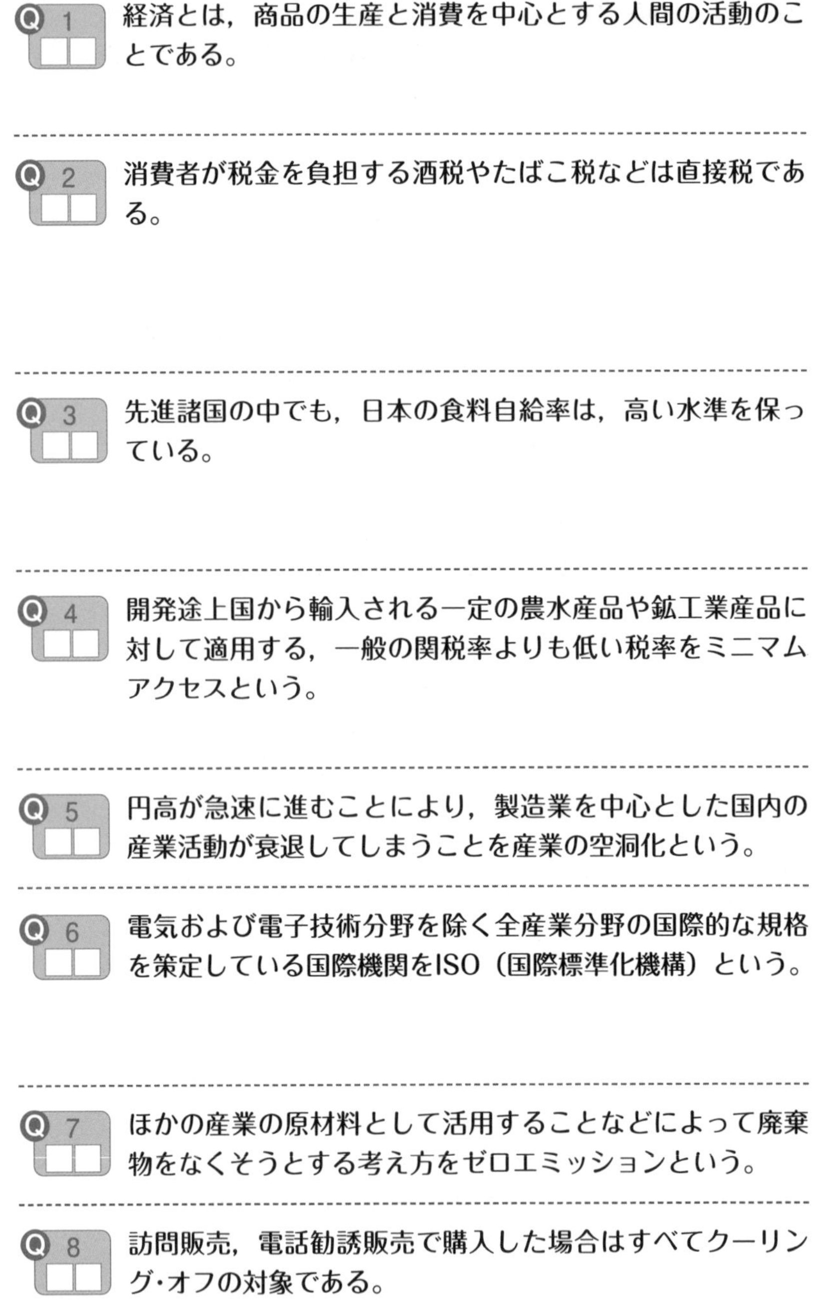

Q 1
経済とは，商品の生産と消費を中心とする人間の活動のことである。

Q 2
消費者が税金を負担する酒税やたばこ税などは直接税である。

Q 3
先進諸国の中でも，日本の食料自給率は，高い水準を保っている。

Q 4
開発途上国から輸入される一定の農水産品や鉱工業産品に対して適用する，一般の関税率よりも低い税率をミニマムアクセスという。

Q 5
円高が急速に進むことにより，製造業を中心とした国内の産業活動が衰退してしまうことを産業の空洞化という。

Q 6
電気および電子技術分野を除く全産業分野の国際的な規格を策定している国際機関をISO（国際標準化機構）という。

Q 7
ほかの産業の原材料として活用することなどによって廃棄物をなくそうとする考え方をゼロエミッションという。

Q 8
訪問販売，電話勧誘販売で購入した場合はすべてクーリング･オフの対象である。

A 1 生活のために必要な物品を財といい，生活に役立つ通信や交通，医療，教育などをサービスという。売買されるために生産された財やサービスが商品である。 ○

A 2 所得税や法人税などのように，税金を納める義務のある人（納税義務者）と税金を負担する人（税負担者）とが一致する税を直接税という。酒税やたばこ税などのように納税義務者と税負担者（消費者）とが一致しない税を間接税という。 ×

A 3 先進諸国の食料自給率（供給熱量ベース）は，カナダ，オーストラリア，アメリカ，フランスでは100%を超えているが，日本は韓国とともに50%を下回っており，先進諸国のうち，最下位といえる。 ×

A 4 ミニマムアクセス（最低限輸入義務）とは，国内消費量に比べて輸入の割合が低い品目に最低限の輸入機会を設ける制度である。発展途上国からの輸入品に対して低く設定する関税率は，特恵税率という。 ×

A 5 円高が急速に進むと，主要産業は安い労働力と土地を求めて海外に生産拠点を移し，国内産業は衰退する。 ○

A 6 代表的なISO 規格としては，品質（顧客や市場のニーズに応える），環境（環境リスクの低減と経営との両立），食品安全（HACCPの手法を取り入れたシステム）などがある。 ○

A 7 一般的に，個々の工場から排出される廃棄物をゼロにする取り組みをゼロエミッションと呼ぶ場合もある。 ○

A 8 3,000円未満の現金による取引の場合，消耗品を使ってしまった場合，自動車の販売または自動車のリースは，クーリング・オフの対象とならない。 ×

(1) 消化吸収の仕組み

■消化器官の位置

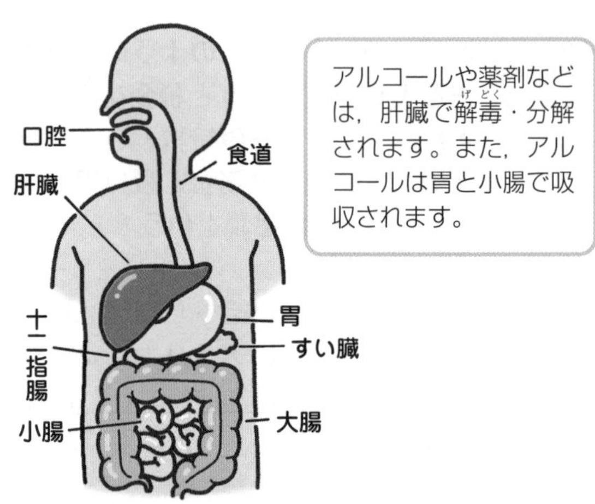

アルコールや薬剤などは，肝臓で解毒（げどく）・分解されます。また，アルコールは胃と小腸で吸収されます。

胃から小腸に続く部分を十二指腸といいます。ここでは，すい臓から分泌されるすい液と，肝臓から分泌される胆汁が出されます。胆汁は消化酵素を含んでいませんが，脂肪の分解に役立ちます。

■消化液と消化酵素の働き

消化液（分泌器官）	消化酵素	消化酵素の働き
唾液（口）	アミラーゼ	デンプン→麦芽糖
胃液（胃）	ペプシン	たんぱく質→ペプトン
すい液（すい臓）	アミラーゼ	デンプン→麦芽糖
	マルターゼ	麦芽糖→ブドウ糖
	トリプシン	たんぱく質→アミノ酸
	リパーゼ	脂肪 →脂肪酸＋グリセリン
胆汁（肝臓）	—	リパーゼの働きを助ける
腸液（小腸）	マルターゼ	麦芽糖→ブドウ糖
	ペプチターゼ	ペプトン→アミノ酸

(2) 生活習慣病の症状・食事の留意点

生活習慣病とは，毎日の偏った生活習慣の積み重ねによって発症する病気の総称です。生活習慣病は30～40歳代に急増するため，以前は成人病と呼ばれていましたが，子どもでも発症するケースが増えたこと，また偏った生活習慣を改めることによって発病を防げることから，生活習慣病と呼び名が変わりました。

①高血圧症

動脈に高い圧力がかかるため，血管の内側の細胞が傷つきやすく，そこにコレステロールなどが染み込んでたまり，動脈硬化を招きます。動脈硬化は心筋梗塞や脳梗塞，脳出血などを引き起こします。血圧は加齢とともに上昇しますが，偏った生活習慣が加わることによって高血圧症を発症しやすくなります。

■食事上の注意点

- ●減塩するほか，カリウム・カルシウム・食物繊維の摂取を心がける
- ●エネルギーの過剰摂取に注意し，標準体重を保つ
- ●脂質，とくにコレステロールの多い動物性脂肪のとりすぎに注意する
- ●アルコール，たばこなど刺激の強いものは控える
- ●高血圧の治療における食塩摂取量の推奨値は１日6ｇ未満（日本高血圧学会）

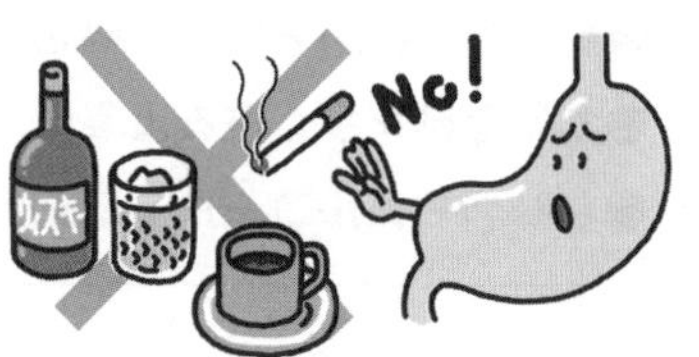

②脂質異常症

血液中の脂質（コレステロールや中性脂肪）が増えすぎた状態をいいます。運動不足などで血液の流れが悪くなると，この脂質が血管（動脈）の壁に入り込んで動脈硬化の原因となります。脂質異常症は痛みもなく，症状が現れにくいため，定期的に健康診断を受けて早めに発見することが大切です。

■食事上の注意点

- ●食べすぎない（適正なエネルギー摂取）
- ●コレステロールの多い食品を控える
- ●肉類よりも魚類，食物繊維を多く摂るようにする

③糖尿病

インスリンというホルモンが不足したり，十分に作用しなかったりすると，血液中のブドウ糖（血糖）がエネルギー源として利用されず，高血糖状態となります。また尿中にも血糖が排せつされるようになります。このような状態を糖尿病といいます。

■食事上の注意点

- ●食べすぎない（適正なエネルギー摂取）
- ●１日３食の食事時間を一定にする
- ●動物性の脂肪を控え，植物性の油や魚の脂肪を摂る
- ●食物繊維を多く摂るようにする
- ●甘味料・アルコール・清涼飲料水は控えめにする

初期段階では自覚症状がありませんが，発症すると完治しにくく，進行すると網膜症・腎症・神経障害の３大合併症が現れるようになります。

④痛風

血液中に含まれる尿酸が多くなり（高尿酸血症），関節に結晶として沈着し，痛覚神経を刺激するようになった状態をいいます。痛風は中年以降の男性に発症しやすく，足の親指の付け根などに激しい痛みが生じ，赤く腫れ上がる痛風性関節炎などがみられます。

高尿酸血症には遺伝や肥満のほか，プリン体の多い食事などが関与しているといわれています。

■食事上の注意点

- ●プリン体を多く含む食品を控える
- ●アルコールは，尿酸の合成を高めたり尿酸の排出を低下させたりするので控える
- ●水分をたっぷり摂る

⑤胃腸病

胃腸の疾患があると，栄養素の吸収が妨げられてしまいます。疾患としては，胃炎，腸炎，胃・十二指腸潰瘍などがあります。

■食事上の注意点

胃　炎	急性胃炎…１食～１日の絶食のあと，徐々に消化のよい食品をとる
	慢性胃炎…胃液の分泌が多い過酸性では，刺激の少ない食品をとり胃液の分泌を抑える。胃液の分泌が少なすぎる低酸性では，香辛料やスープなど胃液の分泌を促進する食品を多くとる
腸　炎	消化不良により起こるため，しばらくの絶食ののち，徐々に消化のよい食事にする
胃・十二指腸潰瘍	消化のよい食事を心がけ，アルコール，コーヒー，たばこなどの刺激物は避ける。高エネルギー，高たんぱく食とし，消化の悪い脂質は避ける

(3) 行事や風習 ①賀寿

賀寿	年齢	語源
還暦（かんれき）	61歳	60年たつと，生まれた年の干支に再び還ることから
古希（こき）	70歳	唐の詩人杜甫（とほ）の「曲江詩（きょっこうし）」に出てくる「人生七十古来稀」から
喜寿（きじゅ）	77歳	「喜」の草書体「㐂」が七十七に見えることから
傘寿（さんじゅ）	80歳	「傘」の略字「仐」が八十と読めることから
米寿（べいじゅ）	88歳	「米」という字を分解すると八十八だから
卒寿（そつじゅ）	90歳	「卒」の略字「卆」が九十と読めることから
白寿（はくじゅ）	99歳	「百」から「一」をとると「白」という字になることから

(3) 行事や風習 ②五節句

節句	月日	節句の別名	料理（節供）
人日（じんじつ）	1月7日	七草（ななくさ）の節句	七草がゆ
上巳（じょうし）	3月3日	ひな祭り 桃の節句	散らしずし，菱餅（ひしもち）， 桜餅，白酒， ハマグリの吸い物
端午（たんご）	5月5日	菖蒲（しょうぶ）の節句 こどもの日	柏餅（かしわもち），ちまき
七夕（たなばた）	7月7日	七夕祭り 笹の節句	そうめん，ウリ類
重陽（ちょうよう）	9月9日	菊の節句	菊酒，手巻きずし，菊ずし，栗飯

(3) 行事や風習 ③行事食

行事	月日	行事の内容〔料理〕
お正月	1月 1～3日	門松，注連縄（しめなわ），鏡餅を飾り新年を祝う 〔おせち料理〕 〔お屠蘇（とそ）〕 〔雑煮（ぞうに）〕
鏡開き	1月11日	神仏に供えた鏡餅を下げ，雑煮などに入れる〔鏡餅を入れたあずき汁粉〕
節分	2月3日 または4日	ひいらぎの枝にいわしの頭を刺して門口に立て，邪気を払う〔煎り大豆，恵方巻き〕
春の お彼岸	3月20日 ごろの7日間	その年の春分の日を中日とした前後3日間〔ぼた餅，精進料理〕
灌仏会（かんぶつえ）	4月8日	お釈迦様の誕生を祝う〔甘茶〕
盂蘭盆（うらぼん） （お盆）	7月 13～15日	先祖の霊を迎えて供養する〔精進料理，野菜，果実〕

行事	月日	行事の内容〔料理〕
お月見	9月15日ごろ	十五夜（陰暦8月15日）の月を鑑賞し豊作を祝う。秋の七草を生け，里芋を供える〔月見団子，衣（きぬ）かつぎ〕
秋のお彼岸	9月20日ごろの7日間	その年の秋分の日を中日とした前後3日間〔おはぎ，精進料理〕
新嘗祭（にいなめさい）	11月23日	稲の収穫を祝い，翌年の豊穣を祈る〔新しい穀物でつくった餅，赤飯〕
冬至	12月22日または23日	1年で昼が最も短い日。柚子湯に入る〔かぼちゃ，こんにゃく〕
大晦日（おおみそか）	12月31日	新年を迎える年越しのお祝いをする〔年越しそば〕

■誕生・成長の祝いごと

帯祝（おびいわい）	妊娠5か月目の戌（いぬ）の日に腹帯を巻き，妊娠を祝うとともに出産の無事を祈る〔赤飯〕
お七夜	生後7日目を祝う行事。子どもの命名をする〔赤飯，鯛〕
初宮参り	生後30日ごろ初めて産土神（うぶすながみ）に参詣する行事。出産を報告し，健やかな成長を願う〔赤飯，紅白餅，鰹節〕
お食（く）い初（ぞ）め	子どもに初めての料理をつくって食べさせる行事。実際は食べるまねごとをさせる〔食い初め膳〕
七五三	男の子は5歳，女の子は3歳と7歳の11月15日に氏神（うじがみ）に参詣する行事〔赤飯，鯛，千歳飴〕
十三参り	数え年で13歳になった年，知恵と福寿を授かるために虚空蔵菩薩（こくうぞうぼさつ）に参詣する〔赤飯〕

※地域によって，異なる場合がある

(3) 行事や風習 ④旬

春

たけのこ
わらび
ふき
セロリ
にら
アスパラガス
新たまねぎ
菜の花

初カツオ
サワラ（春）
トビウオ
サクラエビ
桜ダイ
ニシン
アサリ
メバル
サヨリ

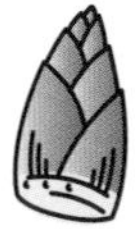

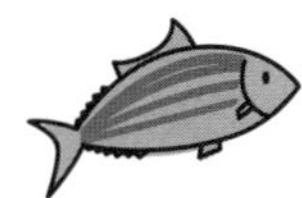

夏

きゅうり
トマト
らっきょう
じゅんさい
さやいんげん
さくらんぼ
えだまめ
とうもろこし
大玉すいか
ビワ
うめ

ピーマン
なす
アジ
イサキ
スズキ
トキザケ
キハダマグロ
うなぎ
はも
アユ
あわび

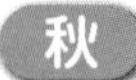

秋

まつたけ
しいたけ
なし
さつまいも
柿
かぶ
栗
ぶどう
りんご

サンマ
秋サケ
戻りカツオ
マサバ
カンパチ
マハゼ
ホタテ

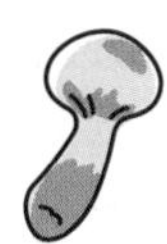

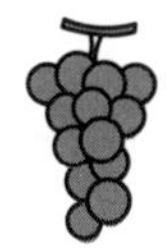

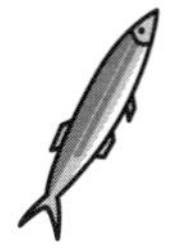

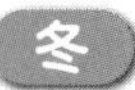

冬

白菜
だいこん
ネギ
ほうれん草
ブロッコリー
にんじん
さといも
れんこん
ポンカン
晩柑類

寒ブリ
トラフグ
ヤリイカ
タラ
カキ
サワラ（冬）
マダイ
マグロ
ヒラメ
アンコウ
タコ
芝エビ

※２つの季節にまたがるものもある

(4) 全国のおもな郷土料理

●近畿地方

滋賀：鮒寿司，もろこ料理
京都：ハモ料理，湯葉料理，サバの棒寿司，京漬物，賀茂なすの田楽
奈良：奈良漬け，柿の葉寿司
大阪：箱寿司，バッテラ，船場汁
和歌山：茶粥，クジラ料理，ウツボ料理
兵庫：イカナゴの釘煮，ボタン鍋

●北陸地方

新潟：わっぱ飯，笹だんご，へぎそば
富山：鱒寿司，ホタルイカ料理
石川：治部煮，かぶら寿司
福井：越前ガニの鍋，ぼっかけ

●中国地方

鳥取：松葉ガニ料理，豆腐ちくわ
島根：出雲そば，シジミ汁，ぼてぼて茶
岡山：ままかり料理，祭り寿司
広島：カキの土手鍋，小イワシ料理
山口：フグ料理，いとこ煮

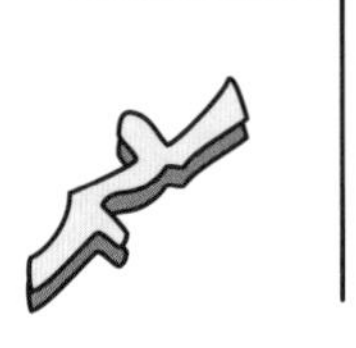

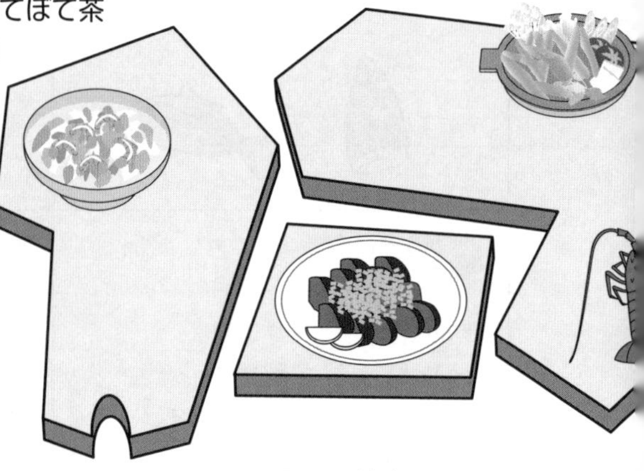

●九州・沖縄地方

福岡：筑前煮（＝がめ煮），おきゅうと，モツ鍋，鶏の水炊き
佐賀：ムツゴロウの蒲焼き，がん漬け
長崎：卓袱料理，ちゃんぽん，皿うどん，カラスミ
熊本：辛子れんこん，馬刺し
大分：だんご汁，きらすまめし，やせうま
宮崎：冷や汁，おび天，地鶏の炭火焼き
鹿児島：さつま揚げ，キビナゴ料理
沖縄：ゴーヤチャンプルー，ソーキそば

●四国地方

香川：讃岐うどん，しょうゆ豆
徳島：たらいうどん，そば米雑炊
愛媛：ふくめん，緋のかぶら漬け
高知：カツオのたたき，皿鉢料理

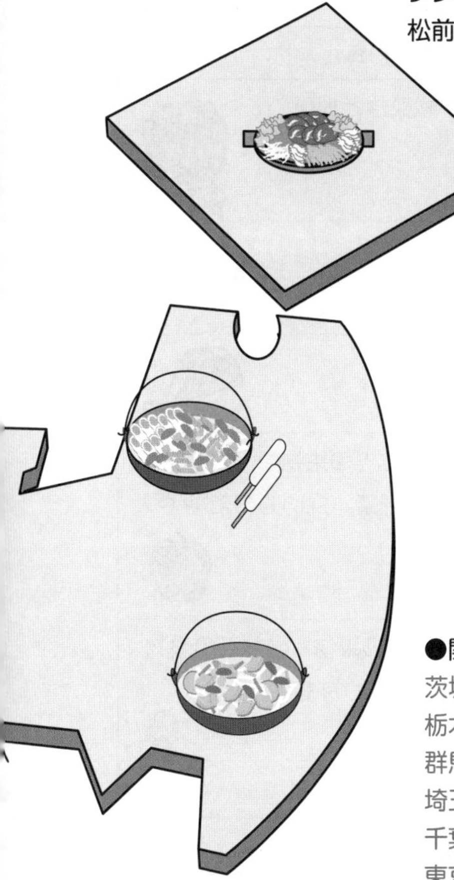

●北海道
石狩鍋，三平汁，
ジンギスカン，
松前漬け

●東北地方
青森：じゃっぱ汁，
イカの鉄砲焼き
秋田：きりたんぽ，
稲庭うどん，
しょっつる鍋，
ハタハタ寿司
岩手：わんこそば，
のっぺい汁
山形：いも煮，納豆汁
宮城：笹かまぼこ，
ずんだ餅
福島：ニシンの山椒漬け，
つと豆腐

●関東地方
茨城：アンコウ鍋，納豆料理
栃木：しもつかれ，かんぴょう料理
群馬：こんにゃく料理，おきりこみ
埼玉：深谷ねぎのぬた，冷汁うどん
千葉：なめろう，落花生みそ
東京：深川飯，ドジョウ鍋，もんじゃ焼き
神奈川：けんちん汁，牛鍋

●中部・東海地方
山梨：ほうとう，吉田うどん
長野：信州そば，五平餅，おやき
岐阜：朴葉みそ，鮎料理，赤かぶの漬物
静岡：ウナギ料理，わさび漬け
愛知：ひつまぶし，みそ煮込みうどん，きしめん
三重：伊勢エビ料理，手こね寿司

(5) 食にまつわる数・単位

数・単位	読み	内容
株	かぶ	ほうれん草や小松菜など根がついた野菜
貫	かん	にぎり寿司の単位
客	きゃく	茶碗の単位
切れ	きれ	切り身の魚，1片の肉
個	こ	りんご，柿，みかんなどの果物や，かぼちゃ，じゃがいもなどの野菜。丸いものでやや大きいもの
粒	つぶ	いちごやぶどうなどの果物，米などの穀物，魚卵。丸いもので小ぶりなもの
棹	さお	羊羹などの細長い菓子
柵	さく	刺身用に長方形にさばいた魚
帖	じょう	海苔の単位（10枚で1帖）
膳	ぜん	茶碗に盛られたご飯，箸1組
束・把	たば	細長いものを束ねたものが「束」。手で握れるくらいの束が「把」

数・単位	読み	内容
玉	たま	うどんなどの麺類。キャベツやレタスなど球形になる野菜
丁	ちょう	豆腐
杯	はい	イカ，タコ
腹	はら	タラや鮭などの魚卵のかたまり（産卵前の卵巣）
尾	び	尾びれがついた魚
匹	ひき	魚や豚などの動物
房	ふさ	ぶどうやバナナなど果物の実全体
本	ほん	細長い野菜や果物
枚	まい	薄いもの，平たいもの。春巻きや餃子の皮，ピザ，油揚げなど。薄切り肉，切り身やおろした魚
羽	わ	鶏やアヒルなどの鳥類，ウサギ
把	わ	ほうれん草や小松菜など根がついた野菜を取り扱いしやすいよう小分けにしたもの
合	ごう	米，酒など。1合＝180mℓ
升	しょう	米，酒など。1升＝1.8ℓ＝10合
斗	と	米，酒など。1斗＝18ℓ＝10升

(6) 食にまつわるマナー ①嫌い箸

呼び方	内容
迷い箸	どれを食べようかと迷いながら，箸をうろつかせること
探り箸	器の中の料理を箸でかき混ぜて，中身を探ること
そら箸	いったん箸をつけながら，結局食べずに箸を引いてしまうこと
移り箸	箸をつけた料理を食べないで，ほかの器に移ること
刺し箸	料理を箸で突き刺して食べること
ねぶり箸	箸の先をなめること
かき箸	器の縁に口をつけ，料理やご飯を箸で口の中にかき込むこと
持ち箸	汁を飲むときなどに，箸を片手で持ったまま，その手で椀を持ち，口をつけること
ふたり箸	２人がそれぞれの箸で，同じ１つのものをはさむこと
寄せ箸	箸を使って，器を自分のほうに引き寄せること
なみだ箸	箸の先から汁をポタポタたらすこと
握り箸	握るような手つきで箸を持つこと
直(じか)箸	大皿の料理を，自分が食べている箸で直接とること
渡し箸	箸を器の上に渡して置くこと。不要という意味を表すため

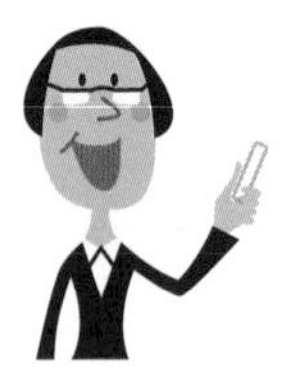

箸の正しい持ち方は，日本食のマナーの基本です。

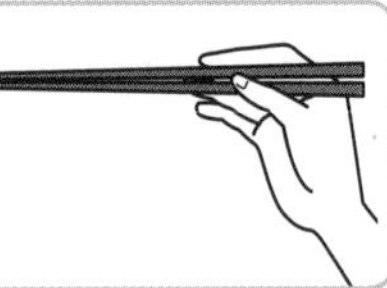

(6) 食にまつわるマナー ②席次

日本料理の席次

■床の間がある場合

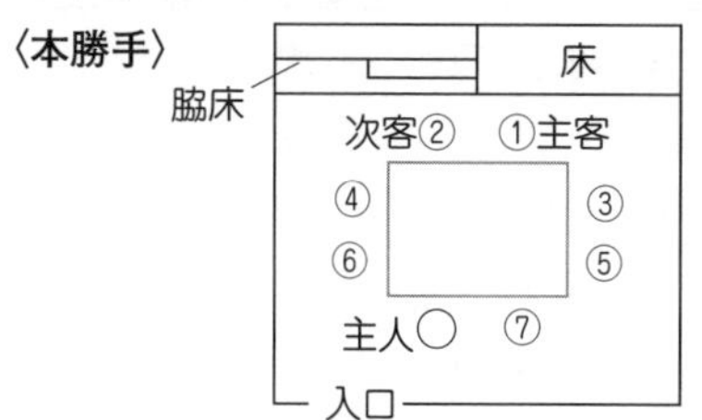

※脇床……床の間の横につくられる違い棚や開き戸などがあるスペース

■床の間がない場合

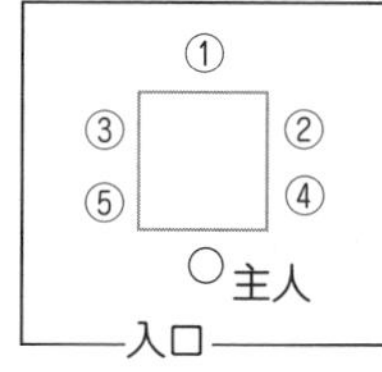

※基本的な上座の考え方
- **入口から遠い**
- **（部屋の奥に）向かって右**

西洋料理の席次

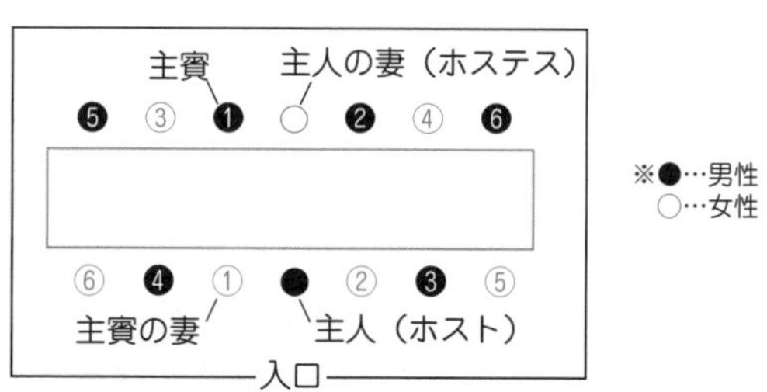

※●…男性
○…女性

中華料理の席次

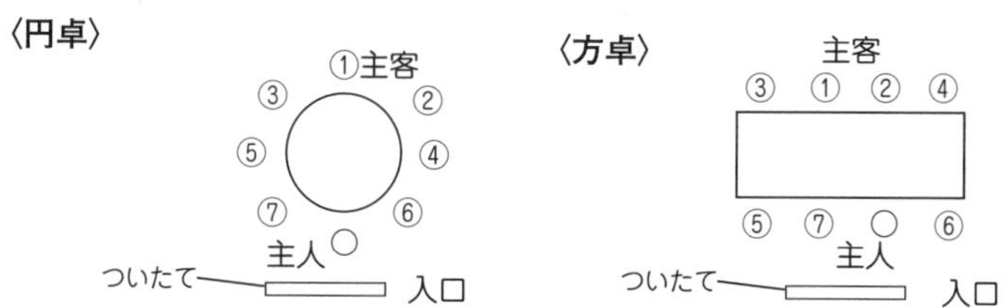

(7) 経済知識 ①おもな経済指標

指標	特徴	発表機関 発表周期
実質ＧＤＰ	国内総生産。１年間の国内の利益の合計	内閣府 3・6・9・12月
景気動向指数	産業や金融，労働など複数の景気指標を元に指数を算出し，景気全体の現状を知り，将来の動向を予測する	内閣府 毎月末
消費者物価指数	消費者が日頃購入している商品の値動きを調査し，そこから暮らしの状態を測る	総務省 毎月
住宅着工統計	住宅新築戸数，建築面積の着工実績から景気の動向がわかる	国土交通省 毎月
日銀短期経済観測	全国の企業動向から景気についての総合的な判断が示される	日本銀行 ４・７・10・12月
企業物価指数	企業間取引での商品の卸売価格の水準から景気の動向を測る	日本銀行 毎月
マネーストック	一般法人，個人，地方公共団体が保有する通貨の残高。経済に供給されている通貨の総量（金融機関，政府が保有するものを除く）	日本銀行 毎月
百貨店売上高	個人消費にしめる割合から，消費動向を測る材料となる	日本百貨店協会 毎月
新車販売台数	伸び率が景気動向を測る材料となる	日本自動車販売協会連合会 毎月

(7) 経済知識 ②物価と景気

■インフレーション(インフレ)……物価が上がり続ける現象
■デフレーション (デフレ) ……物価が下落し続ける現象

物価が上がると，同じ金額で買える商品の量が少なくなるため，通貨の価値は下がる。賃金が名目上10%増えても，物価が10%以上高くなれば実質賃金は下がったことになる。

インフレーション
通貨の価値が下がるので，預貯金を持っている人や年金生活者にとって不利。 インフレのおもな原因は次の2つ。 ①商品が流通するのに必要な通貨量よりも多くの通貨が出回り，そのため消費者の需要がふくらんで商品の価格が上がる場合(ディマンドプルインフレ) ②原材料費などが高くなり，生産コストが上昇したことによって商品の価格が上がる場合 (コストインフレ)

デフレーション
通貨の量が不足し，需要が控えられることで商品の価格が下がる。企業の利益は減り，生産が衰えて不景気になる。企業倒産が起こり，失業者が増える。また，こうした景気の低迷によってデフレが一層進行し，さらに景気が落ち込むという悪循環が繰り返される状況をデフレスパイラルという (スパイラルとは「らせん」という意味)。

■景気の循環……図の①→②→③→④→①→…のように山と谷が繰り返されること。

資本主義経済のもとでは，必ず景気の変動が起こる。

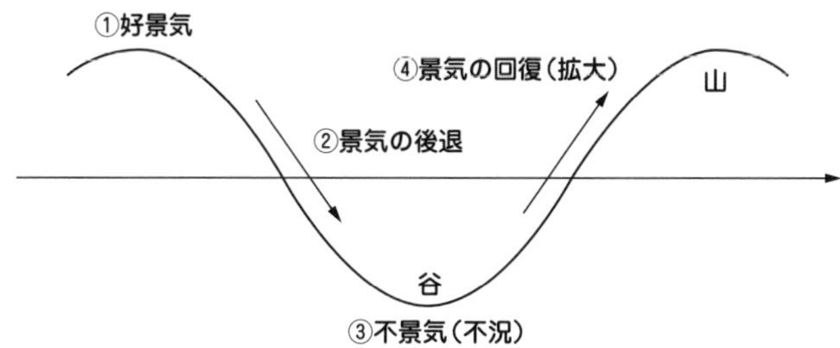

(8) 税金の種類

■おもな税金

		直接税	間接税
国税		所得税，法人税，相続税，贈与税	消費税，印紙税，酒税，たばこ税
地方税	都道府県税	都道府県民税，事業税，自動車税	都道府県たばこ税，地方消費税
	市区町村税	市（特別区）町村民税，固定資産税	市（特別区）町村たばこ税

■所得税の対象となるおもな所得

種類	内容
事業所得	農業，漁業，製造業，卸売業，小売業など事業からの所得
不動産所得	家賃，地代，駐車場代など所有している不動産を貸したことによる所得
給与所得	会社員などの給与・賞与による所得 (現物によるものも含まれる)
雑所得	公的年金，個人年金，作家以外が得た原稿料など
譲渡所得	資産を譲渡したり，売却した場合の所得
配当所得	株式や出資金の配当からの所得
利子所得	預金金利など分配金からの所得

(9) 社会福祉

■福祉……すべての人が幸福で安定した生活を営むこと
■社会福祉……個人や家族のレベルでは解決できない生活上の問題に対する社会的な取り組み

■社会福祉の３つの役割

生活上の支援や介助を必要とする人（高齢者，障がい者，未成年者など）への支援，介助	経済的困窮者や住む家をもたない人などの生活を維持し，質を向上させるためのサービス	福祉制度や施設（福祉施設，介護施設）の整備

※関係法　介護福祉法　障害者自立支援法　児童福祉法　生活保護法　生活困窮者自立支援法　など

■社会福祉のおもな用語

イブニングケア	快適に就寝するためのケア。夕方から寝る前までに行う。ベッドの準備，排泄，洗面，入浴，歯磨き，着替えなど
インテグレーション	統合。障がいの有無や年齢などによらず，差別なく社会生活を送ることを意味する
インフォームドコンセント	患者やサービスの利用者に対して，今後の方針（医療，介護など）について説明し，同意を得ること
緩和ケア	末期がんの患者など，命にかかわる病気の人に対して延命よりも痛みを和らげ，生活の質 (QOL という）を保つ・高めることを目的としたケア
セカンドオピニオン	患者が病状や治療方針について，主治医以外の医師に意見を聞くこと
タウンモビリティ	高齢者や障がいがあることで移動が困難な人などに対して，商業施設や商店街が行う外出支援。車いすの貸し出しなどを行う
バリアフリー	交通手段や建物，偏見などにおいて，高齢者や障がい者などにとって障壁となるものをなくしていこうとする考え方
プライマリケア	健康相談や診療などの保健・医療サービス。病院や診療所などの医療機関で行う
ユニバーサルデザイン	障がいの有無や年齢などによらず，同様に社会生活を送れるように配慮したデザインやそれを目指す概念のこと

(10) 食に関することわざ・格言〈五十音順〉

青菜に塩

青菜に塩をふりかけるとしおれるところから，人が元気を失ってしょげている様子をいう

秋茄子は嫁に食わすな

①秋茄子はおいしいので憎い嫁に食べさせるのはもったいない。②茄子はからだを冷やし，子どもができにくくなるので食べさせないほうがよい

羹（あつもの）に懲りて膾（なます）を吹く

熱い吸い物を吸って口の中をやけどした人は，膾のような冷たい料理も吹いて冷まそうとするところから，以前の失敗に懲りて必要以上に用心することをいう

医食同源

バランスのとれたおいしい食事によって病気を予防することができる。医療と食事は本質的に同じだということ

一に養生，二に薬

体調が悪いときは，しっかりと栄養をとって休養することがいちばんであり，すぐ薬に頼るのはよくないということ

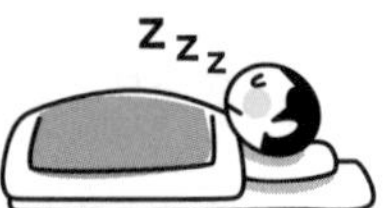

魚心あれば水心

相手が自分に対して好意を持てば，こちらもそれに応じる用意があるということ

うまいものは宵に食え

うまいものは味が落ちないうちに食べたほうがよい。これと同じく，よいことは早く進めたほうがよいということ

海老で鯛を釣る

海老のような小さなえさで立派な鯛を釣るように，少しの元手や労力で大きな利益を得ることをいう

沖のハマチ

ハマチは回遊魚なのでいつ釣れるかわからないところから，あてにならないことをたとえていう

鴨がネギをしょってくる

鴨がネギを背負ってくればすぐ鴨なべが食べられるというところから，都合のよいできごとが重なることをいう

寒ぶり，寒ぼら，寒がれい

ぶり，ぼら，かれいは寒（かん）の季節が旬でいちばんおいしいという意味

山椒は小粒でもぴりりと辛い

山椒の実は小粒なのにとても辛いところから，からだは小さくても優れた才能があるため馬鹿にできないことをいう

豆腐にかすがい

やわらかい豆腐にかすがい（材木をつなぐコの字型の大釘）を打っても意味がないところから，まったく効きめのないことをたとえていう

三里四方の野菜を食べろ

三里四方（およそ半径12km以内）でとれた野菜を食べることがからだのためによいということ。土産土法，身土不二などと同様の意味

煮ても焼いても食えない

相手の癖や個性が強すぎて，扱いにくく，手に負えないことをいう

鯛も一人はうまからず

豪華な料理であっても１人で食べるのはおいしくない。食事は家族や仲間と一緒に食べたほうがよいということ

はじめちょろちょろ中ぱっぱ 赤子泣いてもふた取るな

ご飯の炊き方の基本。はじめは火を弱くし，中ごろは火を強め，火を止めてからもふたを取らずに蒸らす

強火の遠火で炎を立てず

焼き物の火加減の基本。強火にするのは表面に早く火を通すため。遠火にするのは魚の内部を乾かさずうま味を逃がさないため。炎を立てないのは必要以上に焦がさないため

ふぐは食いたし命は惜しし

やりたいことがあるのに，それにともなう危険の大きさを心配して，決行をためらうことをいう

手塩にかける

自分の手で世話をして大切に育て上げること。「手塩」とは好みの味つけ用にめいめいの食膳に置かれた塩のこと

餅は餅屋

餅は餅屋のついたものがいちばんおいしいように，何事もそれを専門とする人には及ばないということ

冬至かぼちゃに年とらせるな

冬至にかぼちゃを食べると風邪をひかない。ただし，かぼちゃを春まで保存し続けても効用がなくなるので，冬至までが限度だということ

病は口より入る

病気には，食物や食生活の乱れを原因とするものが多いということ

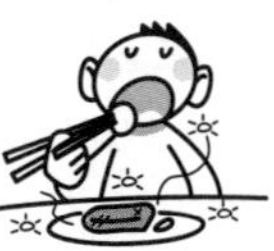

(11)食に関する四字熟語〈五十音順〉

悪衣悪食 あくいあくしょく 粗末な衣服と粗末な食事。簡素な暮らしのこと	**酒池肉林** しゅちにくりん 酒が池のように肉が林のようにたくさんあること。飲食物が非常に豊富でぜいたくを極めること
一汁一菜 いちじゅういっさい 汁物一品とおかず一品。質素な食事	**食前方丈** しょくぜんほうじょう １丈（約３m）四方いっぱいに料理を並べる。ぜいたくな食事のたとえ
一宿一飯 いっしゅくいっぱん 一晩の宿と一食の食事を提供されること。他人からちょっとした恩義を受けること	**身土不二** しんどふじ 身はからだ，土は土地の恵みを指す。地元の食材を食べることがからだに良いというたとえ
牛飲馬食 ぎゅういんばしょく 盛んに飲食することのたとえ	**浅斟低唱** せんしんていしょう 適度に酒を飲みながら，小声で歌い楽しむこと。宴席がほどよく盛り上がることのたとえ
錦衣玉食 きんいぎょくしょく 立派な衣服と上等な食事。ぜいたくな生活，富貴な身分のたとえ	**粗衣粗食** そいそしょく 粗末な衣服と粗末な食べ物。質素な生活のたとえ
鯨飲馬食 げいいんばしょく 多量の酒を飲み，大食いするたとえ	**粗酒粗餐** そしゅそさん 粗末な酒と粗末な食事。他人にごちそうするときに用いる謙遜した表現
尸位素餐 しいそさん 位についているだけで職責を果たさず，いたずらに俸禄を得ていること	**暖衣飽食** だんいほうしょく 暖かい衣服を着て，飽きるほど食べること。満ち足りた生活，ぜいたくな暮らしをするたとえ

箪食瓢飲 たんしひょういん 竹の器（箪）に入れた飯と瓢箪を割った器に入れた水。粗末な食事のたとえ。清貧な生活を送るたとえ	**米穀菜蔬** べいこくさいそ 穀類と野菜
珍味佳肴 ちんみかこう 珍しく，上等な料理。立派なごちそう	**飽衣美食** ほういびしょく 良い着物を着て，おいしいものを食べること。満ち足りた生活，ぜいたくな暮らしをするたとえ
杯盤酒肴 はいばんしゅこう 宴会のための酒や料理	**暴飲暴食** ぼういんぼうしょく 度を過ごして，むやみに飲んだり食べたりすること
伴食宰相 ばんしょくさいしょう その職にふさわしい実権・実力が伴わない名前だけの大臣。職につきながら職責をつくさない大臣	**無為徒食** むいとしょく 働きもせず遊び暮らすこと。無駄に日々を過ごすこと
美酒佳肴 びしゅかこう おいしい酒とおいしい料理。上等の酒食	**無芸大食** むげいたいしょく これといった特技や取り柄がないのに食べることだけは人並みであること
美味珍膳 びみちんぜん おいしい料理や珍しい料理。ごちそう	**目食耳視** もくしょくじし 見栄をはるために外見を飾ること
不時不食 ふじふしょく 旬の食べ物を大切にし，その季節のもの以外は食べないこと	**薬食同源** やくしょくどうげん 日常的にからだによいものを食べて健康を保てば，薬は必要ないということ

(12) 再チェック用語

【1章】

油脂（中性脂肪）	脂肪酸とグリセリンが結合したもの
	一般に常温で液体のものを「油（オイル）」といい，常温で固体のものを「脂（ファット）」と呼ぶ
不感蒸泄	皮膚や呼吸から失われている水分。汗は含まれない
アミノ酸価	人間にとって理想的なアミノ酸組成をもつアミノ酸評点パターンと，食品中のアミノ酸組成とを比較し，その比率によって栄養価を算定したもの
アトウォーター係数	食品に含まれる栄養素が燃焼するときに発生する1g当たりのエネルギー量
消化	摂取した食物に含まれている栄養素を体内に吸収できるように分解していく過程
隠れ肥満	体重は正常で，見た目にも太っているように見えないが，体重に対して占める脂肪の割合（体脂肪率）が高い状態をいう
体脂肪	体内に蓄えられた脂肪を体脂肪といい，皮下脂肪，内臓脂肪，血中脂肪に分けられる
ロコモティブシンドローム（ロコモ）	骨や関節の病気，筋力やバランス能力の低下により転倒・骨折しやすくなることで，自立した生活ができなくなり，介護が必要となる危険性が高い状態

【2章】

土産土法	その土地で収穫されたものは，その土地の方法で調理・保存して食べるのが最も望ましいとする考え方
身土不二	人のからだと土地は2つに分けられないとする考え方
味蕾	舌にある小さな突起。味を感じる器官
あしらい	器に盛った料理を引き立てるために添えるもの
天盛り	香りや彩りを添え，味を引き立てるため，煮物や酢の物を盛り付けた上にのせるもの
本膳料理	正式な並べ方（膳立て）の日本料理の形式
精進料理	野菜や豆類などを中心とした日本料理の形式

懐石料理	茶の湯の席で出される日本料理の形式。簡素な食事
会席料理	お酒を楽しむ宴会向けの日本料理の形式
卓袱料理	江戸時代，長崎に伝えられた中国風の総菜料理。今では長崎県の郷土料理

【3章】

日本食品標準成分表	国民が日常的に摂取する食品の成分に関するデータ。18食品群の食品について，可食部100g当たりの食品成分が示されている
アルカロイド飲料	カフェイン，テオブロミンなどのアルカロイドを含んだものをいう。茶（緑茶，紅茶，中国茶），コーヒー，ココアなど
JAS法	「農林物資の規格化等に関する法律」のこと
消費期限	定められた方法で保存した場合，腐敗等の品質の劣化により安全性を欠くおそれがないと認められる期限
賞味期限	定められた方法で保存した場合，期待されるすべての品質の保持が十分可能であると認められる期限
公正競争規約	景品表示法に基づいて認定された業界の自主ルールのこと（例：牛乳業界が定めた「飲用乳の表示に関する公正競争規約」に基づく飲用乳への表示）
分別生産流通管理	遺伝子組換え農産物と遺伝子組換えでない農産物とを，生産・流通・加工の各段階で相互に混入しないよう管理し，そのことが書類等によって証明されていること
特定原材料	アレルギー表示の対象品目の28品目中，特に症例数が多く，症状が重くなる，表示が義務づけられている品目

【4章】

潜伏期間	病原菌に感染してからからだに症状が現れるまでの時間
二次汚染	細菌やウイルスが，調理器具（包丁，まな板など）や人間の手を介して，ある食品（肉，魚など）から別の食品（野菜など）へ移行すること
MRSA	黄色ブドウ球菌の一種で，「メチシリン耐性黄色ブドウ球菌」の略
芽胞	特定の菌がつくる細胞構造の一種。生育環境が増殖に適さなくなると菌体内に形成され，発育に適した環境になると本来の細胞となって再び増殖する
SRSV	「小型球形ウイルス」の略。ノロウイルスの旧名で，2003（平成15）年にノロウイルスに名称変更された

煮沸殺菌（消毒）	煮立てた湯のなかに調理器具や食器を沈め，加熱することにより微生物を殺菌する方法。
滅菌	対象物からほとんどの微生物を死滅させて，ほぼ無菌状態にすること
殺菌	一般には，微生物を死滅させる操作（加熱，薬剤処理など）をいう。広義では，消毒，除菌なども殺菌に含まれる
除菌	微生物の死滅を伴わず，洗浄・ろ過・沈殿などの物理的方法によって取り除くこと
抗菌	微生物の発生・生育・増殖を阻止したり，抑制したりすること
静菌	低温貯蔵や塩蔵などの状態で，微生物の増殖を阻止し，または抑制すること
消毒	有害な微生物を死滅または減少させ，感染力のない安全な状態にすること
熟成	温度や湿度，時間などさまざまな外的環境によって，食品のうま味や風味が増した状態をいう
HACCP（ハサップ）	アメリカのNASA（アメリカ航空宇宙局）が開発した，製造・加工過程における日常的・自主的な予防処置に重点を置いた食品衛生管理システム
GM 食品	遺伝子組換え作物を原材料とする食品のこと
遺伝子	生物の形や特徴を決める設計図のようなものであり，すべての生物の細胞内に存在している。DNA（デオキシリボ核酸）という物質からできている

【5章】

間接流通	生産者と消費者との間に，卸売業者や小売業者などの流通業者が存在する流通経路
直接流通	卸売業者や小売業者などが介在せず，生産者が直接販売する流通経路
オープン価格制度	卸売業者や小売業者が自分の判断で価格を決められる制度
独占禁止法	公正かつ自由な競争を促進するための法律。私的独占，再販売価格維持行為などの不公正な取引を規制する
ボランタリーチェーン	独立した中小小売店の同業者が集まり，チェーン化したもの

フランチャイズチェーン	本部企業（フランチャイザー）が加盟店を募集し，一定の地域内での商標等の使用と営業の権利を認めて商品を供給する形態
リテールサポート	チェーン本部が卸売業となり，加盟小売店に行う支援
カテゴリーキラー	特定の分野の商品を専門的に扱い，総合的な品ぞろえの大型店の売り場を閉鎖に追いこむような勢いを持つ形態
パワーセンター	スーパーマーケット，カテゴリーキラーなどを同じ敷地に集めた郊外型ショッピングセンター
ホールセールクラブ	会員制の低価格小売業
ハイパーマーケット	大規模な店舗で多種類の商品を並べ，安価で販売する形態
日配品	日持ちせず鮮度管理が必要な商品のこと。乳製品，豆腐，うどん玉，こんにゃくなど
エンド陳列	商品陳列棚の両端に重点販売商品などを陳列する方法
アイランド（島）陳列	店舗内の通路の真ん中に台を設けて陳列する方法
ジャンブル陳列	かごやワゴンに投げ込んだ状態で見せる陳列方法
供給連鎖	サプライチェーン。原材料の調達から生産，流通へと商品が最終消費者に至るまでの流れ
グリーンロジスティックス	原材料調達から商品の輸配送，廃棄，リサイクルまでをトータルに考えることで，環境に配慮した物流
ホームミールリプレースメント	簡単な調理をするだけ，あるいは盛りつけるだけで食卓に出せる食事のこと
粗利益	売上総利益。売上から売上原価を差し引いたもの
売上原価率	売上高に占める売上原価の割合

【6章】

可処分所得	個人所得の総額から税金や社会保険料を差し引いた残りの金額
食料需給表	日本で供給される食料の生産から最終消費に至るまでの総量を明らかにしたもの。食料自給率算出の基礎
ミニマムアクセス	米など国内消費量に比べて輸入の割合が低い品目について，最低限の輸入機会を設ける制度。最低限輸入義務
特恵関税制度	開発途上国から輸入される一定の農水産品や鉱工業産品に対し，一般の関税率よりも低い税率（特恵税率）を適用する制度

ポジティブリスト制度	原則としてすべての農薬に基準値を定め，基準値を超えた農薬が残留している食品を販売禁止にする制度
ナレッジマネジメント	個々の従業員が現場で得た知識や情報を組織として共有し，問題の解決や業績向上に役立てる経営手法
コーポレートガバナンス	「企業統治」と訳され，組織ぐるみの違法行為や，経営者に権限が集中することで生じる弊害などを監視し，阻止すること
LOHAS（ロハス）	Lifestyles Of Health And Sustainability の略。環境や健康について意識の高い人々が，環境と共存しながら健康的で無理のない生活を追求するライフスタイル
Recycle（リサイクル）	再資源化，再生利用。リデュースやリユースをしても出てしまう廃棄物を資源として再生利用すること
Reduce（リデュース）	発生抑制，減量。廃棄物の発生抑制，つまりゴミを減らすこと
Reuse（リユース）	再使用。使用済み製品を原型のまま繰り返し使用すること
コンポスト	生ゴミなどの有機性廃棄物を原料として堆肥などをつくる仕組み，またはそのための装置
サステナビリティ	持続可能性。企業においては，環境問題に対する取り組みや社会貢献活動といった社会的側面を含め，継続性を持って企業活動を続けられるようにしようという考え
セーフガード	緊急輸入制限措置。関税の引き上げや輸入数量の制限など
ゼロエミッション	ほかの産業の原材料として活用することなどで廃棄物をなくそうとする考え方
食品循環資源	飼料や肥料などとして有効利用される食品廃棄物等
特定事業者	容器包装リサイクル法上，規定されたの４種類の容器包装について再商品化義務を負う事業者のこと
特定商取引法	「特定商取引に関する法律」。事業者による違法，悪質な勧誘などを防止し，消費者の利益を守る規定している
クーリング・オフ	一定の期間内であれば，理由を問わず，消費者が契約を解除することができるという制度

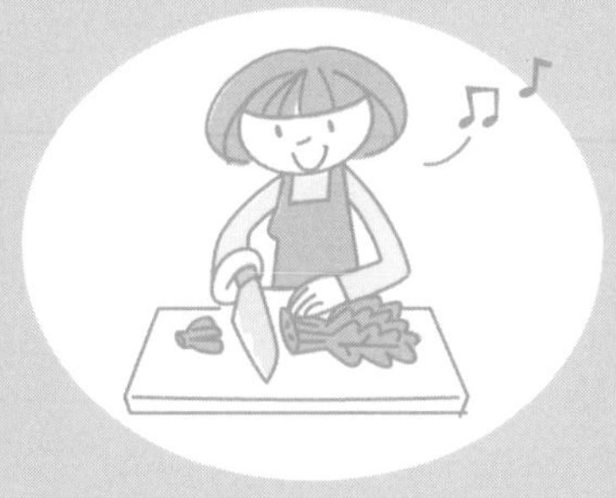

U-CAN